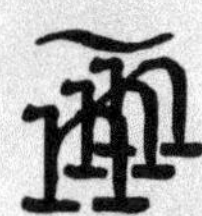

Triple Eñe Ediciones / TapaBlanda

ISBN: 978-84-122075-1-4

Fotos Portada, contraportada y páginas 67, 111 y 130
Dr. Manuel González Jalisco México

Foto página 4
Daniel Álvarez Puerto Rico
[Digital Art Studios Pr]

Diseño y maquetación: **Daniel García**
[www.daninet.net]

Última modificación:
10 de agosto de 2024

Yo también pasé por ello...

Estimado/a opositor/a; este volumen pretende ayudarte en tu tarea de estudio,
al recopilar preguntas de exámenes reales que pueden servir como repaso

El formato DinA4 busca facilitar la legibilidad y permitirte realizar anotaciones

Puedes hacernos llegar cualquier sugerencia de mejora que estimes oportuna

Yo también recorrí el duro camino del opositor y ahora sólo espero
humildemente haber podido facilitarte el tuyo

AGUSTÍN ODRIOZOLA KENT

TAMBIÉN PUEDEN INTERESARTE:

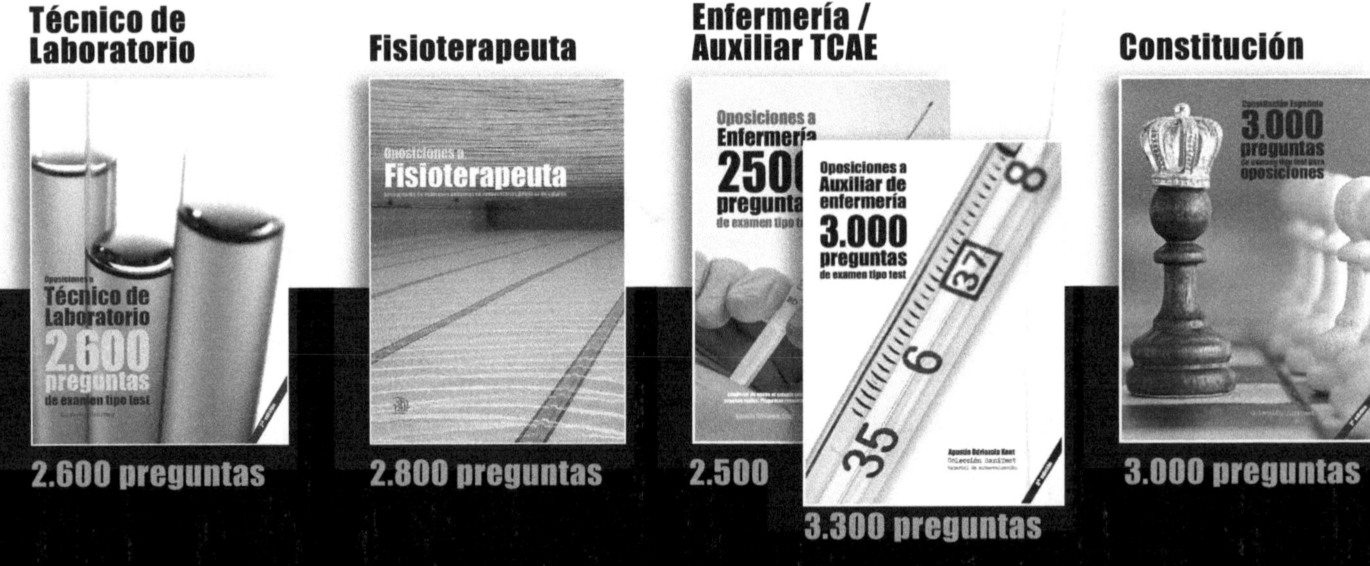

ADEMÁS: PEDIATRÍA, CELADOR Y MÁS TÍTULOS EN AMAZON Y EN:

Oposiciones a Técnico de

Radiodiagnóstico

2.500*

preguntas

de examen tipo test

*Hay otras 1.000 preguntas más, sobre Seguridad Radiológica, que no me han cabido en este volumen, pero os las he puesto también accesibles en la web

www.cacahuetest.com

No somos perfectos...

Hemos invertido mucho tiempo, cariño y esfuerzo
en la compilación y revisión de este volumen.

Si aún así detectas alguna pregunta impugnable,
obsoleta o cualquier otro tipo de error
puedes avisarnos vía:

agustinodriozolakent@gmail.com

Aunque se ha respetado la literalidad de la mayor
parte de los enunciados originales, sobre muchos
otros ha sido necesario realizar correcciones tanto
ortográficas y redaccionales como de puntuación o
formateo, así como una **homogeneización de es-
tilo** y otras pequeñas mejoras.

Hemos procurado respetar un equilibrio entre la
esencia del contenido original y las necesidades,
más pragmáticas, del opositor.

RESPUESTAS

1 D	26 D	51 C	76 D
2 B	27 C	52 A	77 C
3 D	28 A	53 D	78 C
4 C	29 D	54 D	79 A
5 A	30 B	55 A	80 A
6 B	31 B	56 A	81 A
7 C	32 A	57 B	82 C
8 D	33 D	58 D	83 B
9 C	34 D	59 B	84 B
10 C	35 B	60 C	85 C
11 D	36 C	61 A	86 D
12 A	37 C	62 B	87 C
13 B	38 C	63 D	88 D
14 D	39 D	64 C	89 D
15 B	40 D	65 B	90 C
16 C	41 B	66 A	91 A
17 B	42 D	67 D	92 A
18 B	43 D	68 C	93 D
19 B	44 D	69 C	94 C
20 A	45 A	70 C	95 E
21 B	46 C	71 D	96 C
22 C	47 A	72 A	97 D
23 B	48 B	73 C	98 B
24 C	49 C	74 D	99 C
25 B	50 A	75 B	100 C

FALLOS:

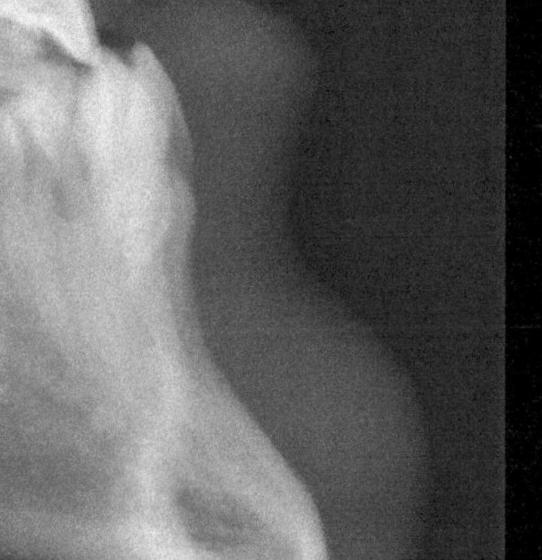

Proporción de respuestas correctas

A	572	22,4%
B	666	26,1%
C	**732**	**28,7%**
D	551	21,6%
E	29	

Total en este ejemplar: **2.550**

---

1. La relación señal/ruido:

a. Determina la calidad de la imagen
b. Disminuye cuando disminuye el F.O.V
c. Disminuye cuando aumenta el tamaño de la matriz
d. Todas son ciertas

2. La proyección transtorácica se utiliza para ver:

a. El esternón
b. La cabeza humeral sin movilizar el brazo
c. La clavícula de forma axial
d. Las costillas en posición lateral

3. En qué consiste la técnica de 'Eklund' en mamografía:

a. En no comprimir la mama para no provocar dolor
b. En hacer una proyección cráneo-caudal y latero-medial de ambas mamas, en mujeres de más de 45 años
c. En la utilización de la compresión en mujeres sin prótesis mamarias
d. En desplazar la prótesis hacia el dorso de la mama, dejándola, para evaluar el tejido mamario anterior

4. El colesteatoma es una patología de:

a. Colon
b. Vesícula
c. Oído
d. Arterias

5. Capacidad de distinguir visualmente objetos pequeños que tienen alto contraste:

a. Resolución espacial
b. Resolución de contraste
c. Resolución temporal
d. Distorsión

6. Cuando se trata de medir cuerpos en movimiento es útil

a. Disminuir la impedancia acústica
b. El efecto Doppler
c. El fenómeno de la reflexión
d. El fenómeno de la refracción

7. El efecto del pulso de RF:

a. Aumenta la frecuencia de precesión de los protones
b. Aumenta la magnetización longitudinal
c. Aumenta el número de protones orientados en antiparalelo
d. Disminuye la magnetización transversal

8. Sobre el efecto de la filtración añadida en el espectro de emisión de rayos X:

a. La filtración añadida absorbe más efectivamente los rayos X de alta energía
b. El espectro se reduce más por la derecha que por la izquierda
c. Disminución de la energía media del haz de rayos X
d. La filtración añadida absorbe más efectivamente los rayos X de baja energía que los de alta energía

9. La fosa olecraneana está en:

a. Radio
b. Cúbito
c. Húmero
d. Ninguno de los tres

10. En las imágenes ecográficas, una lesión o estructura calcificada:

a. Es habitualmente anecoica
b. Se caracteriza por su elevada transmisión acústica
c. Origina sombra acústica posterior
d. Son ciertas A y B

11. Ante un paciente con dolor en fosa ilíaca derecha cuya radiografía simple de abdomen muestra una imagen de densidad calcio 'en capas' en esta región:

a. La calcificación probablemente corresponde a un apendicolito
b. Hay que sospechar apendicitis aguda
c. El diagnóstico más probable es enfermedad de Crohn
d. Son correctas A y B

12. Sobre el punto focal:

a. El punto focal es el área del blanco desde la que se emiten los rayos X
b. El punto focal es el área del blanco desde la que se emite el haz útil de Rayos X
c. Cuanto mayor es el punto focal efectivo mayor es la resolución espacial de la imagen
d. Los ánodos rotatorios acumulan más calor que los ánodos fijos

13. Si el electrón proyectil interacciona con los electrones de la capa interna del átomo del blanco se puede producir:

a. Radiación de frenado
b. Rayos X característicos
c. Radiación bremsstrahlung
d. Calor anódico

14. De las cinco maneras en que un rayo X puede interaccionar con el tejido sólo dos son importantes para la radiología:

a. Dispersión coherente y efecto Compton
b. Efecto fotoeléctrico y producción de pares
c. Dispersión coherentes y desintegración fotónica
d. El efecto Compton y el efecto fotoeléctrico

15. Para los dosímetros termoluminiscentes (TLD) se utiliza como material:

a. sales de plata
b. fluoruro de litio
c. yoduro sódico
d. tierras raras

16. En qué proyección se visualiza el hueso hioides:

a. Lateral de cráneo
b. Proyección de Waters
c. Lateral de cuello
d. AP de pie

17. Los efectos estocásticos se caracterizan por:

a. Tienen un umbral de dosis
b. La dosis aumenta la probabilidad
c. La dosis aumenta la gravedad
d. Ninguna de las anteriores

18. Intervalo de aceptación de los factores de exposición para producir una imagen aceptable:

a. Índice de exposición
b. Latitud
c. Resolución
d. Técnica requerida

19. Indicar la equivalencia FALSA:

a. 1 Gy = 100 rad
b. 1 rad = 100 mGy
c. 1 Sv = 100 rem
d. 1 cGy = 1 rad

20. Respecto al efecto del material del blanco en el espectro de emisión de rayos X:

a. Incrementando el número atómico del material del blanco se incrementa la cantidad y la calidad de los rayos X emitidos
b. Incrementando el número atómico del material del blanco se incrementa la cantidad y se disminuye la calidad de los rayos X emitidos
c. Incrementando el número atómico del material del blanco se disminuye la cantidad y se aumenta la calidad de los rayos X emitidos
d. Disminuyendo el número atómico del blanco aumenta la eficiencia de la producción de rayos X

21. Ante la sospecha de un neumotórax en una radiografía PA de tórax se efectuará una nueva radiografía en:

a. Decúbito lateral del lado patológico
b. PA espiración profunda
c. PA inspiración profunda
d. AP inspiración profunda

22. Sobre los tipos de Rejillas:

a. El recorte de la radiación primaria sólo puede producirse en las rejillas paralelas y cruzadas
b. Las rejillas cruzadas son menos eficientes que las rejillas paralelas en la eliminación de la radiación dispersa
c. En una rejilla focalizada cuanto mayor es el índice menor es la latitud de posicionamiento
d. Una rejilla focalizada puede ser utilizada con cualquier distancia de la fuente al detectar (SID) sin ninguna repercusión en la calidad de la imagen

23. Grosor de material absorbente necesario para reducir la intensidad de los rayos X a la mitad:

a. Penetrabilidad
b. Capa hemirreductora
c. Filtración
d. Roentgen

24. En un TC helicoidal simple se denomina Pitch:

a. A la anchura del haz
b. Desplazamiento de mesa por rotación
c. Al cociente entre el desplazamiento de mesa por rotación y la anchura del haz
d. En TC helicoidal simple no existe el concepto de Pitch

25. En cual de las siguientes técnicas de imagen se utiliza la fluorodeoxiglucosa (FDG):

a. Resonancia Magnética
b. PET
c. Ecografía
d. Tomografía Computarizada

26. Sobre la interacción de los rayos X con los tejidos del cuerpo humano:

a. Los rayos X que realizan una interacción fotoeléctrica son absorbidos y no llegan al receptor de imagen provocando áreas claras en la radiografía
b. Hay rayos X que penetran en el cuerpo y son transmitidos al receptor de imagen sin ningún tipo de interacción, provocando las áreas oscuras en la radiografía
c. Aproximadamente el 1% de los rayos X incidentes en un paciente llega al receptor de imagen
d. Las tres son correctas

27. Qué son los Rayos X duros:

a. los formados por una mezcla de muchas longitudes de onda diferentes
b. los formados por una sola longitud de onda
c. los de menor longitud de onda, que están próximos a la zona de rayos gamma
d. los de mayor longitud de onda, que están menos próximos a la zona de rayos gamma

28. La frecuencia de precesión o frecuencia de Larmor es:

a. Directamente proporcional al valor del campo magnético
b. Inversamente proporcional al valor del campo magnético
c. Depende de la intensidad del pulso de RF
d. Varia con el tipo de secuencia

29. Fenómeno por el que un rayo X incidente interacciona con el electrón de la capa más externa del átomo dispersándose y expulsando al electrón:

a. Dualidad onda-corpúsculo
b. Efecto Doppler
c. Efecto fotoeléctrico
d. Efecto Compton

30. En la proyección AP de antebrazo, cómo debe de colocarse la mano para que el cubito y el radio no se superpongan:

a. En prono
b. En supino
c. De perfil
d. La posición de la mano es indiferente

31. Cuál de estas patologías produce una imagen radio-opaca en la Rx simple de tórax:

a. Neumotórax   b. Neumonía
c. Bulla   d. Enfisema

32. Cuál de estos criterios de valoración debe aplicarse para una proyección anteroposterior de rodilla:

a. La articulación fémoro-tibial debe estar abierta
b. Ausencia de superposición de peroné y tibia
c. No deben aparecer los cóndilo femorales
d. La articulación fémoro-patelar debe aparecer de forma nítida

33. Respecto a la radiación de fuga:

a. Son los rayos X que escapan a través del revestimiento protector
b. No contribuye a la información diagnóstica y resulta en una exposición sobre el paciente innecesaria
c. Son los rayos X emitidos desde la ventana
d. Son correctas A y B

34. Técnica que utiliza sonidos de alta frecuencia no sensibles al oído humano para obtención de imágenes:

a. PET
b. Resonancia magnética
c. TC multidetector
d. Ecografía

35. Organismo internacional específicamente vinculado con la Protección Radiológica:

a. La OIEA   b. La ICRP
c. La ICRU   d. La AEN

36. Decúbito supino con la cabeza este más baja que los pies, es la posición:

a. de Rose
b. de Virchow
c. de Trendelemburg
d. antitrendelemburg

37. En el efecto fotoeléctrico la energía cinética del electrón expulsado es:

a. mayor que la energía del fotón incidente
b. igual que la energía del fotón incidente
c. Igual a la energía del fotón incidente menos la energía de enlace del electrón
d. Ninguna de las anteriores es correcta

38. La imagen radiológica será más nítida y por tanto de mayor calidad cuando:

a. El punto focal efectivo sea de mayor tamaño
b. El blanco tenga mayor superficie
c. El punto focal efectivo sea de menor tamaño
d. El efecto talón sea más importante

39. En las secuencias EG el tiempo necesario para adquirir las imágenes es menor porque:

a. Utiliza TR más cortos
b. El ángulo de excitación es menor de 90º
c. Utiliza TE más cortos
d. Son ciertas A y B

40. Criterio de calidad de la Rx oblicua medial de pie:

a. Debemos ver desde escafoides-cuboides a falanges distales
b. 1º y 2º Metatarsianos bien visualizados
c. Del 3º al 5º deben aparecer superpuestos
d. El seno del tarso abierto

41. Son equipos detectores basados en la ionización de gases:

a. Los detectores semiconductores
b. Los contadores proporcionales
c. Los dosímetros termoluminescentes
d. Los dosímetros de película fotográfica

42. Cómo se denomina el escudo protector que existe alrededor de una máquina de Resonancia Magnética:

a. Jaula de Foldover
b. Jaula de Gauss
c. Jaula de Roentgen
d. Jaula de Faraday

43. Hay que restringir cualquier haz de rayos X porque:

a. Solo se deben exponer a los rayos X los tejidos que se van a examinar
b. Los campos de rayos X grandes resultan en una radiación dispersa mayor
c. Los campos de rayos X grandes reduce el contraste de imagen
d. Por las tres razones

44. NO es una función de un Técnico Especialista en Radiodiagnóstico (TER) o Técnico Superior en Imagen para el Diagnóstico (TSID):

a. Colaborar en el montaje de nuevas técnica radiológicas
b. Participar en las actividades de investigación relativas a la especialidad
c. Colaborar en la información y preparación de los pacientes para la correcta realización de los procedimientos técnicos
d. Informar a los familiares de un paciente oncológico, sobre el diagnóstico radiológico del mismo

45. La proyección específica para visualizar la funcionalidad de la ATM se realiza:

a. Lateral, haciendo incidencias con boca abierta y cerrada
b. Conteniendo la respiración durante la exploración
c. AP, con la boca abierta y cerrada
d. Con incidencias oblicuas y diafragmando lo más posible

46. El fenómeno de la resonancia magnética tiene lugar:

a. En todos los núcleos que tienen un momento magnético
b. Solo en los núcleos de hidrógeno
c. Solo cuando la frecuencia de precesión es igual a la frecuencia de pulso de radiofrecuencia
d. Cuando la intensidad del pulso de RF es igual a la intensidad del campo magnético del imán

47. Cuál de estas estructuras es más anterior:

a. Cabeza de páncreas
b. Vena cava inferior
c. Glándula suprarrenal derecha
d. Riñón izado

48. Para valorar una posible fractura de escafoides, debemos realizar:

a. Rx PA, lateral de muñeca y Rx de muñeca AP con rotación cubital
b. Rx PA, lateral de muñeca y Rx de muñeca PA con rotación cubital
c. Rx PA, lateral de muñeca y Rx de muñeca PA con rotación radial
d. Rx AP y L de antebrazo

49. En relación con el efecto ánodo o efecto talón:

a. La intensidad de radiación del haz útil es igual en el lado del ánodo que en el del cátodo
b. La intensidad de radiación del haz útil es hasta un 45% mayor en el lado del ánodo
c. En la radiografía de tórax el cátodo debe ser inferior
d. En la radiografía de abdomen el cátodo debe ser inferior

50. Qué factor contribuye al incremento de la radiación dispersa:

a. Incremento de los KV
b. Disminución del haz de rayos X
c. Menor espesor del paciente
d. Los tres

51. Un haz de rayos X es monocromático cuando sus componentes tienen:

a. un único color
b. la misma energía pero distinta frecuencia
c. la misma longitud de onda
d. la misma dirección

52. Sobre las telerradiografías de columna:

a. La distancia del chasis-tubo es de 2 m
b. Son proyecciones dinámicas de la columna
c. Se usan cuando existe una sospecha de traumatismo de columna
d. Se suelen realizar en decúbito

53. El vector de magnetización neta M0:

a. Representa la suma de los momentos magnéticos de todos los átomos de H+
b. Tiene un valor directamente proporcional al valor del campo magnético principal
c. Se sitúa paralelo a la dirección del campo magnético principal antes del pulso de excitación
d. Son ciertas B y C

54. Respecto al gradiente de selección de corte. Señale la FALSA:

a. Selecciona en nivel del corte para cada imagen
b. Puede aplicarse en cualquier plano del espacio
c. Determina el grosor de corte
d. Se aplica tras el gradiente de codificación de fase

55. Sobre los rayos X:

a. La cantidad de rayos X es directamente proporcional a los mAs
b. La cantidad de rayos X es inversamente proporcional a los KVp
c. La cantidad de rayos X es directamente proporcional al cuadrado de la distancia desde la fuente
d. La finalidad de los filtros es la de reducir el número de rayos X de alta energía que llegan al paciente

56. Proyección más importante de los huesos nasales:

a. Lateral
b. AP
c. PA y Tangencial
d. Oblicuas

57. Los efectos deterministas se caracterizan por:

a. La gravedad no depende de la dosis
b. Tienen un umbral de dosis
c. Son las neoplasias y efectos genéticos
d. Todas las anteriores

58. Sobre la uretrografía retrógrada:

a. Permite mostrar toda la longitud de la uretra
b. Es más habitual en hombres que en mujeres
c. Una de las indicaciones patológicas es la estenosis de uretra
d. Las tres son correctas

59. Sobre los sistemas de adquisición de imagen mediante CR (Radiografía computarizada):

a. Es un sistema de adquisición de imagen digital directa

b. La imagen se lee de un fósforo fotoestimulable mediante un láser

c. No necesita ningún tipo de manipulación por parte del TER

d. La resolución espacial de una imagen de CR es mayor que la de una radiografía convencional

60. El dispositivo restrictor del haz más común es:

a. Conos

b. Cilindros

c. Colimador apertura variable

d. Protector genital

61. En mamografía digital es FALSO:

a. La memoria en MB que ocupa una imagen de mamografía es menor que una de radiografía de tórax porque el órgano es de menor tamaño

b. La mayoría de los mamógrafos utilizan rejillas, control automático de exposición, y dispositivo de compresión de la mama

c. La compresión mamaria aumenta el contraste

d. La resolución espacial de la mamografía digital es menor que la de la mamografía analógica

62. El T2 de un tejido es el tiempo en msg. que tarda su magnetización transversal en...

a. ... reducirse hasta el 63%

b. ... reducirse hasta el 37%

c. ... recuperarse hasta el 63%

d. ... recuperarse hasta el 37%

63. Los nucleidos 10 6C y 12 6C son:

a. Isóbaros y tienen las mismas propiedades químicas

b. Isótopos y tienen las mismas propiedades físicas

c. Isómeros y tienen las mismas propiedades físicas y químicas

d. Isótopos y tienen las mismas propiedades químicas

64. En radiografía digital:

a. En un sistema de adquisición digital no importa que una imagen sea sobreexpuesta, pues la imagen siempre es buena y no tiene ninguna repercusión negativa para el paciente

b. Un detector de selenio amorfo tiene en general mayor resolución espacial que los otros tipos de detectores digitales (CR, a-SI, CCD)

c. Los detectores de selenio amorfo, son detectores directos porque transforman los Rayos X en carga eléctrica y la lectura de esa carga genera la imagen

d. Los detectores de panel plano son muy robustos y no requieren condiciones óptimas (temperatura) para ser utilizados

65. De las siguientes partes anatómicas a radiografiar cuál tiene mayor contraste:

a. Cráneo

b. Tórax

c. Abdomen

d. Antebrazo

66. Para el estudio de la bóveda del pie se realizará:

a. Rx lateral de pies en carga

b. Rx oblicuas de pies

c. Rx AP de ambos pies

d. Fotopodograma

67. El ruido característico de las secuencias de RM es debido:

a. Al gran campo magnético

b. A la precesión de los espines

c. Al tiempo de repetición

d. A la conexión-desconexión de los gradientes

68. Respecto a la diferencia entre un TC helicoidal y un multicorte:

a. En el TC helicoidal la adquisición se produce durante la rotación continua del tubo de rayos X con un desplazamiento longitudinal simultáneo de la mesa del paciente y en el multicorte no

b. En el TC multicorte la adquisición se produce durante la rotación continua del tubo de rayos X con un desplazamiento longitudinal simultáneo de la mesa del paciente y en el helicoidal no

c. El TC multicorte incluye varias filas de detectores por cada rotación del gantry

d. La definición de Pitch es igual en las dos técnicas

69. Las proyecciones mamográficas de rutina son:

a. Oblicua medilateral

b. Cráneo-caudal

c. Oblicua medio-lateral y cráneo-caudal

d. Caudo-craneal y latero-lateral oblicua

70. Cuál de estas técnicas es la más habitual para efectuar una radiografía de columna dorsal AP con el paciente en la mesa:

a. 50 mAs y 70 Kv

b. 60 mAs y 70 Kv

c. 100 mAs y 70 Kv

d. 100 mAs y 30 Kv

71. Sobre los rayos X:

a. La penetrabilidad de un haz de rayos X se denomina calidad de los rayos X

b. La calidad de los rayos X se identifica numéricamente por la capa hemirreductora

c. La calidad de los rayos X no está influida por los KV

d. Son correctas A y B

72. A qué se llama en TC ancho de ventana:

a. A la escala de grises

b. A la escala de blancos

c. A la escala de negros

d. A la diferencia entre la escala de blancos y negros

73. A qué se llama vóxel:

a. Al tamaño de del píxel más el grosor de corte

b. Al tamaño del píxel menos el grosor de corte

c. El tamaño del píxel por el grosor de corte

d. Al grosor de corte

74. Estándar que asegura que todos los fabricantes y tipos de equipos sean capaces de comunicar y transmitir las imágenes digitales y la información:

a. PACS

b. HL7

c. DICOM

d. Son correctas B y C

75. En un estudio de TC que substancia esta representada por un número Hounsfield 0:

a. Aire

b. Agua

c. Sangre

d. Hueso

76. El cátodo de un tubo de Rayos X:

a. Es la parte positiva del tubo de rayos X

b. Consta de un filamento y una copa focalizadora

c. El filamento emite electrones cuando se calienta

d. Son correctas B y C

77. La proyección lordótica se emplea para valorar:

a. Neumotórax

b. Derrame pleural

c. Vértices pulmonares

d. Atropamiento de aire en el pulmón

78. Respecto a los factores de exposición:

a. Al aumentar los KV se aumenta la cantidad de rayos X pero tienen menos energía y penetrabilidad

b. Cuando se reducen los tiempos de exposición los mA deben disminuirse para proporcionar la intensidad de rayos X requerida

c. Al aumentar los mA se aumenta la cantidad de radiación sin variar la calidad

d. A mayor distancia del receptor a la fuente de imagen mayor magnificación de la imagen

79. Los detectores transforman la radiación atenuada en señal:

a. eléctrica   b. luminosa

c. acústica   d. magnética

80. Alteración en la representación del tamaño y forma del objeto en la radiografía:

a. Distorsión
b. Densidad óptica
c. Contraste
d. Detalle de imagen

81. Los huesos proximales de la muñeca incluyen:

a. Semilunar
b. Hueso grande
c. Trapecio
d. Trapezoide

82. En relación a la mamografía:

a. Los valores de energía (KVp) utilizados son mayores que en radiología de proyección (tórax, extremidades)
b. El tiempo de exposición es menor que en radiología de proyección (tórax, extremidades)
c. Los valores de kVp son menores y los valores de mAs son mayores que en radiología de proyección (tórax, extremidades), por tanto la dosis suministrada es mayor
d. La dosis por imagen suministrada al paciente es menor porque el valor del kVp utilizado es menor que en radiología de proyección (tórax, extremidades)

83. Qué postura debe adoptar el paciente para que, en una proyección AP de caderas se distinga el cuello femoral y el trocánter mayor:

a. Pies rotación externa
b. Pies rotación interna
c. Piernas flexionadas y en abducción
d. Piernas flexionadas apoyando las plantas de los pies sobre la mesa

84. La calidad de la imagen es mejor:

a. Cuanto menor es su contraste
b. Cuanto mayor es el número de pares de líneas por unidad de longitud (pl/mm)
c. Cuanto mayor es el ruido
d. Cuanto mayor es la borrosidad

85. Efecto de la forma de onda de voltaje en el espectro de emisión de rayos X:

a. Los generadores de alta frecuencia tienen aproximadamente el 99% del rizado
b. Los generadores de alta frecuencia tienen menor cantidad y mayor calidad en los rayos X
c. Debido al rizado reducido operar con generadores de alta frecuencia es equivalente a un aumento en Kv de aproximadamente el 12%
d. Son preferibles los generadores con rizado intermedio

86. Indique la FALSA:

a. Las rejillas de índice elevado incrementan la dosis necesaria sobre el paciente
b. El uso de rejillas de alta frecuencia para radiografías de calidad alta resulta en una mayor dosis para el paciente
c. Las rejillas con alta frecuencia muestran menos líneas definidas sobre la radiografía que las rejillas de baja frecuencia
d. El factor de mejora del contraste es más alto para una rejilla de índice bajo

87. Cuándo deben planificarse las histerosalpingografías:

a. Cualquier día
b. Durante la menstruación
c. Los 10 días siguientes a la menstruación
d. Los 10 días anteriores a la menstruación

88. Cuál de estos criterios de valoración se utilizan para demostrar la NO existencia de rotación en una proyección AP de pelvis:

a. Los agujeros obturadores deben estar simétricos
b. El sacro y el cóccix deben estar alineados con la sínfisis del pubis
c. Buena visualización de los trocánteres menores
d. Son correctas A y B

89. NO es un criterio de calidad de la Rx lateral de tobillo:

a. Superposición del peroné con la región posterior de la tibia
b. Visualización de la base del 5º MT
c. Visualización de escafoides
d. Articulación subastragalina abierta

90. Tipo de contraste yodado intravenoso empleado habitualmente en la práctica clínica:

a. Dímero no iónico
b. Monómero iónico
c. Monómero no iónico
d. Dímero iónico
e. Dímeros

91. Las células MENOS radiosensibles son:

a. Las neuronas
b. Las de índice mitótico más elevado
c. Las que tienen un número futuro de mitosis más alto
d. Las más indiferenciadas
e. Las células madre

92. Durante una exploración radiológica si el especialista se aleja del paciente el doble de la distancia habitual, la dosis recibida:

a. Se reduce a la cuarta parte
b. Permanece constante
c. Se reduce a la mitad
d. Puede aumentar o disminuir dependiendo del tipo de procedimiento
e. Se reduce a la octava parte

93. Los artefactos son:

a. Defectos de fabricación del equipo
b. Fallos en la calibración
c. Interferencias externas
d. Imágenes falsas
e. Debidos al envejecimiento del equipo

94. Con la RM funcional cerebral (efecto BOLD) se puede localizar anatómicamente las zonas cerebrales que se activan al realizar determinadas tareas o paradigmas. La RM detecta qué cambios:

a. La mayor actividad eléctrica de las neuronas
b. El mayor consumo de glucosa por las neuronas
c. El aumento en la proporción de oxihemoglobina (HbO2) sobre desoxihemoglobina
d. Una mayor captación de contraste iv
e. Una mayor restricción de la difusión

95. En Doppler color el aliasing o falso espectro se manifiesta como:

a. Ausencia de flujo
b. Flujo siempre anterógrado
c. Flujo siempre retrógrado
d. Flujo pulsátil
e. Áreas de aumento de velocidad con patrón en mosaico

96. Para el examen abdominal en pacientes obesos debemos utilizar sonda:

a. lineal
b. de alta frecuencia
c. convex y de baja frecuencia
d. intracavitaria

97. Las rejillas Bucky se utilizan para:

a. Aumentar la resolución espacial de las radiografías
b. Colimar el haz de rayos X
c. Disminuir la dosis de radiación en la piel del paciente
d. Disminuir la radiación dispersa que incide en la placa radiográfica
e. Refrigerar el tubo de rayos X

98. Si al realizar una radiografía aumentamos el kilovoltaje:

a. Aumenta la dosis de radiación que recibe el paciente
b. Disminuye el contraste entre las densidades radiológicas
c. Aumenta la resolución espacial de la radiografía
d. Disminuye el ruido de la imagen radiológica
e. Se satura menos la imagen radiológica

99. El relleno de color vesical por flujo ureteral se debe a:

a. Artefacto de centelleo
b. Aliasing
c. Artefacto de seudoflujo
d. Imagen especular
e. Anisotropía

100. Cuál de estos efectos deterministas en la piel reviste mayor importancia:

a. La pigmentación
b. La radiodermitis húmeda
c. La radionecrosis
d. El eritema
e. La depilación

101 A	126 C	151 C	176 A
102 D	127 B	152 E	177 C
103 B	128 B	153 C	178 D
104 A	129 A	154 C	179 B
105 C	130 C	155 B	180 D
106 C	131 D	156 D	181 C
107 C	132 A	157 B	182 A
108 D	133 C	158 E	183 A
109 A	134 A	159 C	184 E
110 A	135 A	160 D	185 E
111 B	136 E	161 D	186 E
112 D	137 D	162 E	187 D
113 B	138 E	163 C	188 B
114 B	139 B	164 B	189 D
115 C	140 C	165 A	190 C
116 C	141 C	166 C	191 A
117 D	142 D	167 C	192 D
118 A	143 A	168 A	193 D
119 C	144 E	169 A	194 A
120 C	145 C	170 D	195 C
121 A	146 E	171 E	196 C
122 E	147 A	172 A	197 A
123 B	148 C	173 C	198 C
124 A	149 B	174 D	199 A
125 B	150 C	175 B	200 C

FALLOS:

101. Qué contrastes yodados se asocian a mayor probabilidad de reacciones adversas:

a. Los de mayor osmolalidad
b. Los de baja osmolalidad
c. Los más viscosos, salvo si se calientan a 37° C antes de la inyección
d. Los monómeros
e. Los dímeros

102. La administración de corticoides para la prevención de las reacciones adversas de los contrastes yodados:

a. Solamente es necesaria si se emplean agentes iónicos
b. Está indicada en todos los pacientes con reacción previa al contraste
c. No ha demostrado su eficacia en ningún caso
d. Está indicada en pacientes con riesgo elevado de sufrir una reacción generalizada al contraste
e. No es recomendable cuando se hace profilaxis con fármacos antihistamínicos

103. Si para hacer una exploración de colonografía por TC distendemos el colon administrando aire por vía rectal, estaremos administrando en mayor proporción...

a. Oxígeno (O2)
b. Nitrógeno (N2)
c. Monóxido de carbono (CO)
d. Metano (CH4)

104. En RM las técnicas de adquisición en paralelo sirven para reducir el tiempo de adquisición de una imagen. Una condición indispensable para poder utilizar esta técnica de aceleración es...

a. Utilizar una antena receptora con varios elementos (phased array)
b. Disponer de un equipo de campo muy alto (3T)
c. Adquirir las imágenes mediante secuencias eco de gradiente
d. Adquirir las imágenes con técnica o modo 3D
e. Desactivar otras opciones como la sincronización respiratoria o con el latido cardiaco

105. En los trabajadores expuestos, se aplica un límite anual de dosis equivalente de 500 mSv a...

a. ...la piel (promediada sobre cualquier superficie cutánea de 1 cm²)
b. ...cada una de las extremidades
c. Ambas son correctas
d. Ninguna lo es

106. Para preparados con la misma concentración de yodo (p.ej. 300 mg I/mL), con cuál de las siguientes moléculas de contrastes yodados será MENOR la osmolaridad de la solución:

a. Monómero iónico
b. Monómero no iónico
c. Dímero no iónico
d. Dímero iónico

107. Los valores de referencia de dosis para diagnóstico:

a. Son límites de dosis que no se deben superar
b. Se deben aplicar únicamente a pacientes individuales
c. Son valores indicativos de buena práctica que se deben aplicar a muestras de varios pacientes
d. Sirven para asegurar que no se producen efectos deterministas
e. Sirven para asegurar que no se producen efectos estocásticos

108. La extravasación de contraste iv se da con más frecuencia:

a. Si se canaliza la vena con agujas no metálicas
b. Si se inyecta el contraste por una vena de la flexura del codo
c. Si la velocidad de inyección es baja
d. Si se emplea una bomba mecánica para inyectarlo
e. Si se usan contrastes de osmolalidad alta

109. Cuál de estos fármacos disminuye la frecuencia cardiaca:

a. Propranolol
b. Nitroglicerina
c. Dobutamina
d. Dipiridamol
e. Salbutamol

110. El efecto habitual del contraste de gadolinio a una concentración normal:

a. Acortar los tiempos de relajación de los núcleos de hidrógeno
b. Alargar el tiempo de relajación de los núcleos de hidrógeno
c. Aumentar la señal de los tejidos que lo captan en las secuencias de TR largo
d. Disminuir la señal de los tejidos que lo captan en las secuencias potenciadas en T1
e. No afecta a la señal de los tejidos

111. Si en una imagen de TC medimos el valor de los números de TC en un área (ROI) y nos da un promedio de 0 UH (cero unidades Hounsfield), es muy probable que en esa zona haya:

a. Aire
b. Agua
c. Tejido adiposo
d. Contraste yodado
e. No es posible obtener un valor 0 ya que la escala Hounsfield va de 1 a 1000

112. Cuál de estos artefactos que aparecen en las imágenes de RM se manifiesta en la dirección de codificación de frecuencia de la imagen:

a. Movimientos respiratorios
b. Aliasing o envoltura
c. Latido de la aorta u otros vasos arteriales
d. Desplazamiento químico
e. Artefacto de ángulo mágico

113. En RM la relajación T2* se diferencia de la relajación T2 en que:

a. La relajación T2 es transversal y la T2* es longitudinal
b. En la relajación T2* contribuyen la interacción entre protones y la heterogeneidad del campo magnético
c. La relajación T2* es más lenta que la T2 porque no necesita pulsos de refase
d. Ambas corresponden al mismo concepto físico (relajación transversal) siendo la única diferencia la nomenclatura del fabricante del equipo de RM
e. La relajación T2 se manifiesta en líquidos y la T2* en los tejidos sólidos

114. Fármaco que reduce el movimiento de las asas intestinales en un estudio de RM:

a. Solución de Bohm® (polietilenglicol)
b. Buscapina® (butilbromuro de escopolamina)
c. Sumial® (propranolol)
d. Cafinitrina® (nitroglicerina)
e. Seguril® (furosemida)

115. En la imagen por resonancia magnética (RM) los gradientes de campo magnético se utilizan para:

a. Potenciar la imagen en T1
b. Potenciar la imagen en T2
c. Localizar espacialmente la señal de RM
d. Mejorar la relación señal/ruido de la imagen
e. Acortar el tiempo de adquisición de la imagen

116. Cuál es la semivida de eliminación (tiempo que tarda la concentración plasmática en bajar a la mitad) de un contraste yodado administrado por vía iv a una persona adulta con función renal normal:

a. 5 a 10 minutos
b. 20 a 30 minutos
c. 90 a 120 minutos
d. 6 a 9 horas
e. 3 o 4 días

117. En una técnica de 'doble contraste' para estudio del tubo digestivo se administra:

a. bario a una concentración más alta (el doble de la habitual)
b. una mayor cantidad de contraste (el doble del volumen habitual)
c. a la vez un contraste de bario y otro yodado
d. a la vez un contraste positivo y otro negativo
e. contraste por vía oral y por vía rectal (enema)

118. Fármaco que reduce el movimiento de las asas intestinales en un estudio de RM:

a. Glucagón
b. Manitol
c. Insulina
d. Furosemida
e. Propranolol

119. Diferencias entre la radiografía digital y la convencional:

a. La radiografía digital tiene mayor resolución espacial
b. Con radiografía digital se radia menos al paciente
c. La radiografía digital tiene mayor gama dinámica que la convencional
d. La radiografía digital necesita mayor kilovoltaje
e. Para la radiografía digital se necesitan tubos de rayos X diferentes

120. Con cuál de las siguientes técnicas de RM se puede hacer cuantificación de flujo:

a. Angiografía por RM TOF (time of flight) 2D
b. Angiografía por RM TOF (time of flight) 3D
c. Angiografía por RM contraste de fase (PC)
d. Angiografía por RM 3D con contraste de gadolinio
e. Técnicas de sangre negra (SE/FSE/TSE con doble o triple inversión-recuperación)

121. La formación de los ultrasonidos se basa en:

a. Efecto piezoeléctrico
b. Efecto Faraday
c. Campos magnéticos
d. Efecto Venturi
e. Radiación ionizante

122. Un transductor ecográfico es un dispositivo que:

a. Produce electricidad
b. Transforma energía eléctrica en acústica
c. Transforma energía lumínica en corriente eléctrica
d. Transforma energía acústica en calor
e. Transforma energía eléctrica en ultrasonidos y viceversa

123. Factor de riesgo más importante para sufrir una nefropatía inducida por contraste yodado:

a. Diabetes mellitus
b. Nefropatía crónica
c. Hipertensión arterial
d. Edad avanzada
e. Cardiopatía isquémica

124. El ultrasonido viaja en el cuerpo humano:

a. Depende de las interfases que atraviese
b. Siempre a 1.540 m/s
c. Muy lentamente
d. Solo en los líquidos
e. Sin interferencias

125. Para evitar el aliasing o falso espectro podemos:

a. Aumentar la distancia entre transductor y vaso examinado
b. Aumentar la frecuencia de repetición de pulso (PRF)
c. Aumentar el ángulo entre haz de ultrasonidos y vaso
d. Utilizar más gel ultrasónico
e. Aumentar la ganancia

126. Los contrastes yodados administrados por vía intravenosa:

a. Producen con mucha frecuencia hipertiroidismo
b. No producen hipertiroidismo en ningún caso
c. Pueden dar lugar, en pacientes de alto riesgo, a tirotoxicosis
d. No alteran la función tiroidea
e. En pacientes con bocio es necesaria la valoración por un endocrinólogo antes de administrar un contraste yodado

127. El ángulo entre el haz de ultrasonidos y el vaso explorado:

a. Debe ser de 90º
b. Debe ser entre 30º y 60º
c. Debe ser de 0º
d. No influye en el resultado del examen
e. No tiene relación con posibles artefactos

128. La resolución espacial en una imagen radiográfica aumenta:

a. Al aumentar el tamaño del pixel
b. Al utilizar tubos de rayos X con focos más finos
c. Al disminuir el tiempo de exposición
d. Utilizando medios de contraste
e. Colimando más el haz de rayos X

129. Cuál es el tipo de contraste yodado de menor osmolalidad:

a. Dímero no iónico
b. Monómero iónico
c. Monómero no iónico
d. Dímero iónico
e. Todos son de osmolalidad alta

130. Cuál de estas exploraciones de TC puede condicionar una elevada dosis en piel para el paciente:

a. TC colonografía
b. TC para 'score' de calcio coronario
c. TC perfusión
d. TC PET
e. TC angiografía de los miembros inferiores

131. Cuál de estos datos de una adquisición de TC helicoidal multicorte es un parámetro de adquisición y por tanto no se puede modificar a posteriori sin hacer otro barrido:

a. Grosor de corte (mm)
b. Espacio entre cortes (mm)
c. Tamaño de campo (FOV, mm)
d. Corriente del tubo (mA)
e. Algoritmo de reconstrucción

132. Si realizamos un estudio de TC con un índice de dosis (CTDIvol) bajo, las dosis de radiación efectiva que recibirá el paciente serán:

a. Relativamente altas, si el producto dosis por longitud (DLP) es alto
b. Relativamente bajas, en cualquier caso
c. Dependientes del número de imágenes reconstruidas
d. Mayores en un barrido axial que en uno helicoidal
e. Mayores en pacientes adultos que en pediátricos (por su mayor tamaño) con los mismos valores de adquisición

133. Los contrastes empleados en ecografía:

a. Consisten en microburbujas de gas con capacidad para cruzar el endotelio
b. En pacientes con insuficiencia renal deben administrarse con precaución
c. Están contraindicados en pacientes con insuficiencia cardiaca grave
d. Producen frecuentes reacciones de tipo alérgico
e. Tienen tres átomos de yodo en su molécula

134. Para obtener imágenes de RM es necesario emitir ondas electromagnéticas en la banda de radiofrecuencia (RF). Cuál es el efecto biológico más importante de la RF que pueda entrañar algún daño riesgo para los pacientes en la RM:

a. Depósito calórico
b. Alteración de la estructura del ADN (reproducción y crecimiento celular)
c. Fosfenos (destellos de luz por estimulación del nervio óptico o la retina)
d. Alteración o estímulo de la conducción nerviosa
e. Aparición de arritmias cardíacas por alteración de la conducción en el haz de His

135. Si es necesario hacer una TC con contraste intravenoso a un paciente con riesgo elevado de sufrir nefropatía inducida por contrastes cuál es la medida profiláctica más eficaz:

a. Hidratar al paciente antes de la exploración, mejor por vía intravenosa
b. Administrar N-acetilcisteína previa a la prueba
c. Premedicar con corticoides: prednisona 12 horas antes y 1 hora antes de la exploración
d. Sustituir el contraste yodado iv por un contraste de gadolinio para la TC
e. Dializar al paciente tras la realización de la prueba, preferiblemente hemodiálisis

136. Cuál es la secuencia de pulsos más utilizada actualmente para obtener imágenes potenciadas en difusión:

a. Spin-echo (SE)
b. Eco de gradiente
c. Eco de gradiente rápido incoherente
d. Eco de gradiente rápido coherente
e. Eco planar en la modalidad SE (SE-EPI)

137. En una TC del abdomen, el ruido en la imagen depende de los factores señalados a continuación, EXCEPTO uno. Cuál NO influye en el ruido de la imagen:

a. Tensión del tubo (kVp)
b. Intensidad de corriente del tubo (mA)
c. Grosor de corte (mm)
d. Distancia entre cortes (mm)
e. Tamaño o diámetro del paciente (cm)

138. Un paciente citado para una exploración radiológica se sienta en la sala de espera del servicio de radiodiagnóstico. Se considera que no podría recibir una dosis superior a:

a. 20 mSv/año
b. 50 mSv/año
c. 75 mSv/año
d. La décima parte de la dosis permitida para los profesionales que trabajan con radiaciones
e. La que reciba un miembro del público

139. En qué pacientes está contraindicado el uso de hexafluoruro de azufre como contraste ecográfico:

a. Insuficiencia renal grave
b. Insuficiencia cardíaca grave
c. Antecedentes de alergia a contrastes yodados
d. Pacientes mayores de 65 años
e. El contraste ecográfico sólo está autorizado para ecocardiografía, por lo que está contraindicado en el resto de exploraciones ecográficas

140. Los ultrasonidos empleados en ecografía tienen una frecuencia:

a. Inferior a 20 Hz
b. Entre 20 Hz y 20 KHz
c. Superior a 20 KHz
d. Inferior a la de los sonidos audibles
e. Igual a la de los sonidos audibles

141. Los efectos biológicos deterministas que pueden presentarse en radiología:

a. No tienen umbral de dosis
b. Suelen afectar a la piel pero no a otros órganos como el cristalino
c. Tienen una gravedad que aumenta con la dosis
d. Tienen una probabilidad de aparición que aumenta con la dosis
e. No guardan relación con las denominadas reacciones tisulares

142. El periodo de latencia entre la irradiación y la aparición de un posible cáncer radioinducido derivado de las radiaciones ionizantes es del orden de:

a. Varios días
b. Varios años para efectos deterministas en piel
c. Varios meses para todos los efectos estocásticos
d. Varios años
e. Varias semanas para efectos estocásticos

143. Si aumentamos el miliamperaje al realizar una radiografía:

a. Aumenta la dosis de radiación que recibe el paciente
b. Aumenta el contraste entre las densidades radiológicas
c. Aumenta el ruido de la imagen radiográfica
d. Mejora la resolución espacial de la radiografía
e. Disminuye la saturación de la imagen radiográfica

144. En una imagen radiológica, el contraste es menor entre las densidades:

a. Aire y grasa
b. Agua y calcio
c. Grasa y calcio
d. Aire y agua
e. Agua y grasa

145. Una imagen de TC con mucho ruido (o con baja relación señal/ruido) va a tener:

a. Menor resolución espacial en la imagen
b. Menor visibilidad de la anatomía y de las lesiones de alto contraste
c. Menor visibilidad de la anatomía y de las lesiones de bajo contraste
d. Menor valor medio de atenuación de los tejidos o lesiones
e. Menor resolución temporal y más artefactos por movimientos

146. Cuál de estos contrastes de gadolinio se elimina por vía hepatobiliar en una mayor proporción:

a. Gadopentetato dimeglumina
b. Gadobenato dimeglumina
c. Gadoterato de meglumina
d. Gadodiamida
e. Gadoxetato disódico

147. Señale la opción correcta:

a. La Misión es la razón de ser de la organización
b. La Visión no es importante a la hora de planificar
c. La planificación de un Servicio de Radiología, es competencia exclusiva del arquitecto
d. En la construcción de un Servicio de Radiología Es más importante la fase de ejecución que la de planificación
e. No hay diferencias, a la hora de planificar si el Servicio de Radiología imparte o no docencia

148. En relación con los indicadores, es FALSO:

a. El indicador no mide directamente la calidad
b. Construir un indicador requiere la recogida de datos
c. Con un solo indicador podemos conocer la calidad de la organización
d. Los indicadores deben ser fáciles de recoger
e. El indicador es un instrumento de medida

149. Cuál es la principal causa de muerte potencialmente evitable en pacientes con traumatismo grave que llegan al hospital:

a. Lesiones neurológicas
b. Lesiones hemorrágicas
c. Lesiones torácicas
d. Lesiones inadvertidas (missed lesions)
e. No adherencia a un protocolo clínico

150. El informe radiológico debe:

a. incluir al menos 5 diagnósticos diferenciales para evitar pasar por alto enfermedades graves y potencialmente curables
b. evitar expresar limitaciones técnicas de la exploración, puesto que transmiten un mal funcionamiento del servicio
c. describir lo hallazgos de una manera breve y pertinente respecto al contexto clínico que justifica la prueba
d. ceder la responsabilidad de integrar la información clínica con la radiológica al médico prescriptor, puesto que es quien mejor conoce la enfermedad del paciente
e. utilizar de forma sistemática expresiones como 'compatible con' o 'parece tratarse de', puesto que no se puede tener un diagnóstico definitivo con una prueba de imagen

151. Cuál de estos parámetros de una prueba se va afectado por la prevalencia:

a. Sensibilidad
b. Especificidad
c. Valor predictivo positivo
d. Cociente de Probabilidad positivo
e. Exactitud

152. Traumatismo esplénico en el contexto de un politraumatismo, señale la opción FALSA:

a. La TCMD identifica lesión esplénica con una precisión próxima al 100%
b. En pacientes hemodinámicamente estables sin otras lesiones que requieran cirugía, es de elección el tratamiento conservador
c. La presencia de hemorragia activa es un hallazgo que por si solo condiciona el tratamiento independientemente del tipo y grado de lesión esplénica
d. La presencia de hemorragia activa de origen arterial indica fracaso del tratamiento conservador y requiere embolización o cirugía
e. Los sistemas de clasificación clásicos basados en los hallazgos de los primeros TC han demostrado gran utilidad en la decisión de intervención

153. A la hora de pasar la auditoría en Radiodiagnóstico:

a. Todos los temas relacionados con la auditoría son coordinados por el jefe de Radiodiagnóstico
b. En la visita al servicio de Radiodiagnóstico, las actividades que va a hacer el auditor están totalmente planificadas y se pueden coordinar
c. Algunos temas suelen aparecer con frecuencia, como los que se refieren a la seguridad del paciente y las competencias del personal
d. Los auditores nunca hacen preguntas al personal del área, y dirigen todas las dudas al jefe de servicio
e. El auditor hace diferentes preguntas, pero los temas relacionados con la gestión, como las listas de espera o los consentimientos informados, no suelen incluirse

154. Lesión traumática de columna vertebral:

a. La TCMD tiene una sensibilidad 5 veces superior a la radiografía convencional en la detección de fracturas vertebrales
b. Una exploración TCMD normal no excluye la necesidad de estudio radiológico simple
c. La fiabilidad en la predicción de estabilidad vertebral por TCMD se aproxima al 100%
d. La radiografía lateral de columna cervical identifica más del 90% de fracturas cervicales
e. Puede retirarse el collarín cervical en pacientes con nivel de conciencia normal, sin lesiones en la radiografía lateral de columna cervical aunque tenga dolor

155. Señale la opción correcta:

a. Un equipo es un grupo de trabajo
b. Un equipo tiene una meta compartida
c. Un equipo no comparte Misión y objetivos
d. El individualismo es una ventaja para trabajar en equipo
e. Todas las anteriores son correctas

156. En la mortalidad por traumatismos graves se describen clásicamente tres picos ('distribución trimodal'):

a. La mortalidad precoz se produce en el lugar del accidente por lesiones incompatibles con la vida
b. La causa más frecuente de muerte es la hemorragia masiva en cualquiera de las tres fases
c. La causa más frecuente son las lesiones craneoencefálicas en la fase inmediata y la hemorragia en la fase tardía
d. La intervención médica, incluida la del radiólogo, sólo influye en las fases precoz y tardía
e. La causa más frecuente de mortalidad tardía son las lesiones de grandes vasos incluyendo la aorta y el sangrado pélvico de origen arterial

157. Sobre la prevalencia, es FALSO:

a. Es la proporción de pacientes que presentan una enfermedad de entre la población estudiada
b. Se calcula midiendo el número de casos nuevos de una enfermedad en una población determinada y en un periodo determinado
c. Influye en los valores de algunas de las pruebas diagnósticas
d. La que se supone que existe en la población estudiada antes de realizar una prueba diagnóstica recibe el nombre de probabilidad pre-prueba
e. Se expresa en forma de porcentaje

158. A que se hace referencia cuando se habla de compresión LOSSY:

a. A una compresión sin perdida
b. A la matriz de adquisición de la imagen
c. Al numero de bits de las imágenes
d. A la rapidez de la visualización de imágenes
e. A la perdida de información al descomprimir la imagen

159. La acreditación por la Joint Commission International se basa en el cumplimiento de estándares. Con respecto a los estándares:

a. Los estándares se organizan en torno a las funciones específicas del área de Radiodiagnóstico
b. Los estándares centrales, señalados en negrita, son fundamentales porque determinan el nivel tecnológico del área de Radiodiagnóstico y, con ello, su precisión en el diagnóstico
c. Dentro de los pilares de la acreditación de la Joint Commission International hay que señalar la protección de los derechos fundamentales de cada paciente y su familia, el apoyo a un entorno seguro de atención y la reducción de riesgos en la atención sanitaria
d. Que los servicios de Radiodiagnóstico tengan un programa de mantenimiento del material diagnóstico se considera fundamental por la Joint Commission International, y por eso es un tema incluido dentro de los estándares centrales
e. Los estándares son estáticos dada su naturaleza general, lo que hace que el libro de estándares no se modifique en las diferentes ediciones

160. Sobre la Telerradiología, es FALSO:

a. Mejora en la accesibilidad y calidad de los servicios de salud
b. Mitiga las consecuencias de la falta de especialistas en radiología en ámbitos geográficos determinados
c. Permite la optimización de la gestión de la oferta y la demanda de los servicios radiológicos
d. Es sólo una parte del acto médico
e. Ayuda en los procesos de extensión de las TIC en el sector salud

161. Cuando un servicio de Radiología de España se plantea acreditarse por la Joint Commission International, debe considerar:

a. Que la acreditación va a tener un impacto directo en la facturación y en los ingresos
b. Que el proceso de acreditación es específico para cada servicio
c. Que la acreditación por la Joint Commission International se basa en el cumplimiento de una serie de estándares que son iguales para todos los hospitales del mundo
d. Que el proceso de acreditación va a suponer un compromiso de la organización para mejorar la calidad de la atención sanitaria y reducir los riesgos de los pacientes y el personal
e. Que el proceso de acreditación se desarrolla en los Estados Unidos de América, que es donde se localiza la sede central de la Joint Commission

162. Indique la correcta:

a. Los únicos indicadores son los basados en ratios o proporciones
b. El indicador centinela mide un suceso grave
c. El indicador centinela debe ser recogido y analizado siempre que ocurra
d. El indicador basado en una ratio o proporción constará de numerador y denominador
e. Son correctas B, C y D

163. En la visita al servicio de Radiodiagnóstico durante la auditoría del centro por parte de la Joint Commission International:

a. La visita se suele centrar en ver la antigüedad de los equipos de radiodiagnóstico, para asegurarse de que son equipos de última generación
b. Se exige que haya un carro de parada disponible, pero no se revisa dado que depende del personal de enfermería
c. Dentro de las revisiones, se suele incluir la del almacén del servicio, y los auditores son muy meticulosos a la hora de buscar material que pueda estar caducado
d. Los temas de seguridad son muy valorados por la Joint Commission International, pero los que se refiere a los delantales plomados, puertas plomadas, etc, no son valorados en esta auditoría porque lo hace de forma específica un ingeniero
e. Los auditores comprueban de forma directa cómo los radiólogos hacen los informes, y certifican que los diagnósticos son correctos

164. En relación con las pruebas no justificadas cual de estas es cierta:

a. Hasta un 40% de estudios no están justificados
b. La legislación actual regula la justificación de pruebas
c. El uso de protocolos está regulado por ley
d. Una prueba no justificada genera falsos negativos
e. La mayor prevalencia aumenta los falsos positivos

165. Qué estudio estaremos realizando si utilizamos la Técnica de Welin:

a. Enema con doble contraste
b. Urografía
c. Cistouretrografía
d. Histerosalpingografía

166. La localización más frecuente de la lesión traumática de aorta torácica es:

a. Aorta torácica descendente
b. Arco aórtico
c. Istmo aórtico
d. Aorta descendente
e. La frecuencia es similar en cualquier tramo

167. En relación con la planificación de un Servicio de Radiología, es FALSO:

a. Siempre deben tenerse en cuenta futuras ampliaciones
b. El modelo arquitectónico de núcleo central es el que mejor resuelve la complejidad de las diferentes circulaciones
c. Las zonas de circulación de pacientes ingresados y ambulantes deben ser comunes
d. Definir la Misión es importante para la planificación
e. La ergonomía del puesto de trabajo debe tenerse en cuenta desde la fase de planificación y diseño

168. Señale la opción FALSA:

a. Debemos medir sólo resultados y no las fases del proceso
b. Antes de construir un indicador es necesario definir el criterio
c. Antes de medir se deberán identificar las oportunidades de mejora
d. El brainstorming (tormenta de ideas) es una técnica de consenso
e. El objetivo es el resultado que se pretende alcanzar

169. Para la mejor visualización y rapidez en el informado de los estudios de Resonancia y TC en una estación de trabajo de RIS/PACS, qué característica es la MENOS importante:

a. Monitores de 3 MP o >3MP
b. Rapidez en la visualización/carga de las imágenes
c. La posibilidad de vincular imágenes de distintas series y estudios
d. La posibilidad de utilizar referencias cruzadas
e. La integración en la estación de herramientas de postproceso avanzado

170. En la planificación de un Servicio de Radiología deberá llevarse a cabo:

a. Un análisis del entorno
b. Un análisis externo
c. Un análisis interno
d. Todos los anteriores
e. Ninguno de los anteriores

171. Cuál de la siguientes características debe de cumplir un proceso:

a. Responder a la pregunta qué
b. Que se puedan describir las entradas y salidas
c. El proceso es un medio
d. El proceso cruza uno o varios límites organizativos
e. Debe de cumplir todas las características anteriores

172. En relación a las característica del PACS, señale la opción FALSA:

a. El nivel requerido de seguridad según la Ley de protección de datos es el nivel 2
b. Debe existir una copia de seguridad
c. El archivo a corto plazo es uno de sus componentes
d. El estándar de comunicación de imágenes es el DICOM
e. Es necesario un buen dimensionamiento

173. Que diferencia la Telerradiología del 'outsourcing':

a. Es básicamente lo mismo
b. La implementación regional
c. La transmisión de las imágenes a otra institución
d. Oferta comercial
e. El Outsourcing se refiere a la Telerradiología Internacional

174. Señale la FALSA:

a. En la organización tradicional el flujo de trabajo es vertical
b. En el enfoque sistémico las partes se consideran componentes de un todo
c. Un flujograma es la representación que muestra las partes de un proceso
d. No es necesario documentar los procesos
e. Los indicadores deben ser consensuados, realistas, sencillos y fáciles de recoger

175. Respecto a los indicadores:

a. Miden la calidad del proceso
b. El indicador es una medida que se aplica al funcionamiento y resultado del proceso
c. Los indicadores de productividad se relacionan con la calidad percibida
d. Para mejorar no es necesario medir
e. Las tres son correctas

176. Qué segmento de la columna vertebral resulta lesionado con mayor frecuencia en pacientes politraumatizados (PT):

a. Cervical
b. Dorsal
c. Lumbar
d. Aleatorio
e. Múltiple

177. Respecto a la organización por procesos:

a. El flujo de trabajo es vertical
b. Hay variabilidad en procesos repetitivos
c. Se orienta a las necesidades y expectativas de los clientes
d. No se mide ni evalúa el trabajo
e. No se enfoca a las necesidades y expectativas de los clientes

178. Lesiones torácicas en pacientes politraumatizados, señale la FALSA:

a. La TC identifica lesiones no visibles en la radiografía simple en más de la mitad de los pacientes
b. Los focos de contusión pulmonar favorecen la aparición de síndrome de distrés respiratorio
c. La presencia de un neumotórax, incluso mínimo por TC, puede modificar el manejo de estos pacientes
d. Aunque la TC puede identificar lesiones no visibles por radiografía, no suelen tener relevancia terapéutica
e. En la detección de hematoma mediastínico traumático, la radiografía de tórax asocia cifras de sensibilidad y especificidad entre el 70% y 80%

179. La prescripción de una prueba radiológica se considera:

a. Una Orden
b. Una interconsulta
c. De obligado cumplimiento por el radiólogo
d. Una alternativa
e. Parte del informe radiológico

180. La ecografía FAST:

a. Es la técnica de elección para identificar lesiones viscerales y diafragmáticas
b. Es una técnica muy sensible para detectar colecciones hemáticas de localización peritoneal, pericárdica, retroperitoneal y pleural
c. Detecta lesiones viscerales con igual sensibilidad y especificidad que la ecografía convencional
d. Su objetivo es determinar de forma inmediata si el shock es atribuible a hemoperitoneo, hemopericardio o hemotórax
e. En un politraumatizado sin signos graves de inestabilidad hemodinámica, donde la eco FAST es positiva, no es necesario realizar TC

181. Se estudian 100 pacientes con sospecha de disfunción del acceso vascular periférico para hemodiálisis mediante ecografía Doppler. De ellos 75 tenían disfunción vascular. La ecografía Doppler tuvo 5 falsos positivos y 3 falsos negativos. Señale la opción FALSA:

a. La sensibilidad de la Ecografía Doppler fue del 96%
b. La especificidad de la Ecografía Doppler fue 0,8
c. El Valor Predictivo Positivo de la Ecografía Doppler fue del 96%
d. El Valor Predictivo Negativo de la Ecografía Doppler fue 0,87
e. El Cociente de Probabilidad Positivo de la Ecografía Doppler fue 4,8

182. Entre las funciones de un TER están:

a. Información a pacientes del procedimiento técnico
b. Adquisición de equipos
c. Mantenimiento del equipo
d. Consentimiento informado
e. Comunicar resultados al paciente

183. En relación con la hemorragia traumática en un paciente con traumatismo grave, señale la opción FALSA:

a. La diferenciación de origen arterial o venoso de la hemorragia no tiene implicación terapéutica
b. La identificación de focos de sangrado activo es objetivo principal del estudio TCMD
c. Ante sospecha de sangrado activo está indicado el estudio TCMD multifásico
d. En un paciente con inestabilidad hemodinámica, la mortalidad se incrementa 1 punto por cada 3 minutos transcurridos sin diagnóstico y control de la hemorragia
e. La ausencia de signos de inestabilidad hemodinámica no permite excluir hemorragia activa

184. Dentro de las medidas que se suelen poner en marcha en el área de Radiodiagnóstico antes de solicitar la acreditación por la Joint Commission International destaca:

a. Desarrollo de un plan de información para el personal de las normas y procedimientos del área

b. Promoción del acto único

c. Elaboración de un sistema de alarma para la detección y comunicación de hallazgos inesperados

d. Diseño y puesta en marcha de una política de consentimientos informados, con modelo aprobado por la comisión de calidad del centro

e. Todas son ciertas

185. Paciente de 66 años atropellado por un autobús, con pérdida de conciencia y sin signos de inestabilidad hemodinámica. Cuál es la pauta recomendada de exploración radiológica:

a. TC de cráneo sin contraste incluyendo columna cervical, radiografías de tórax y pelvis y eco FAST

b. Radiografías de columna cervical lateral y transbucal de odontoides, radiografías de tórax y pelvis y eco FAST

c. Eco FAST inmediata y si es negativa, radiografías de columna cervical lateral, tórax y pelvis ántero- posterior

d. TC de cráneo y de cuerpo completo sin contraste seguidos de TC de tórax y abdomen con contraste endovenoso, en fase venosa portal

e. TC de cráneo sin contraste y TC de cuerpo completo con contraste La exploración del cuello se puede incluir o no en la misma hélice que el cuerpo en función del protocolo y del equipo de   cada hospital

186. Si VP es verdaderos positivos, VN verdaderos negativos, FP falsos positivos y FN falsos negativos, señala la fórmula INCORRECTA:

a. Sensibilidad = VP / (VP+FN)

b. Especificidad = VN / (FP+VN)

c. Valor Predictivo Positivo = VP / (VP+FP)

d. Valor Predictivo Negativo = VN / (FN+VN)

e. Todas son correctas

187. La ganancia de brillo de los intensificadores de imagen

a. Aumenta con la utilización y edad del tubo

b. Disminuye con la utilización del tubo

c. Disminuye con la edad del tubo

d. Son correctas B y C

188. El personal profesionalmente expuesto se clasifica en categorías:

a. A, B, C

b. A, B

c. A

d. 1, 2, 3

189. Sobre la fase nefrográfica, es FALSO:

a. Se debe obtener en ese periodo la radiografía para visualizar lesión perenquimotasa

b. Dura menos de 5 minutos

c. Es una inyección rápida

d. Dura 8 minutos

190. La cisura mayor está en:

a. El pulmón derecho

b. El pulmón izquierdo

c. Ambas son correctas

d. Ninguna lo es

191. Sobre la verificación de dosis impartidas a pacientes:

a. Estará basada en exploraciones radiológicas realizadas en el equipo objeto de control

b. Se evaluará únicamente la dosis superficie a la entrada, sin tener en cuenta la calidad de la imagen

c. Se podrá irradiar a pacientes con el único fin de realizar controles de calidad

d. Las tres son correctas

192. Entre los usos de la historia clínica se encuentra:

a. Garantizar una asistencia adecuada al paciente

b. Realización de estudios epidemiológicos

c. Utilización con fines de Investigación y docencia

d. Todas las anteriores son correctas

193. Según el nivel de grises, las imágenes ecográficas de lesiones sólidas se clasifican en:

a. Hipoecogénicas

b. Hiperecogénicas

c. Son correctas A y B

d. Hipoecogénicas, hiperecogénicas e isoecogénicas

194. En relación con los factores de exposición:

a. El valor de exposición viene determinado por el kilovoltaje y los miliamperios-segundo

b. Para obtener una calidad de imagen idéntica, si aumentamos un 10% el voltaje debemos reducir en esa misma cuantía los miliamperios-segundo

c. El valor del exponente p en la fórmula $E = Kv(p)^* mAs$ es constante e independiente de la gama de tensiones

d. Todas la anteriores son ciertas

195. Único hueso del esqueleto que no se articula con ningún otro:

a. Clinoides   b. Tiroides

c. Hioides   d. Odontoides

196. Es un hueso impar de la cara:

a. Maxilar inferior   b. Vómer

c. Ambos   d. Ninguno de los dos

197. Qué es un 'PET' en Medicina Nuclear:

a. Una tomografía por emisión de positrones

b. Una tomografía por emisión de electrones

c. Un Spect cardiaco

d. Todas son correctas

198. La dosis absorbida es de 'Primer Grado' o 'alta' si es:

a. inferior a 1 Gy

b. superior a 100 Gy

c. superior a 10 Gy

d. superior a 1 Gy

199. Cuántos huesos impares tiene el cráneo:

a. 4   b. 2   c. 3   d. 6

200. El artículo 343 del Código Penal establece, para quien exponga a otra persona a radiaciones ionizantes que hagan peligrar su vida, integridad, salud o bienes:

a. Prisión de 1 a 2 años e inhabilitación especial para empleo o cargo público, profesión u oficio por tiempo de 1 a 3 años

b. Prisión de 2 a 5 años e inhabilitación especial para empleo o cargo público, profesión y oficio por tiempo de 2 a 6 años

c. Prisión de 6 a 12 años e inhabilitación especial para empleo o cargo público, profesión u oficio por tiempo de 6 a 10 años

d. Ninguna es correcta

201 B	226 B	251 C	276 D
202 A	227 D	252 D	277 D
203 B	228 A	253 C	278 A
204 B	229 D	254 D	279 D
205 C	230 D	255 B	280 A
206 B	231 D	256 C	281 D
207 B	232 C	257 A	282 B
208 B	233 C	258 B	283 B
209 A	234 D	259 A	284 B
210 C	235 B	260 A	285 A
211 C	236 C	261 A	286 B
212 B	237 D	262 A	287 B
213 C	238 B	263 B	288 D
214 B	239 C	264 C	289 B
215 C	240 D	265 B	290 C
216 A	241 A	266 B	291 D
217 A	242 A	267 A	292 C
218 B	243 A	268 B	293 A
219 D	244 C	269 B	294 D
220 B	245 B	270 D	295 D
221 C	246 D	271 D	296 B
222 C	247 C	272 D	297 C
223 C	248 B	273 C	298 B
224 C	249 A	274 A	299 C
225 C	250 B	275 A	300 A

FALLOS:

201. Si sospechamos una apendicitis, en un paciente con obesidad mórbida ¿qué prueba diagnóstica nos aportará mejor información?

a. Ecografía
b. T.A.C
c. Radiografía
d. Tránsito intestinal

202. Estudio más adecuado para examinar las cisuras pulmonares:

a. Placa de tórax
b. T.A.C
c. R.M
d. Son correctas B y C

203. El dosímetro personal de muñeca mide:

a. Dosis superficial y profunda
b. Valores de dosis superficial
c. Sólo valores de dosis profunda
d. Dosis de radiación ambiental

204. Qué es la Densitometría:

a. Una técnica para medir la actividad de las células
b. Una técnica mediante pequeñas dosis de Rayos X que sirve para conocer la densidad de los huesos
c. Una técnica mediante imágenes tomográficas para valoración funcional del cerebro
d. Una técnica para estudiar a pacientes con enfermedad de los vasos sanguíneos

205. Cuál de estas asociaciones entre equipos y formas de energía NO es correcta:

a. Ecografía-Ultrasonidos
b. RM-Campos magnéticos
c. Tomografía computarizada–Ondas de radiofrecuencia
d. Radiografía digital–Rayos X

206. Cuál de estos estudios óseos se corresponde con los exámenes de medicina nuclear:

a. SCPET
b. PET
c. CSPET
d. Densitometría Ósea DEXC

207. Qué secuencia radiológica seguiremos al estudiar un abdomen agudo:

a. Abdomen simple y T.A.C
b. Abdomen simple, tórax, y abdomen simple en bipedestación
c. Abdomen simple y abdomen simple en bipedestación
d. Abdomen simple, abdomen simple en bipedestación y T.A.C

208. Para visualizar el conjunto de las celdillas mastoideas realizaremos la proyección de:

a. Lateral de cráneo
b. Schüller
c. Hirtz
d. Stenvers

209. Las proyecciones usuales en mamografía son:

a. Cráneo-caudal y Oblicua medio lateral
b. Cráneo-caudal y Axilar
c. Oblicua medio lateral y Axilar
d. Las tres

210. Organismo internacional vinculado con la protección radiológica:

a. La ONS
b. La ICRV
c. La ICRP
d. Ninguna de las tres

211. A partir de qué dosis se produce esterilidad permanente al irradiar los testículos:

a. 2 SV   b. 1,2 SV
c. 6 SV   d. 1 SV

212. El espacio subdural se encuentra situado entre:

a. Duramadre y piamadre
b. Duramadre y aracnoides
c. Aracnoides y piamadre
d. Ninguna de las anteriores

213. Qué es el DICOM:

a. Un sistema de almacenamiento de imágenes de radiología convencional
b. La organización médica europea encargada de elaborar especificaciones técnicas para las imágenes diagnósticas
c. Un formato estándar, reconocido mundialmente, que permite la integración de distintos tipos de imágenes diagnósticas en un sistema común de almacenamiento y transferencia
d. Un software específico para el tratamiento de imágenes de tomografía computarizada

214. En relación con las magnitudes radiológicas y su expresión en unidades del Sistema Internacional:

a. La exposición se define como el cociente entre la carga liberada y la mesa de aire donde ha sido liberada y se mide en Roentgen
b. La tasa de exposición es el incremento de la exposición por unidad de tiempo y se mide en Culombio/Kg/seg
c. La dosis absorbida representa la fracción de energía cedida por una radiación ionizante que es absorbida por Kg de material irradiado y se mide en rad
d. Todas las anteriores son ciertas

215. La recogida y eliminación de residuos radioactivos en España es competencia de:

a. Servicio de Protección Radiológica
b. Técnicos de Medicina Nuclear
c. Enresa
d. Euratón

216. En las zonas controladas sólo pueden acceder los trabajadores de:

a. Categoría A
b. Categoría B
c. Categoría C
d. Ninguna es correcta

217. La diartrosis es una articulación:

a. Móvil
b. Inmóvil
c. Semimóvil
d. Son correctas A y C

218. La braquiterapia es una técnica médica que utiliza:

a. Generadores de radiaciones ionizantes
b. Fuentes radiactivas encapsuladas
c. Fuentes radiactivas no encapsuladas
d. Ninguna de las tres

219. Método de valoración de la mama que obliga a realizar una biopsia abierta:

a. PAAF
b. BAG
c. Las dos
d. Ninguna de las dos

220. En que región abdominal se encuentra la cola del páncreas:

a. Vacío izquierdo
b. Hipocondrio izquierdo
c. Vacío derecho
d. Epigastrio

221. En relación con la proyección del valle:

a. El rayo central se dirige sobre la parte superemedial de la mama con una angulación de 45 grados
b. Se coloca la axila sobre la placa de forma que se incluyan en la imagen la parte proximal del brazo y las costillas
c. Se realiza ante la sospecha de la existencia de alguna alteración en el tejido medial de la mama
d. Se utiliza para visualizar la cola axilar y los ganglios

222. Prueba diagnóstica más adecuada para valorar la afectación de la médula espinal:

a. La radiografía
b. El T.A.C
c. La R.M
d. La discografía

223. Qué ventana se utiliza para el estudio del tórax por T.A.C.:

a. Ventana mediastínica
b. Ventana pulmonar y ventana hiliar
c. Son correctas A y B
d. Ventana de hueso y ventana mediastínica

224. La Fluoroscopia convencional se utiliza en estudios de:

a. Aparato Respiratorio
b. Partes blandas
c. Aparato Digestivo
d. Extremidades

225. Qué criterio de protección radiológica dice «las dosis de radiación deben ser tan bajas como razonablemente sea posible»:

a. RAD-REN
b. ACLARA
c. ALARA
d. MANHATTAN

226. En radiología la sigla PACS hace referencia a un sistema de:

a. clasificación de pacientes ambulatorios
b. archivo y comunicación de imágenes
c. pantallas de acceso codificado
d. Ninguna de las tres

227. La apófisis coronoides se encuentra en:

a. Maxilar inferior
b. Radio
c. Cúbito
d. Maxilar inferior y cúbito

228. El contraste de una imagen mamográfica se debe:

a. A la diferencia de los coeficientes de atenuación de la grasa y el agua
b. A la diferencia del coeficiente de atenuación de la grasa
c. A la diferencia del coeficiente de atenuación del tejido adiposo
d. la diferencia del coeficiente de atenuación del tejido glandular

229. En el estudio de la columna lumbar por T.A.C. se programan:

a. Cortes axiales de los cinco espacios discales
b. Cortes axiales centrados en los últimos dos espacios discales
c. Cortes axiales centrados en los últimos cuatro espacios díscales
d. Cortes axiales centrados en los últimos tres espacios discales

230. Los efectos estocásticos que aparecen en un individuo que ha recibido irradiación se denominan:

a. Deterministas
b. Hereditarios
c. Genéticos
d. Somáticos

231. Una radiografía de tórax en decúbito lateral con rayo horizontal es útil para:

a. Ver niveles hidroaéreos
b. Ver derramen pleural
c. Ver neumotórax
d. Todas son correctas

232. El Gadolineo es un agente de contraste que según su mecanismo de acción se clasifica como contraste...

a. negativo
b. específico
c. positivo
d. neutro

233. En el abdomen con rayo horizontal NO es correcto:

a. Manifiesta la existencia de niveles hidroaéreos
b. Las rodillas deben estar ligeramente flexionadas
c. Muestra la superficie mayor del bazo
d. El rayo central es horizontalmente perpendicular al chasis

234. La proyección Worms-Brehon es conocida como:

a. Semiaxial
b. Towne
c. Hirtz
d. Son correctas A y B

235. No es una clasificación de los servicios de radiología según la OMS:

a. Servicio radiológico Básico
b. Servicio radiológico Especial
c. Servicio radiológico Especializado
d. Servicio radiológico General

236. Sobre la glándula lacrimal, es FALSO:

a. Se encuentra en la fosa lacrimal del hueso frontal
b. El seno lacrimal tiene forma triangular
c. Es anterior y lateral a la base de la orbita
d. Todas son correctas

237. Señale la INCORRECTA. Las técnicas de digitalización de imagen han sido aplicadas en:

a. RD
b. FD
c. TAC
d. IRD

238. Qué tipo de información se encuentra dentro de la integración digital en el área hospitalaria informatizada:

a. RIS + PACS
b. RIS + HIS + PACS
c. RIS + HIS
d. Todas son falsas

239. La proyección lateral del nadador se conoce como Método de...

a. Fuschs
b. Pawlow
c. Twining
d. Ottonello

240. Cuál es la forma más correcta de archivar una imagen digital para conservarla temporalmente:

a. En el sistema de Pacs
b. En disco CD
c. En películas que se archivan
d. En el disco duro del ordenador

241. Qué densidades radiográficas aparecen en una radiografía de abdomen:

a. Calcio, grasa, agua y aire
b. Calcio, agua y aire
c. Aire, grasa y calcio
d. Calcio, agua y grasa

242. Cuántas vértebras fusionadas forman el sacro

a. 5
b. 4
c. 3
d. 6

243. Un 'Trébol gris y rectángulo con fondo punteado' indica:

a. Riesgo de contaminación
b. Riesgo de irradiación externa
c. Riesgo de irradiación externa y contaminación
d. No existe riesgo alguno

244. Frecuencia de la precesión de los protones de hidrogeno con intensidad externa de 1,0 T:

a. 32,5 MHZ
b. 63,5 MHZ
c. 42,5 MHZ
d. 52,5 MHZ

245. Sobre la Agencia para la Energía Nuclear:

a. Su objetivo es establecer las condiciones para desarrollo de la actividad nuclear en los países miembros. Investiga y difunde los conocimientos y normas de protección y seguridad. Garantiza su uso pacifico. Está facultada para desarrollar normas
b. Su objetivo es la cooperación entre los países miembros, sobre aspectos de utilización pacífica y en particular con aquéllos relacionados con la seguridad de instalaciones y su fiabilidad
c. Elabora recomendaciones sobre las magnitudes y unidades de radiación y radiactividad, procedimientos adecuados y de medidas y su aplicaciones
d. Ninguna es correcta

246. En la RM para el estudio de los huesos temporal y el peñasco NO se utiliza:

a. Corte axial en SE-T1
b. Corte axial en SE-T2
c. Plano coronal en SE-T1
d. Plano sagital en SE-T2

247. Si queremos conseguir una placa de tórax bien inspirada en un lactante comenzaremos la exposición:

a. al final de la espiración
b. al principio de la inspiración
c. al principio de la espiración
d. Ninguna es correcta

248. NO es una técnica radiográfica preliminar de la dacriocistografía:

a. Caldwel
b. Schuller
c. Lateral de senos paranasales
d. Waters

249. NO es un funcionalidad propia de un PACS:

a. La producción de imágenes médicas
b. La captura y gestión de imágenes médicas
c. La transmisión de imágenes médicas
d. La exhibición de imágenes médicas

250. Los exposímetros automáticos:

a. Miden la dosis de exposición de la película antes de que la radiación atraviese al paciente
b. Detienen el funcionamiento del generador cuando se ha alcanzado la cantidad de exposición suficiente
c. Habitualmente se encuentran colocados antes de la parrilla antidifusora
d. Todas las anteriores son correctas

251. El Pigg-O-Stat es:

a. Un tipo de transductor
b. Una proyección radiográfica
c. Un utensilio de inmovilización
d. Un programa informático

252. Elija la opción más adecuada en relación con la estructura de la película radiográfica:

a. Entre la base y la emulsión hay una fina capa de material adhesivo llamada capa adhesiva o substrato que sirve para conseguir la adherencia uniforme de la emulsión a la base
b. La emulsión está protegida en su cara exterior por una capa de gelatina llamada superrecubrimiento o superestrato
c. El grosor de la película de doble emulsión suele ser de entre 0,5 a 1 mm
d. Son ciertas A y B

253. El factor de desplazamiento de TCH se denomina:

a. GIBBs
b. RFs
c. PITCH
d. FDTCH

254. Qué técnica radiográfica se utiliza para demostrar la existencia de un reflujo vesiculouretal:

a. Urografía intravenosa
b. Urografía minutada…
c. Pielografía minutada
d. Cistouretrografía miccional seriada

255. Prueba más indicada ante una lesión quística de mama:

a. Una BAG
b. Una PAAF
c. Un arpón guía
d. Una estereotaxia

256. Sobre la formación de las imágenes radiológicas al hacer incidir un haz de rayos X en un cuerpo, es FALSO:

a. Se producen diferentes atenuaciones en función del espesor y de la densidad electrónica de los distintos materiales que componen el cuerpo
b. La formación de imágenes se basa en la interacción fotoeléctrica de la radiación con los átomos de los cristales de haloge-nuro de plata que contiene la película radiográfica
c. Las zonas menos densas del cuerpo atravesado producen una imagen más clara en la placa radiográfica
d. La imagen latente producida en la película se convierte en imagen visible mediante procesos químicos

257. Sobre el corazón, es FALSO:

a. Su lado derecho trabaja con sangre arterial
b. Suele estar a la altura del 5º espacio intercostal
c. La base se orienta hacia atrás
d. Está situado en un saco fibroseroso

258. Las apófisis pterigoides se encuentran en:

a. El etmoides
b. El esfenoides
c. El clinoides
d. El parietal

259. Para una proyección oblicua lateral derecha, el paciente:

a. apoya su lado lateral derecho en la placa
b. apoya su lado lateral izquierdo en la placa
c. está en posición supina
d. está en posición decúbito prono

260. Cómo se denomina también a la posición 'mahometana':

a. Genupectoral
b. Trendelemburg
c. Morestin
d. Sims

261. Sobre la preparación A en el enema opaco, es FALSO:

a. El día antes hará dieta pobre en residuos
b. Excluir por completo alimentos ricos en fibra
c. El día antes se hará una dieta líquida
d. La tarde antes se tomará un laxante

262. A qué hace referencia el termino «matriz de imagen»:

a. Un conjunto de filas y columnas
b. Al contraste de la imagen
c. Un conjunto de líneas en horizontal
d. Todas son falsas

263. Decimos que un paciente tiene los miembros en posición de abducción cuando realiza un movimiento...

a. de acercamiento al plano medio
b. de alejamiento al plano medio
c. de giro sobre su eje
d. en horizontal

264. Etapa en la que no aparecen síntomas tras una irradiación global:

a. Determinante
b. Prodrómice
c. Latente
d. Enfermedad manifiesta

265. En relación con el páncreas, señale la INCORRECTA:

a. Es una glándula racemosa
b. Se forma con células dispuestas en línea con el sistema de conductos muy ramificados
c. Convergen en el conducto de Wirdsung
d. No se observa en la radiografía simple

266. Cuál es la distancia foco-piel mínima que se debe utilizar:

a. 50 cm
b. 45 cm
c. 80 cm
d. 120 cm

267. En una ampliación mamográfica el punto focal ha de ser de:

a. 0,1 mm
b. 0,3 mm
c. 0,4 mm
d. Son correctas B y C

268. Sobre los riñones, es FALSO:

a. Se localizan entre D12 y L3 aproximadamente
b. Se dividen en polos superior. medio e inferior
c. Miden unos 11,5 cm. de longitud, 5-8 cm, de ancho y unos 3 cm. de grosor
d. El riñón izquierdo suele ser más largo y estrecho

269. Sobre el almacenamiento y cuidados de la película radiográfica, es FALSO:

a. La temperatura y la humedad son factores fundamentales a controlar en su almacenaje
b. Las cajas de películas se deben almacenar en posición horizontal para evitar que se arqueen
c. El almacenamiento se debe realizar en condiciones de oscuridad
d. La manipulación se debe realizar con las manos limpias para evitar la aparición de artefactos

270. El estudio del hígado con contraste intravenosa por T.A.C. puede incluir

a. Tres fases: fase sin contraste, fase arterial y fase portal
b. Dos fases: fase arterial y fase portal
c. Dos fases: fase arterial y fase tardía
d. Tres fases: fase arterial, fase portal y fase tardía

271. Son utensilios de inmovilización todos, EXCEPTO:

a. Papoose Board
b. Tejas pediátricas
c. Correas de seguridad
d. Pigtat

272. Si sospechamos un «neumotórax» y las condiciones del paciente no permiten la bipedestación, realizaremos:

a. Un tórax AP en supina
b. Un tórax decúbito lateral del lado lesionado, con rayo horizontal
c. Una oblicua posterior de tórax
d. un tórax decúbito lateral del lado opuesto a la lesión, con rayo horizontal

273. La uretra femenina mide aproximadamente:

a. 6,5 cm
b. 2 cm.
c. 3,5 cm
d. 5,5 cm

274. Los servicios de salud nombrarán personal estatutario:

a. A quienes superen el correspondiente proceso selectivo
b. Sin procedimiento alguno en aras a facilitar la incorporación
c. Como consecuencia de un procedimiento formativo
d. Cuando lo solicite el interesado por interés particular

275. Cuál es el límite entre el cráneo y la cara:

a. Arcos supraorbitarios
b. Glabela
c. Gonión
d. Ninguna es correcta

276. Señale la INCORRECTA. En el TCH multicorte, una matriz de detectores puede estar constituida por:

a. 14.592 elementos de 1x1,25 mm
b. Los elementos dispuestos en 16 filas
c. Forman un arco de 55º (GE)
d. Forman un arco de 75' (GE)

277. Normativa de mayor rango de aplicación en España en materia de seguridad nuclear:

a. Leyes de la ONS
b. Directivas OCDE
c. Reales Decretos
d. Directivas EURATON

278. Estudio radiológico contrastado del sistema nasolagrimal:

a. Dacriocistografía
b. Sialografía
c. Fistulografía
d. Galactografía

279. Se considera taquicardia en los niños al aumento de la frecuencia cardiaca por encima de cuántos latidos por minuto:

a. 125
b. 100
c. 90
d. 150

280. Películas radiográficas más utilizadas en radiología:

a. de pantalla
b. de exposición directa
c. de vídeo
d. para seriografía

281. Sobre las ondas electromagnéticas:

a. El número de oscilaciones que efectúa la onda en cada segundo se denomina longitud de onda
b. La unidad de medida de la frecuencia es el miliamperio
c. La velocidad en el vacío es la mínima que alcanza una onda electromagnética
d. La frecuencia y la longitud de onda son inversamente proporcionales

282. La bifurcación de los bronquios principales se denomina:

a. Pleura
b. Carina
c. Cisura
d. Língula

283. En una proyección lateral de rodilla, el rayo es:

a. Perpendicular a la placa
b. Craneal 5 grados
c. Caudal 10 grados
d. Craneal 10 grados

284. En pacientes con enfisema pulmonar se realizará la radiografía del tórax con técnica de:

a. Alto kilovoltaje
b. Disminución del kilovoltaje
c. Alto miliamperaje
d. Ninguna de las tres

285. Ante una invaginación intestinal aguda, qué prueba diagnóstica debe realizarse:

a. Enema opaco
b. Tránsito intestinal
c. Tránsito gastro-duodenal
d. Son correctas A y B

286. En los exámenes pediátricos los tiempos de exposición deben ser:

a. De 1 ó 2 segundos
b. De 1 ó 2 milisegundos
c. De 10 ó 20 milisegundos
d. De 0,1 segundos

287. Sobre las radiaciones ionizantes es FALSO:

a. Son haces de partículas o de ondas electromagnéticas que tienen la capacidad de producir ionizaciones en la materia
b. Los rayos gamma son un tipo de radiación de partículas
c. Los rayos X son un tipo de radiación electromagnética
d. Los efectos biológicos debidos a la exposición a radiaciones ionizantes pueden ser somáticos o genéticos

288. Los principios de la ICRP son:

a. Justificación
b. Optimización
c. Límite individual de dosis
d. Todas son correctas

289. Cómo se calculan las dosis recibidas al personal profesionalmente expuesto de categoría B con carácter obligatorio:

a. Por dosímetro personal
b. Por dosímetro de área
c. Por controles médicos
d. No se controla

290. La neuroecografía neonatal realiza barridos en los planos:

a. Axial y sagital
b. Axial, coronal y sagital
c. Axial, sagital, coronal y occipital
d. Axial, sagital y occipital

291. Límite de dosis para los trabajadores expuestos:

a. El límite de dosis equivalente para el cristalino es de 20 msv por año oficial
b. El límite de dosis equivalente para piel es de 500 msv por año oficial
c. El límite de dosis efectiva es de 100 msv durante un período de 5 años consecutivos
d. Las tres son correctas

292. Para visualizar los ganglios linfáticos por mamografía realizaremos una proyección:

a. medio–lateral
b. latero–medial
c. axilar
d. oblicua

293. En la exposición radiológica:

a. La capacidad de penetración de los rayos X está determinada por el kilovoltaje
b. El kilovoltaje determina y controla la cantidad de rayos X que se producen
c. A mayor tiempo de exposición menor dosis de radiación recibe el paciente
d. Son ciertas A y B

294. Sobre los detectores de gas, es FALSO:

a. Son cámaras metálicas colocadas a intervalos de 1 mm
b. El conjunto está sellado herméticamente
c. Pueden usar Xenón y Criptón
d. Pueden usar Hidrógeno y Radón

295. Qué tipo de tejido nos encontramos en la mama:

a. Tejido glandular
b. Tejido glandular y tejido adiposo
c. Tejido glandular y tejido conectivo
d. Tejido glandular, adiposo y conectivo

296. Qué contraste se utiliza en una arteriografía:

a. Bario
b. Yodado hidrosoluble
c. Yodado liposoluble
d. Gadolíneo

297. Sobre la colangiografía intraoperatoria, es FALSO:

a. Se realiza durante la cirugía del tracto biliar
b. Se estudia la permeabilidad de los conductos biliares
c. Se realiza antes de drenar la bilis
d. Es el estudio de la funcionalidad del esfínter de la ampolla de Water

298. El test de Bending estudia:

a. la columna cervical completa
b. la movilidad de la columna vertebral completa
c. la cifosis y la lordosis de la columna vertebral completa
d. la escoliosis de la columna vertebral completa

299. El sistema nervioso periférico incluye:

a. Nervios craneales
b. Nervios espinales
c. Son correctas A y B
d. Médula espinal

300. Por qué motivo fundamental el tubo de rayos X posee un cristal tipo pyrex:

a. Para soportar mejor las altas temperaturas
b. Por ser muy resistente a las vibraciones
c. Para actuar como medio de prevención en protección radiológica
d. Por ser muy resistente frente a golpes

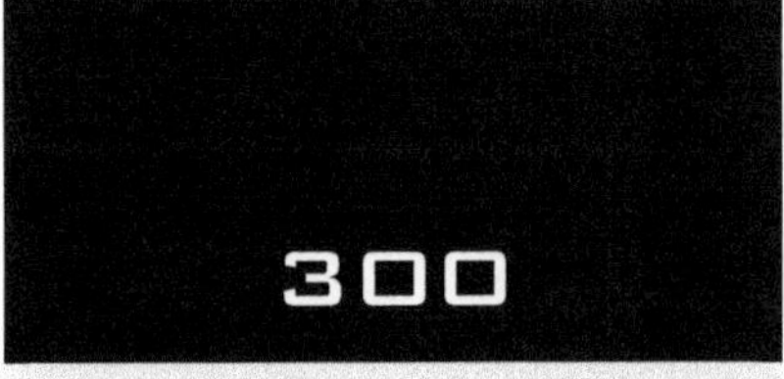

301 D	326 A	351 D	376 D
302 A	327 D	352 C	377 B
303 D	328 C	353 D	378 D
304 B	329 D	354 A	379 B
305 D	330 A	355 D	380 C
306 C	331 B	356 C	381 A
307 B	332 A	357 C	382 C
308 C	333 D	358 C	383 A
309 B	334 C	359 C	384 C
310 C	335 D	360 C	385 C
311 C	336 D	361 C	386 B
312 A	337 A	362 A	387 A
313 D	338 D	363 D	388 C
314 B	339 A	364 A	389 D
315 C	340 C	365 A	390 B
316 A	341 C	366 B	391 D
317 B	342 C	367 B	392 C
318 B	343 C	368 C	393 B
319 D	344 C	369 D	394 D
320 A	345 A	370 A	395 C
321 C	346 C	371 B	396 A
322 A	347 D	372 A	397 C
323 D	348 C	373 C	398 B
324 A	349 C	374 D	399 B
325 B	350 C	375 B	400 A

FALLOS:

301. Qué material o/y estructura nos dará una densidad radiológica en la imagen tipo metal:

a. Huesos
b. Cartílagos
c. Grasa
d. Contrastes baritados

302. Qué autor desarrolla las matemáticas en las reconstrucciones de imágenes de TC:

a. Hounsfield
b. Cormack
c. Emi
d. Curie

303. En un ánodo fijo de un tubo de rayos X qué angulación anódica es más correcta:

a. 60-65º
b. 50-55º
c. 44-45º
d. 15-20º

304. Del tubo de Rayos X surge un haz de radiación X debido a la colisión de:

a. Electrones con un cátodo
b. Electrones con una placa metálica de signo eléctrico positivo
c. Electrones con una placa metálica de signo eléctrico negativo
d. Radiación infrarroja sobre partículas gaseosas del tubo electrónico

305. Qué corriente (en mA) del tubo de rayos se produce en el empleo de Rx pulsante en TC:

a. 50
b. 200
c. 450
d. 1000

306. Qué aplicación para el estudio de procesos metabólicos posee la resonancia magnética:

a. AngioRM
b. IRM
c. Espectroscopia por RM
d. Dentascan

307. El estándar que permite el intercambio y comunicación de imágenes médicas de los diferentes fabricantes es el Sistema:

a. RECOM
b. DICOM
c. QUERY
d. PRINT

308. En qué núcleos de átomos se basan la mayoría de imágenes médicas obtenidas por RM:

a. Carbono
b. Sodio
c. Hidrógeno
d. Nitrógeno

309. Cómo se denomina también la porción horizontal del hueso etmoides:

a. Escama
b. Lámina cribosa
c. Porción escamosa
d. Porción timpánica

310. Los estudios contrastados de las glándulas salivales se denominan:

a. Tránsito salival
b. Ortopantomografía
c. Sialografía
d. Dacriocistografía

311. Las zonas de menor luminosidad (o más oscuras) de la imagen radiográfica:

a. Estarán más atenuados los rayos X y serán imágenes más claras
b. Estarán menos atenuados los rayos X y serán imágenes más claras
c. Estarán menos atenuados los rayos X y serán imágenes más oscuras
d. Estarán más atenuados los rayos X y serán imágenes más oscuras

312. Qué distancia (en mm) poseen los deflectores o baffles entre sí de un detector de gas de TC:

a. 1   b. 2   c. 3   d. 4

313. Respecto a los criterios de calidad a seguir en cada proyección radiológica de una extremidad, se deben significar:

a. Sólo las estructuras proximales en relación con la parte anatómica del examen
b. Sólo las estructuras distales en relación con la parte anatómica del examen
c. Cada porción anatómica del estudio con superposición de estructuras en la imagen, a pesar de que se pueda hacer sin ésta
d. Las estructuras proximales y distales, y la interlínea articular, si procediese

314. Qué tipo de vidrio posee el tubo de rayos X:

a. Halógeno
b. Pyrex
c. Metacrilato
d. Aleación cauchoplomada

315. Qué elemento electrónico poseen los actuales detectores sólidos de TC:

a. Tubo fotomultiplicador
b. Cristal de centelleo
c. Fotodiodos
d. Cámara de gas

316. Qué anastomosis arterial es de gran importancia en la base del cerebro:

a. Polígono de Willis
b. Circuito de Charcot
c. Polígono de Silvio
d. Ínsula de Reil

317. «La tensión generada en un hilo conductor es directamente proporcional a la intensidad de la corriente eléctrica y a la resistencia del cable», es la Ley de:

a. Coulomb
b. Ohm
c. Joule
d. Print

318. Qué radiación es más ionizante y por tanto posee mayor EBR:

a. Radiación beta
b. Radiación alfa
c. Neutrones
d. Radiación X

319. Qué es falso de la visión de las personas en relación con la fluoroscopia:

a. Nuestro iris hace de diagrama, al igual que hacen análoga función un elemento dentro del tubo intensificador y en el de la cámara TV
b. La percepción de contraste es mayor en los conos que en los bastones
c. El haz de luz se capta en la retina, esencialmente por los conos y los bastones
d. Los bastones se concentran en la fóvea central de la retina

320. Cuál es el motivo de que no posean dosis de exposición las radiaciones alfa:

a. Escasa penetrabilidad
b. Excesiva velocidad (viajan a la velocidad de la luz)
c. Escasa velocidad
d. Escasa atenuación

321. Cada celda de la matriz del formato de la imagen de TC es un:

a. FOV
b. Scout
c. Píxel
d. Matrix

322. Respecto a tubos con ánodos giratorios de doble blanco:

a. Un blanco es de superficie ancha para foco grueso y otro de superficie estrecha para foco fino
b. Un blanco es de superficie estrecha para foco grueso y otro de superficie ancha para foco fino
c. La utilización de doble blanco es independiente del foco empleado
d. Cuando se emplea doble blanco en el ánodo es necesario que posea el cátodo un único filamento de gran tamaño

323. Transferencia de imágenes médicas e informes del paciente desde un lugar a otro remoto para su visualización:

a. PACS
b. HIS
c. RIS
d. Telerradiología

324. Qué procedimiento de la radiografía digital de los descritos NO es de captura directa:

a. Sistemas CR
b. Sistemas basados en detectores de panel plano de silicio
c. Sistemas basados en detectores de panel plano de selenio
d. Son todos de radiología directa

325. A cuántos rad equivale un Gy:

a. 10
b. 100
c. 1.000
d. 50

326. Cuanto mayor sea la tensión generada en el tubo de rayos X:

a. Mayor será la calidad del haz de rayos X emitido
b. Menor será el kilovoltaje aplicado
c. Menor será la diferencia de potencial entre ánodo y cátodo
d. Mayor será la cantidad de calor y menor la cantidad de rayos X emitidos

327. La imagen tridimensional de un píxel se denomina:

a. Scout
b. Roi
c. Tripíxel
d. Vóxel

328. A cuántos bits equivale un Byte:

a. 4
b. 6
c. 8
d. 12

329. En qué técnicas de estas NO se emplean métodos de digitalización de la imagen médica:

a. RM
b. Radiografía
c. TC
d. Se emplean en todas

330. El centraje en un TC de cráneo se hará en:

a. La línea orbitomeatal
b. La línea infraorbitomeatal
c. Nasión
d. Acantión

331. La RM se emplea en diagnóstico por imagen y:

a. terapéutica con radiofrecuencias
b. espectroscopia por RM
c. análisis sanguíneo
d. espectrofotometría de masa

332. Cuál era el sistema de imagen empleado en la primera generación de TC:

a. Traslación-Rotación
b. Traslación-Traslación
c. Rotación-Rotación
d. Rotación-Estacionario

333. Los contrastes baritados:

a. Son los que contienen radio y otros alcalinotérreos en su composición
b. Poseen un bajo número atómico
c. Se emplean en estudios digestivos, administrándose habitualmente por vía intravenosa, aunque puedan utilizarse por otras vías
d. No deben emplearse ante sospecha de perforación de víscera hueca como, por ejemplo, en órganos del tubo digestivo que presenten un cuadro de abdomen agudo y sospecha de perforación

334. Qué tipo de radiación son capaces de absorber los núcleos atómicos con Z impar o/y N impar una vez que se influencia con un campo magnético:

a. Radiación infrarroja
b. Radiación ultrasónica
c. Radiofrecuencia
d. Radiación ultravioleta

335. Cuál de las variantes anteriores del Polígono de Willis que se ilustran es la más habitual:

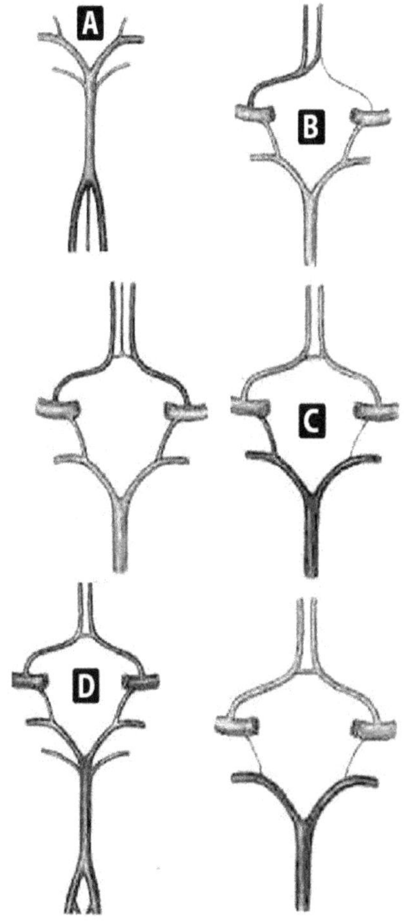

a. Letra A
b. Letra B
c. Letra C
d. Letra D

336. Rango de valores (tono de grises) que elegimos en la escala Hounsfield que se hacen visibles a nuestra vista:

a. Uniformidad
b. Scout
c. FOV
d. Ventana

337. Circuito desde el ventrículo derecho hasta la aurícula izquierda:

a. Circulación pulmonar o circuito menor
b. No existe tal circuito
c. Circulación sistémica o circuito mayor
d. Circulación pulmonar o circuito mayor

338. 'Energía cinética que adquiere un electrón cuando es acelerado en el vacío por la diferencia de potencial de un voltio' y que también es unidad masa-energía en el átomo:

a. Disparo radiográfico
b. Par iónico
c. Disparo radiológico
d. Electronvoltio

339. Qué tono de densidad radiológica tendrá el metal:

a. Blanco o transparente
b. Gris oscuro
c. Gris claro
d. Negro

340. Los rectificadores actuales de la corriente eléctrica en las unidades de radiología son:

a. Diodos
b. Triodos
c. De silicio
d. De media onda

341. Qué estructura anatómica poseen los vasos linfáticos que evitan el retroceso de la linfa, haciendo que esta siempre circule en una única dirección:

a. Músculos impulsores en su luz
b. Pliegues musculosos
c. Válvulas
d. Nerviolos motores

342. Fenómeno de autoabsorción de la intensidad del haz útil de rayos por el ánodo por escasísimo ángulo anódico:

a. Goetze
b. Tacón
c. Talón
d. Tocón

343. En qué aparatos de rayos X se emplean más corrientemente ánodos fijos:

a. TC
b. Aparatos de rayos X de exploración del sistema locomotor
c. Aparatos portátiles
d. Radiología telemandada

344. Qué circunstancia hace que un contraste yodado presente más reacciones adversas:

a. Ser no iónico
b. Escasa osmolalidad
c. Capacidad de unión a proteínas plasmáticas
d. Los contrastes yodados no presentan reacciones adversas

345. Reducción de la intensidad de la radiación X al interaccionar con la materia:

a. Atenuación
b. Absorción
c. Refracción
d. Dispersión

346. Qué función cumplen los rectificadores de la corriente eléctrica en el aparato de rayos X:

a. Transformar los voltios en kilovoltios
b. Aumentar el potencial eléctrico dentro del tubo
c. Pasar la corriente alterna a continua
d. Llevar la corriente de miliamperios a varios amperios

347. Con qué huesos se relacionan los huesecillos de la hilera distal del carpo:

a. Con los huesos del antebrazo
b. Con los huesos del antebrazo y con los de la hilera proximal
c. Con los de la hilera proximal
d. Con los de la hilera proximal y con los cinco metacarpianos

348. En el aparato de rayos X el colimador está:

a. En el exterior de la estructura externa del tubo
b. En el interior del propio tubo de rayos X
c. En la ventana u orificio del armazón o carcasa del tubo
d. En el exterior del sistema de refrigeración del tubo

349. Qué es cierto de estas afirmaciones cuando se da la interacción de un haz de rayos X con la materia:

a. Todos los rayos X atraviesan la materia sin interacción
b. Algunos rayos son absorbidos en su totalidad por efecto Compton
c. Algunos rayos son absorbidos en su totalidad por efecto fotoeléctrico
d. Algunos rayos son desviados de su itinerario por efecto fotoeléctrico

350. Qué paso o secuencia existe en el procesado de la imagen latente de una película radiográfica entre el fijado y el secado:

a. Baño de paro
b. Humectación
c. Lavado
d. Filtrado

351. Los estudios de esófago con contraste pueden realizarse:

a. Exclusivamente con un contraste simple
b. Exclusivamente con doble contraste
c. Exclusivamente con un triple contraste
d. Con un contraste simple o con un doble contraste

352. Cuál de estas circunstancias que producen los contrastes yodados hidrosolubles pueden producir la muerte del paciente:

a. Rash cutáneo
b. Urticaria con broncoespasmo
c. Shock anafiláctico
d. Cefalea intensa

353. Las zonas claras observables en la imagen radiográfica se corresponden a las estructuras anatómicas que:

a. Han dejado pasar mayor cantidad de rayos X, que son los menos energéticos
b. Han dejado pasar mayor cantidad de rayos X y por tanto de mayor atenuación
c. Han dejado pasar menor cantidad de rayos X y por tanto de menor atenuación
d. Han dejado pasar menor cantidad de rayos X y por tanto de mayor atenuación

354. La conversión de dosis de exposición a dosis de absorción y esta a su vez a dosis equivalente sólo es válida para:

a. Radiación X
b. Radiación protónica
c. Radiación alfa
d. Radiación beta

355. Respecto a la consola de mandos o de control del operador, es FALSO:

a. Que algunas contengan botones de conexión a Bucky mural, Bucky de mesa o de disparo directo
b. Puede seleccionar automáticamente los parámetros de estudio de determinadas estructuras anatómicas
c. Puede tener dos botones de disparo, el de la consola propiamente dicha y otro conectado en un mando aparte
d. Si posee dispositivos de automatización de estudios, no tiene posibilidades de aplicar los parámetros manualmente

356. Qué factor aumenta la probabilidad de absorción de los rayos X emitidos que interaccionan con la materia:

a. Menor espesor del medio material con el que interacciona la radiación sea o no homogéneo
b. Menor densidad del medio de interacción
c. Mayor número atómico (Z) del material
d. Mayor energía del haz incidente de radiación X

357. Respecto a la estructura de enfoque de electrones del cátodo de tubo de rayos X, es FALSO:

a. Tiene forma cilíndrica y está cargado negativamente
b. En su interior está el filamento del tubo
c. No es metálica, sino de una variedad de plástico
d. Se denomina también colimador del foco

358. Las pantallas de refuerzo (o intensificadoras) de grano fino:

a. Dan mayor densidad a la imagen que las de grano grueso
b. Se denominan también pantallas rápidas y producen menos borrosidad fotográfica que las de grano grueso
c. Dan mayor nitidez y menos borrosidad que las de grano grueso
d. Producen la misma borrosidad fotográfica que las de grano grueso

359. Sobre los contrastes empleados en Radiología, es FALSO:

a. Según la vía de administración deben de tener una presentación y preparación apropiadas
b. Deben ser inocuos
c. Su eliminación biológica debe ser dificultosa para poder hacer la prueba
d. Deben poseer o un alto número atómico o viceversa, para producir el efecto deseado de contraste

360. En qué posición suele situarse el/la paciente cuando se emplea el Bucky mural (o chasis vertical) en una unidad radiológica:

a. Decúbito prono
b. Decúbito supino
c. Bipedestación
d. Posición de Fowler

361. Qué cristal de centelleo se emplea en los detectores semiconductores de TC:

a. Yoduro de sodio
b. Wolframato de mercurio
c. Yoduro de cesio
d. Molibdato de Cinc

362. De qué material suele ser el blanco de los electrones en el tubo de rayos X:

a. Wolframio o tungsteno
b. Cobre
c. Plomo
d. Mercurio

363. Qué unidad de masa se emplea cuando la materia en cuestión es el átomo:

a. Kg
b. g
c. µg
d. uma

364. Qué elemento del tubo de rayos X forma parte de su estructura interna:

a. Filamento catódico
b. Filtro añadido
c. Colimador
d. Carcasa

365. Cuántas consolas de trabajo como mínimo se requiere en una unidad de TC:

a. 1
b. 2
c. 3
d. 4

366. Las partículas alfa son:

a. Núcleos de átomos de carbono y no son ionizantes
b. Núcleos de átomos de helio y son ionizantes
c. Electrones procedentes de un núcleo atómico y son ionizantes
d. Electrones procedentes de un núcleo atómico y no son ionizantes

367. El haz emergente resultante de la interacción de la radiación X con el organismo:

a. Poseerá mayor energía que el primario o incidente
b. Tendrá una intensidad variable o no homogénea según la zona con la que interacciona el haz incidente
c. Tendrá homogeneidad en toda su área y una menor calidad energética
d. Tendrá una mayor cantidad de fotones y mayor calidad energética

368. De qué material habitualmente son las camillas de exploración de las unidades radiológicas:

a. Amianto
b. Plomo
c. Carbono
d. Zinc

369. De qué valor a qué valor puede ir un número TC:

a. De 500 a 900
b. De 1.000 a 10.000
c. De -500 a 500
d. De -1.000 a 1.000

370. Qué soporte de la unidad de radiología nos permite mover el tubo en los sentidos tanto longitudinalmente como transversalmente:

a. De techo
b. De columna
c. De portátiles
d. En C o en L

371. Qué técnicas incluye la radiología convencional:

a. RM y TC
b. Radiografía simple y radiografía contrastada
c. Radiografía convencional y fluoroscopia convencional
d. TC y radiografía telemandada

372. El empleo de colimadores en TC:

a. Disminuye la dosis al paciente y aumenta la nitidez de la imagen
b. Aumenta la dosis al paciente, pero eleva la nitidez de la imagen
c. Disminuye la dosis al paciente, pero decrece la nitidez de la imagen
d. Disminuye la dosis al paciente, aumenta la nitidez de la imagen, aunque no defina el grosor de la sección de estudio, y exista un ajuste apropiado de ambos colimadores

373. Una colangiografía hace referencia a estudios radiológicos de:

a. Vesícula biliar
b. Vías biliares
c. Ambas
d. Ninguna de las dos

374. NO es una de las propiedades que debe reunir el ánodo del tubo de rayos X:

a. Poseer los elementos que lo constituyen un elevado número atómico
b. Ser capaz de soportar altas temperaturas sin fundirse
c. Ser buen conductor del calor
d. Estar siempre fijo (sin movilidad alguna)

375. Sobre el tubo de rayos X:

a. El polo negativo es el ánodo
b. El vacío del mismo debe ser total
c. El foco o lugar de impacto de electrones se localiza en el cátodo
d. El aceite refrigerante corre en el interior del tubo

376. Unidad de radiactividad en el Sistema Internacional:

a. Ci
b. mCi
c. Sv
d. Bq

377. Respecto a la angiografía, es FALSO:

a. Se inyectan compuestos yodados hidrosolubles como medio de contraste
b. Son estudios radiológicos exclusivamente estáticos de los vasos
c. Es un procedimiento invasivo
d. Dan muchos tipos de informaciones: anatómicas, patológicas, de flujos, de presiones, etc

378. Por qué efecto se produce el velado de la película radiográfica que disminuye la calidad de la imagen:

a. Penetración del haz sin interacción
b. Efecto fotoeléctrico
c. Efecto Edison
d. Efecto Compton

379. En qué unidad se mide el campo magnético que generan los imanes empleados en RM:

a. Grauss (Gr)
b. Tesla (T)
c. Bares (bar)
d. Lux

380. En una exploración radiológica del miembro superior:

a. El campo exploratorio debe ser el máximo posible, para evitar que se escapen detalles en el estudio independientemente de que se visualicen zonas alejadas o no vecinas del sector a examinar
b. El centrado se ajustará siempre a patrones periféricos de la zona a explorar
c. En el centrado se tomará como referencia el punto medio donde incidirá el haz central de radiación
d. Un buen centrado y un campo exploratorio adecuado no influyen en la protección radiológica del/de la paciente

381. Qué estructura vascular linfática como tronco terminal recoge la linfa de los vasos linfáticos fundamentalmente del lado izquierdo del cuerpo:

a. Conducto torácico
b. Conducto linfático derecho
c. Conducto linfático izquierdo
d. Gran vena linfática

382. Por qué efecto concretamente se producen los electrones en la fuente del tubo, situada en el cátodo:

a. Químico
b. Eléctrico
c. Térmico
d. Piezoeléctrico

383. Qué elementos electrónicos en los detectores poseían los antiguos aparatos de TC, en vez de llevar fotodiodos:

a. Tubo fotomultiplicador
b. Cristal de centelleo
c. Fotodiodos
d. Cámara de gas

384. Qué característica en general NO poseen los tubos de rayos X:

a. Gran potencia
b. Propiedades físico-químicas del ánodo y mayor rotación, que disipan más eficientemente la temperatura
c. Escasa intensidad de la corriente eléctrica (50 mA), que contribuye a dar dosis más pequeñas al paciente
d. Empleo de Rx pulsátil, que disminuye el tiempo de exploración, con focos muy pequeños

385. El método usado a nivel percutáneo para introducir contraste en un vaso con la ayuda de una aguja, un catéter y una guía de alambre es la técnica de:

a. Willis
b. Charcot
c. Seldinger
d. French

386. El modelo de antecedente histórico más antiguo del tubo de rayos X es el tubo de:

a. Coolidge
b. Crooques
c. Bucky
d. Snoux

387. Respecto al estudio radiográfico de la proyección axial o axilar del hombro:

a. El brazo se coloca en abducción de aproximadamente 90º
b. Se rota la articulación internamente
c. El chasis se coloca encima del hombro contralateral al afecto
d. El haz central debe dirigirse al punto anatómico de referencia, que es la articulación esternoclavicular

388. Qué peculiaridad debe poseer a nivel atómico el material con el que está fabricada la camilla de exploración:

a. Alto número de neutrones (N)
b. Alta masa atómica (A)
c. Bajo número atómico o bajo número de protones (Z)
d. Alto número de neutrones (N) y baja masa atómica (A)

389. Qué forma debe de tener el haz que emite el tubo de rayos X:

a. Cúbica
b. Triangular
c. Cilíndrica
d. Cónica

390. Qué propiedades debe poseer el soporte que sostiene el tubo de rayos X:

a. Fijo, elástico y aceitoso
b. Móvil y sólido
c. Termoestable, elástico y fijo
d. Nada de lo anterior es cierto

391. Qué información de parámetros incluye la señal de relajación que estén relacionados con el entorno bioquímico:

a. T1
b. T2
c. Densidad de protones
d. T1 y T2

392. Qué dosis equivalente (en mSv) recibirá un/a paciente tratado/a con radionúclidos emisores de neutrones recibiendo 2 rad de los mismos, y 0,3 Gy de radiación X por diversas pruebas y tratamientos (QF de neutrones = 10; QF de radiación X = 1):

a. 5
b. 50
c. 500
d. 5000

393. Qué procedimiento NO es correcto durante una angiografía intervencionista:

a. Monitorización del paciente durante el procedimiento (ECG, frecuencia, pulso...)
b. Fluoroscopio encendido durante todo el proceso, guiando la técnica y, cuando no requiera ser guiada, por eventuales circunstancias de peligro
c. Control de la oxigenación durante el proceso
d. Medición automática de la presión arterial durante el procedimiento

394. Qué densidad radiológica es menor:

a. Agua (tejidos blandos)
b. Hueso
c. Metal
d. Aire (pulmones)

395. El principio de la construcción de tubos de rayos con ángulos anódicos de 15-20º es el principio de:

a. Angulación
b. Isotropía
c. Foco lineal (o de Goetze)
d. Willebrand

396. Cuál es el acrónimo de sistema de información radiológica:

a. RIS
b. HIS
c. PACS
d. SIR

397. Qué propiedad de los contrastes yodados hidrosolubles es FALSA:

a. Solubilidad en sangre
b. Pueden administrarse por vía oral en determinadas situaciones
c. Los más adecuados en su aplicación son los de alta osmolalidad (iónicos), debido a que producen menos reacciones adversas
d. Su concentración por mililitro debe ser la adecuada para que den el resultado de contraste deseado

398. Cómo se denomina en RM el tiempo que tarda la magnetización longitudinal en recuperarse o liberación de energía al medio ambiente general:

a. DP
b. T1
c. T2
d. Spin

399. En el estudio radiográfico de la proyección L transtorácica de hombro, el punto de centrado viene a coincidir con qué zona de la articulación afecta:

a. Caput humeral
b. Cuello quirúrgico del húmero de la articulación afecta
c. Troquín
d. Troquíter

400. Radiografía digital de barrido de la zona anatómica que se va a estudiar en TC:

a. Scout
b. FOV
c. Frenograma
d. CDR

401 **C**	426 **B**	451 **B**	476 **D**
402 **B**	427 **A**	452 **D**	477 **D**
403 **D**	428 **B**	453 **D**	478 **B**
404 **C**	429 **C**	454 **C**	479 **B**
405 **C**	430 **D**	455 **D**	480 **D**
406 **B**	431 **A**	456 **D**	481 **A**
407 **C**	432 **B**	457 **C**	482 **A**
408 **B**	433 **A**	458 **C**	483 **B**
409 **D**	434 **D**	459 **C**	484 **D**
410 **C**	435 **A**	460 **D**	485 **D**
411 **B**	436 **C**	461 **C**	486 **C**
412 **C**	437 **B**	462 **C**	487 **D**
413 **B**	438 **B**	463 **B**	488 **B**
414 **C**	439 **C**	464 **C**	489 **A**
415 **D**	440 **B**	465 **B**	490 **C**
416 **B**	441 **B**	466 **A**	491 **C**
417 **C**	442 **B**	467 **B**	492 **B**
418 **A**	443 **A**	468 **A**	493 **C**
419 **C**	444 **D**	469 **A**	494 **B**
420 **B**	445 **B**	470 **B**	495 **C**
421 **D**	446 **C**	471 **A**	496 **A**
422 **D**	447 **D**	472 **C**	497 **B**
423 **C**	448 **B**	473 **C**	498 **B**
424 **D**	449 **C**	474 **D**	499 **D**
425 **A**	450 **B**	475 **A**	500 **B**

FALLOS:

401. Si una fuente de radiación X emite 2 R a la distancia de un metro, qué cantidad de radiación recibirá una persona a 5 metros de distancia:

a. 0,5 R
b. 0,25 R
c. 0,08 R
d. 0,002 R

402. 'A mayor número de mitosis y de indiferenciación celular, más radiosensible es un tejido':

a. Ley de Grotthus-Draper
b. Ley de Bergonié-Tribondeau
c. Ley de Lamber
d. Ley del inverso al cuadrado de la distancia

403. Qué técnica NO es invasiva:

a. Angiografía convencional
b. Angiografía digital
c. AngioTC
d. AngioRM

404. Cuál de estas sustancia es un agente de contraste muy empleado en RM:

a. Bario
b. Agua
c. Gadolinio-DTPA
d. Compuestos yodados no iónicos hidrosolubles

405. Cuál es la eficacia total de los detectores de gas de las unidades TC:

a. 25%
b. 35%
c. 45%
d. 65%

406. En qué detector de TC se transforma la energía radiante directamente en electricidad:

a. De gas
b. De centelleo
c. De cristal
d. Sólido

407. Qué unidad de frecuencia se emplea cuando se utiliza un tubo de rayos X con ánodo móvil o giratorio:

a. Hz
b. s-1
c. rpm
d. µm

408. La cantidad de radiación X se expresa en:

a. Kv
b. mAs
c. cmea
d. Kv pico

409. De qué material está forrado el interior del armazón de protección o carcasa del tubo de rayos X:

a. Silicio
b. Plástico
c. Agua
d. Plomo

410. Qué elementos de los tubos fotomultiplicadores empleados como parte de los antiguos detectores de centelleo amplificaban la señal eléctrica de los equipos TC:

a. Fotodiodo
b. Fotocátodo
c. Dínodos
d. Fotoánodo

411. La cantidad de radiación ionizante cedida por una fuente al absorbente por unidad de masa de material irradiado es la dosis de:

a. Exposición
b. De absorción o absorbida
c. Equivalencia
d. Cualitativa

412. Cuando se emite en el tubo de rayos X el haz de radiación en todas direcciones con igual intensidad se llama:

a. Divergencia
b. Lucencia
c. Isotropía
d. Remanencia

413. De dónde recoge líquido el sistema linfático:

a. Del corazón
b. De los espacios titulares (intersticiales)
c. De la sangre o circulación general
d. No recoge, lleva líquido a los espacios titulares

414. A qué sistema de monitor de ordenadores o pantalla TV son análogos los sistemas de matrices de imagen de los actuales equipos de radiología digital directa con tecnología de matriz activa:

a. PAL
b. YUV
c. TFT
d. LCD

415. Qué elementos NO incluye el Gantry de un equipo TC:

a. El tubo de rayos X, su soporte y detectores
b. Colimadores y generadores de alta tensión
c. Camilla del paciente
d. Monitor de visualización de imágenes

**416. El empleo de pantallas intensifi-
cadoras o de refuerzo en combinación con películas radiográficas
consigue:**

a. Aumentar la dosis de radiación X para conseguir la imagen visible con mayor calidad
b. Disminuir la dosis de radiación X para conseguir la imagen visible con mayor calidad
c. Aumentar la dosis de radiación X para conseguir la imagen visible con menor calidad
d. Disminuir la dosis de radiación X para conseguir la imagen visible con menor nitidez

**417. La cantidad de radiactividad en
la unidad de tiempo se denomina:**

a. Radiactividad total (RT)
b. Radiactividad media (RM)
c. Actividad de un radionúclido (A)
d. Vida media de un radionúclido (q)

418. Un número TC de...

a. 1.000 indica muy denso y se verá blanco
b. 10 indica gran densidad y se verá negro
c. 100 indica gran densidad y se verá blanco
d. 500 indica escasa densidad y se verá
blanco

**419. Fase en la que se elimina el ha-
luro de plata no expuesto y se en-
durece la gelatina, para que la
imagen permanezca en el procesado de la placa radiográfica:**

a. Humectación
b. Revelado
c. Fijado
d. Secado

**420. De qué material es el filamento
del tubo de rayos X:**

a. Aleación de plomo con renio
b. Aleación de wolframato con torio
c. Grafito con tungsteno
d. Yoduro de cesio con torio

**421. Qué efectos se producen en la
película cuando se realizan radiografías con pantalla intensificadora en la consecución de la
imagen visible:**

a. Termoluminiscente y Luminiscente
b. Fotográfico y Termoluminiscente
c. Fotográfico y Catalítico
d. Fotográfico y Luminiscente

**422. El término angiografía abarca
estudios radiológicos de:**

a. Arterias y venas de gran calibre
b. Arterias y venas de pequeño calibre
c. Arterias y venas de cualquier tamaño
d. Arterias, venas y linfáticos

**423. Los tiempos de exposición a la
radiación X deben ser lo más pequeños posibles para disminuir la
cantidad de radiación que recibe el
paciente y para:**

a. Disminuir el Kv
b. Aumentar la cmea
c. Disminuir la borrosidad cinética
d. Aumentar la intensidad radiante (mSv)

**424. En qué estudio radiológico de la
extremidad superior es necesario
que el paciente se mantenga en
apnea durante el disparo:**

a. Del canal carpiano
b. De mano o metacarpo
c. De antebrazo
d. De hombro o escápulo-humeral

**425. Qué unidad de dosis cuantitativa
de radiación X expresa exclusivamente exposición:**

a. Roentgen (R)
b. Gray (Gy)
c. Rad (rad)
d. Sievert (Sv)

**426. Respecto a la consola de mando
de una unidad de radiología:**

a. Las actuales sólo contienen los botones
de encendido y de apagado
b. Controlan el tipo de foco que se quiere emplear en un determinado estudio
c. Se encuentra en la propia sala de exploración sin separaciones, para un contacto
más íntimo con el usuario/paciente
d. Poseen siempre botones sobre el control
de exposición automático y el de gra-
fía/escopia

**427. Qué pauta considera que puede
disminuir la borrosidad cinética en
radiología convencional:**

a. Dar una información apropiada al/a la paciente
b. Emplear pantallas de grano fino
c. Usar en la técnica un mayor tiempo de exposición
d. Utilizar una distancia grande entre objeto-
película

**428. Por qué medio técnico es re-
construida la imagen de TC:**

a. Por filtración retrógrada
b. Por retroproyección filtrada
c. Por fórmulas cuánticas
d. Por iteración de números TC

**429. En qué lugar se producen los
electrones en el tubo de rayos X:**

a. Anticátodo
b. Foco
c. Filamento catódico
d. Filtros añadidos

**430. Habrá mayor borrosidad geomé-
trica en una imagen radiográfica
cuando:**

a. Mayor sea el tamaño del foco, mayor sea
la distancia foco-piel y cuanto mayor sea la
distancia objeto-película
b. Menor sea el tamaño del foco, mayor sea
la distancia foco-piel y cuanto mayor sea
la distancia objeto-película
c. Menor sea el tamaño del foco, menor sea
la distancia foco-piel y cuanto mayor sea
la distancia objeto-película
d. Mayor sea el tamaño del foco, menor sea
la distancia foco-piel y cuanto mayor sea
la distancia objeto-película

**431. El estudio radiológico contras-
tado del sistema nasolacrimal se
denomina:**

a. Dacriocistografía
b. Sialografía
c. Fistulografía
d. Galactografía retrógrada

**432. Las arterias más pequeñas se
denominan:**

a. Arteritas
b. Arteriolas
c. Arteriolitas
d. Capilares

**433. Qué elemento de una unidad ra-
diológica eleva la tensión (o potencial eléctrico) de la fuente hasta
kilovoltios dentro del tubo de rayos
X:**

a. Transformador de alta tensión
b. Diodos o válvulas
c. Transformador del filamento
d. Rectificador de la corriente de alta tensión

**434. Sustancias empleadas en Ra-
diología, Ecografía y RM que resaltan diferentes partes o estructuras
anatómicas en la imagen:**

a. Acondicionadores radiológicos
b. Reforzadores radiológicos
c. Estabilizadores de imágenes radiológicas
d. Contrastes radiológicos

**435. Cuál es el agente fijador en el
procesado de la placa radiográfica:**

a. Tiosulfato de amonio
b. Ácido acético
c. Alumbre de potasio
d. Ácido bórico

436. De qué estudio es esta imagen:

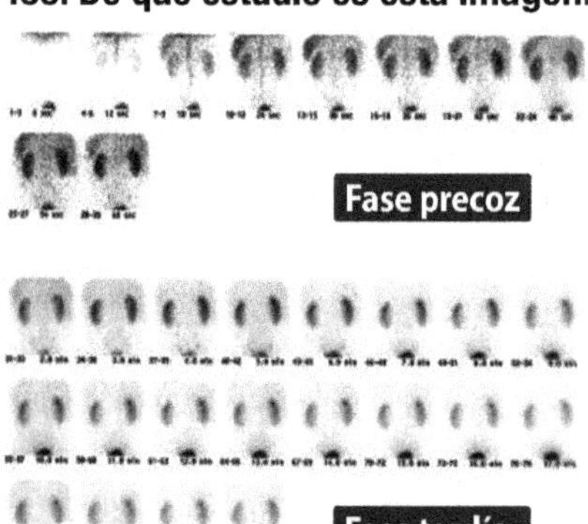

a. Gammagrafía hepática
b. PET
c. Gammagrafía renal
d. Gammagrafía pulmonar

437. Capacidad de calibración que posee el TC para los n.º TC y a otros tejidos (entre ellos el agua):

a. Uniformidad
b. Linearidad
c. Ruido
d. Resolución espacial

438. La tasa de dosis de radiación es:

a. La que se recibe en un instante de tiempo que tiende a cero
b. La que se recibe en la unidad de tiempo
c. La mínima que se recibe
d. La que se recibe de un solo tipo de radiación

439. Cuántos huesecillos propios posee el carpo:

a. 6   b. 7   c. 8   d. 9

440. Constituye el material fotoconductor empleado en xerorradiografía:

a. Silicio
b. Selenio
c. Níquel
d. Aluminio

441. Qué densidad radiológica se corresponde con la de nuestra musculatura:

a. Aire
b. Agua
c. Hueso
d. Metal

442. Qué ley de interés en Radiodiagnóstico y en Protección Radiológica trata de la radiosensibilidad sobre las células:

a. Ley del inverso al cuadrado de la distancia
b. Ley de Bergonié-Tribondeau
c. Ley de la transferencia lineal de energía
d. Ley de Grotthus-Draper

443. Qué artefacto de origen físico es corriente en la TC por fallos en detectores:

a. Artefactos en anillos
b. Artefactos de rodillos
c. Ruido
d. Artefacto cinético

444. Cuanto mayor sea la intensidad del haz de rayos X emitido por el tubo...

a. Mayor será la cantidad de electrones emitidos o que produce y menor la cantidad de rayos X generados
b. Menor será la cantidad de electrones emitidos o que produce y menor la cantidad de rayos X generados
c. Menor será la cantidad de electrones emitidos o que produce y mayor la cantidad de rayos X generados
d. Mayor será la cantidad de electrones emitidos o que produce y mayor la cantidad de rayos X generados

445. Absorción de energía que se produce en la RM en los núcleos atómicos con Z impar o/y N impar:

a. Precesión
b. Resonancia
c. Relajación
d. Resolución

446. Respecto al estudio radiográfico de la proyección A-P de hombro:

a. Centrado del chasis 25 cm por encima del hombro
b. Posicionar al paciente en decúbito prono
c. Miembro superior objeto de estudio extendido, con cierta rotación externa de la articulación
d. Realizarlo con un tiempo de exposición largo

447. Qué contrastes yodados se emplean más en Radiología, por sus menores efectos adversos y una adecuada función de resalte anatómico:

a. Compuestos liposolubles iónicos
b. Compuestos liposolubles no iónicos
c. Compuestos hidrosolubles iónicos
d. Compuestos hidrosolubles no iónicos

448. En qué se mide generalmente la energía del fotón independientemente sea o no ionizante:

a. mA x s (miliamperiosegundos)
b. Kev o Mev (kiloelectronvoltios o megaelectronvoltios)
c. c (culombios)
d. rpm (revoluciones por minuto)

449. Qué elemento de una unidad radiológica transforma la intensidad de la corriente generalmente en varios amperios (reduciendo también el voltaje):

a. Rectificador de la corriente de alta tensión
b. Diodos o válvulas
c. Transformador del filamento
d. Transformador de alta tensión

450. Cuál de estas unidades de cantidad de radiactividad es más empleada:

a. Ci
b. mCi
c. dCi
d. Bq

451. La mayoría del contraste yodado hidrosoluble aplicado en estudios radiológicos a pacientes se elimina por vía:

a. Fecal
b. Urinaria
c. Sudorípara
d. Biliar

452. Los controles de la linearidad de un equipo TC se realizan mediante:

a. Scout
b. Fantasmas
c. Calibrador de ruido
d. Fantomas

453. Para qué parte anatómica se emplea el enema opaco en un estudio radiológico:

a. Vías urinarias
b. Estómago, intestino delgado e intestino grueso
c. Intestino delgado
d. Intestino grueso

454. Una imagen tomográfica se consigue mediante diversos procesos, cuál es el más habitualmente empleado:

a. La película permanece inmóvil, y se mueven tanto el tubo como el/la paciente
b. El tubo de rayos X permanece inmóvil y se mueve la película y el/la paciente
c. El/la paciente queda inmóvil y se mueve el tubo de rayos X y la película
d. No se mueve nada, ni paciente, ni tubo, ni película

455. Qué material auxiliar del empleado en un estudio radiológico actúa directamente disminuyendo el riesgo de dosis para el/la paciente, radioprotegiéndolo:

a. Cuñas de espumas y conos localizadores
b. Taburete con asiento giratorio
c. Útiles de inmovilización del paciente
d. Protectores gonadales

456. Cuál es la forma más simple de movimiento tomográfico:

a. Elíptico
b. Espiroideo
c. Circular
d. Lineal

457. A cuánto equivale un milisegundo (ms):

a. 10-1 s
b. 10-2 s
c. 10-3 s
d. 10-6 s

458. Qué concentraciones de contraste de yodo se emplean en la arteriografía cerebral:

a. 10%
b. 20%
c. 30%
d. 40%

459. Si angulamos excesivamente (□ del ángulo) el ánodo en su construcción (ángulo anódico < 5º) se produce:

a. Mayor cantidad de radiación X
b. Mayor calidad de radiación X
c. El efecto talón
d. El efecto termoiónico radiolucente

460. La arteria aorta nace en:

a. La aurícula derecha
b. La aurícula izquierda
c. El ventrículo derecho
d. El ventrículo izquierdo

461. Con qué tipo de generadores de alta tensión trabajan los actuales equipos de TC:

a. Monofásicos
b. Bifásicos
c. De alta frecuencia
d. De apagado/encendido

462. Estudio de imagen para el diagnóstico basado en la obtención de una imagen latente electrostática sobre un material fotoconductivo y revelado en seco posterior:

a. Zonografía
b. Topografía de Scout
c. Xerorradiografía
d. Radiografía pirocicloidal

463. En qué se convierte la mayor parte de la energía de movimiento que anima a los electrones cuando se produce un disparo del aparato de rayos X:

a. Energía radiante ultravioleta
b. Energía térmica o calor
c. Energía radiante en forma de rayos X
d. Energía cuántica corpuscular

464. Una radiación electromagnética ionizante debe poseer:

a. Poca energía, alta frecuencia y corta longitud de onda
b. Poca energía, alta frecuencia y larga longitud de onda
c. Alta energía, alta frecuencia y corta longitud de onda
d. Alta energía, alta frecuencia y larga longitud de onda

465. Una tomografía de ángulo pequeño es:

a. Una radiografía
b. Una zonografía
c. Una epigrafía
d. Una agudografía

466. Una flebografía es una angiografía con contraste...

a. hidrosoluble de las venas, llamada también venografía
b. liposoluble de las venas
c. hidrosoluble de las arterias femorales
d. liposoluble de las arterias femorales

467. La borrosidad cinética se produce generalmente por un movimiento:

a. Del/de la operador/a
b. Del/de la paciente
c. Del foco
d. De la película

468. Sobre los sistemas CR, es FALSO:

a. La imagen latente no existe
b. Al incidir los rayos X en los chasis CR, produce una excitación de los electrones de los átomos ahí contenidos, pasando a niveles energéticos más altos
c. Un rayo de luz láser es el que estimula la información atrapada del chasis CR, convirtiéndose en una señal de luz, que luego pasará a señal eléctrica, al pasar los fotones por el tubo fotomultiplicador
d. La lectura de la información del CR por la luz láser libera los electrones atrapados en niveles de energía altos a sus niveles habituales de energía, emitiendo luz en el proceso (información)

469. Qué Kv mínimo aproximado es el empleado en los tubos de rayos X de equipos de TC:

a. 120-125
b. 170-175
c. 190-195
d. 210-215

470. Cuál es el sinónimo de transferencia lineal de energía (L):

a. Fluencia de partículas (FP)
b. Poder de frenado lineal por colisión (o LET)
c. Transferencia energética total (TT)
d. Actividad específica de un radionúclido (A)

471. Por qué gran arteria o tronco arterial sale toda la sangre de la circulación sistémica del corazón:

a. Arteria aorta
b. Tronco braquiocefálico
c. Vena cava
d. Tronco celíaco

472. Un aumento en el 15% del Kv en una técnica equivale:

a. A la mitad de penetración
b. A una disminución del contraste
c. A una cantidad doble de penetración, y por ello se debe de reducir a la mitad los mAs
d. A la mitad de mAs, y por ello se debe de aumentar el doble de los mismos

473. Qué descarta de forma idónea los estudios radiográficos de hombro en proyección L transtorácica:

a. Fracturas de manos, a pesar de las superposiciones de la imagen
b. Fisuras de zona distal de húmero, a pesar de las superposiciones de la imagen
c. Luxaciones de la articulación del hombro
d. Patología pélvica a distancia

474. En qué sistema drenan los vasos linfáticos:

a. En las arterias del circuito mayor
b. En las arterias del circuito menor
c. En las venas ácigos del mediastino
d. En las venas subclavias

475. Qué circunstancia del haz de radiación es la responsable de que se forme en el receptor la imagen radiográfica en contraste:

a. La diferente intensidad del haz emergente
b. La homogeneidad del haz emergente
c. La heterogeneidad del haz incidente
d. La inadecuada técnica que se aplique en la consola de control

476. Una imagen radiográfica de calidad debe:

a. Representar adecuadamente las estructuras anatómicas con densidad y nitidez suficiente, aunque cambie algo la forma de la misma
b. Representar adecuadamente las estructuras anatómicas con densidad y nitidez suficiente, con una forma parecida, aunque cambie las dimensiones del objeto de estudio
c. Manifestarse con nitidez adecuada aunque existan bordes borrosos, con una densidad suficiente, una forma parecida y dimensiones similares
d. Representar adecuadamente las estructuras anatómicas con densidad y nitidez suficiente, con una forma parecida y dimensiones similares

477. Qué porcentaje aproximado de reacciones anafilactoides presentan los contrastes yodados hidrosolubles:

a. 25 % de casos
b. b.15 % de casos
c. 5 % de casos
d. 1 % de casos

478. Qué patrón de referencia dando el valor cero (0) se toma en los números TC:

a. Aire
b. Agua
c. Hueso
d. Metal

479. En qué se expresa la numeración que contiene cada píxel en una imagen TC:

a. Densidad (kg/cc)
b. Números TC o unidades Hounsfield
c. FOV en cm
d. mm/píxel

480. 'La distancia es un factor de protección frente a la radiación ionizante', es la:

a. Ley de Grotthus-Draper
b. Ley de Bergonié-Tribondeau
c. Ley de Lamber o del coseno de la distancia
d. Ley del inverso al cuadrado de la distancia

**481. En qué se convierten directa-
mente los fotones de luz que surgen de la pantalla fluorescente
primaria cuando inciden sobre el
fotocátodo del intensificador de
imagen de la radioscopia:**

a. Electrones
b. Fotones de luz amplificados
c. Fotones de radiación X
d. Protones

**482. Hacia qué cavidad cardíaca
vuelve la sangre sistémica (o del
circuito mayor) después de oxige-
nar el organismo:**

a. Aurícula derecha
b. Aurícula izquierda
c. Ventrículo derecho
d. Ventrículo izquierdo

**483. Cuál es el receptor de la radio-
grafía digital indirecta o radiografía
computarizada (CR):**

a. Chasis o pantalla de bismuto fotoestimulable
b. Chasis o pantalla de fósforo fotoestimulable
c. Chasis o pantalla de haluros de plata fotoestimulable
d. Chasis o pantalla de cromo fotoestimulable

**484. Tipo de soportes en unidades ra-
diológicas más utilizados en Radiología Intervencionista:**

a. De techo
b. De columna
c. Portátiles
d. En C o en L

**485. Por qué gran vaso arterial entra
la sangre a la cabeza por detrás:**

a. Carótida común
b. Cerebral mayor
c. Comunicante posterior
d. Basilar

**486. Qué unidad de energía se em-
plea cuando se trata del átomo o
partículas en movimientos (radiación corpuscular):**

a. Julio (j)
b. Ergio (erg)
c. Electronvoltio (ev)
d. Newton (N)

487. Es un contraste de tipo positivo:

a. Aire
b. Agua
c. Anhídrido carbónico
d. Sales de bario

**488. El foco del ánodo del tubo de
rayos X es:**

a. Todo el ánodo
b. Una zona del blanco de los electrones
c. La placa de grafito que contiene el ánodo
d. El lugar de enfoque de electrones hacia el
ánodo

**489. La cateterización de un vaso
empleando el método de Seldinger,
requiere:**

a. Estar guiado mediante fluoroscopia
b. Estar guiado mediante radiografías
c. No requiere estar guiado, sólo se emplea
un anestésico local
d. Estar guiado manualmente, e inmovili-
zando siempre por el peligro con correas
al paciente

**490. Según el tipo de examen radio-
lógico que se va a realizar, es necesario emplear un haz de
radiación X con:**

a. Una velocidad apropiada
b. Unos electrones específicos
c. Una determinada técnica (factores de exposición)
d. Una densidad adecuada

**491. Cuáles son los factores técnicos
de exposición radiológica de más
interés:**

a. Kilovoltaje, tiempo y energía de la radiación
b. Miliamperaje, energía térmica y kilovoltaje
c. Tiempo, miliamperaje y kilovoltaje
d. Tiempo, intensidad radiante y voltaje del
filamento

**492. Qué colimadores debe llevar un
equipo de TC:**

a. Colimadores de infrarrojos
b. Colimadores prepaciente y predetector (o
postpaciente) de los rayos X
c. Colimadores de radiación dispersa y remanente
d. Colimadores de radiación de fuga

**493. Qué indica la letra 'f' de esta
placa:**

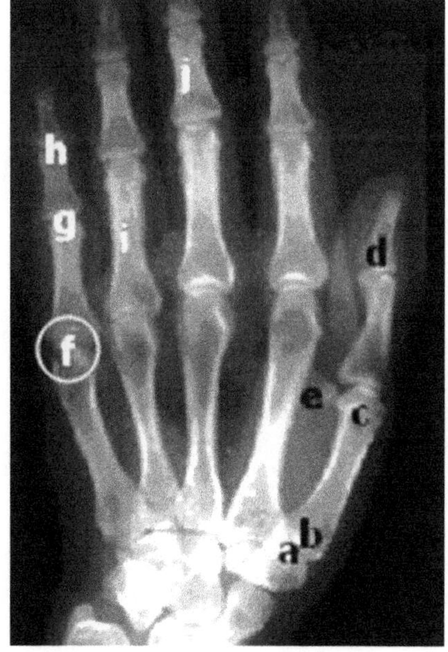

a. Articulación interfalángica distal V
b. Articulación interfalángica proximal V
c. Articulación metacarpofalángica V
d. Articulación metacarpofalángica I

**494. Qué elemento posee el receptor
de imagen de la fluoroscopia o radioscopia entre las dos pantallas
fluorescentes que lo componen:**

a. Un monitor TV
b. Un fotocátodo
c. Un fotoánodo
d. Un tubo de infrarrojos convertidor

**495. Gama de densidades que se
pueden mostrar en una TC:**

a. Umbral
b. Margen
c. Ventana
d. Rango

**496. Una arteria se define como un
vaso sanguíneo que:**

a. Transporta sangre desde el corazón al organismo (sentido centrífugo)
b. Lleva sangre arterial (oxigenada y con nu-
trientes)
c. Transporta sangre desde el organismo al
corazón (sentido centrífugo)
d. Transporta sangre desde el organismo al
corazón (sentido centrípeto)

**497. Elemento químico más emple-
ado en los imanes superconductivos como medio de enfriamiento
en algunas unidades de RM:**

a. Hidrógeno líquido
b. Helio líquido
c. Helio gaseoso
d. Nitrógeno gaseoso

**498. Qué vaso sanguíneo y sus ramas
transportan la sangre desoxigenada, para que de nuevo se oxi-
gene a nivel de la unión
alveolocapilar:**

a. Arteria aorta y ramas
b. Arteria pulmonar y ramas
c. Arterias bronquiales
d. Venas pulmonares

**499. Qué gran vena recoge la sangre
desoxigenada de la cabeza:**

a. La suprahepática
b. La cava inferior
c. La porta
d. La vena cava superior

**500. Cómo se ve en una resonancia
magnética la sustancia gris potenciada en T2:**

a. Negra
b. Gris
c. No se ve
d. Blanca

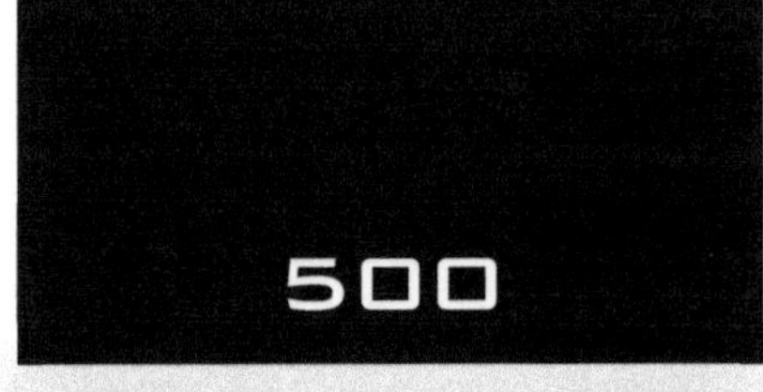

501 B	526 B	551 B	576 A
502 B	527 B	552 C	577 A
503 B	528 B	553 C	578 C
504 D	529 D	554 A	579 B
505 D	530 D	555 C	580 A
506 A	531 A	556 C	581 A
507 A	532 C	557 C	582 A
508 D	533 B	558 D	583 A
509 A	534 C	559 B	584 B
510 A	535 B	560 B	585 C
511 A	536 D	561 D	586 D
512 C	537 A	562 C	587 D
513 C	538 B	563 A	588 C
514 A	539 C	564 A	589 D
515 D	540 D	565 A	590 D
516 D	541 C	566 D	591 A
517 C	542 A	567 C	592 A
518 C	543 B	568 A	593 A
519 C	544 A	569 A	594 D
520 D	545 A	570 C	595 C
521 A	546 B	571 D	596 B
522 B	547 A	572 C	597 A
523 C	548 C	573 A	598 C
524 B	549 A	574 C	599 C
525 A	550 A	575 A	600 B

FALLOS:

501. La Dosis absorbida es de primer grado o alta si es:

a. Superior a 100 Gray
b. Superior a 10 Gray
c. Inferior a 1 Gray
d. Superior a 2 Gray

502. Qué porcentaje no debe excederse en el control de calidad de la colimación de aparatos de Rayos X radiográficos con herramientas de ensayo (Más/Menos...)

a. 1%
b. 2%
c. 5%
d. 10%

503. En la imagen por resonancia magnética los gradientes de campo magnético se utilizan para:

a. Potenciar imagen en T1
b. Localizar espacialmente la señal
c. Potenciar imagen en T2
d. Mejorar la relación señal/ruido de la imagen

504. El ruido característico de la secuencia de RM es debido a:

a. el gran campo magnético
b. la precesión de los spines
c. al tiempo de repetición
d. a la conexión-desconexión de los gradientes

505. NO es una característica de un imán superconductor:

a. Requiere un relleno periódico de criogénicos
b. No necesita aporte eléctrico para su funcionamiento
c. El campo magnético es más alto y homogéneo
d. El campo magnético es limitado

506. Método idóneo en el control de calidad del tamaño del punto focal:

a. Cámara de hendidura
b. Fotocronómetro
c. Patrón en estrella
d. Estenoscopio

507. El Espacio Subdural se encuentra:

a. Entre la duramadre y la aracnoides
b. Entre la duramadre y la piamadre
c. Entre la piamadre y la aracnoides
d. Ninguna de las anteriores

508. La curva que relaciona densidad y exposición en la película radiográfica se llama 'Curva...

a. de exposición
b. de resolución
c. de modulación
d. característica

509. Indique la correcta:

a. El filamento en un tubo de rayos X está en el cátodo y este es negativo y el ánodo es positivo
b. El filamento se encuentra en el ánodo positivo y el cátodo es negativo
c. El filamento se encuentra en el cátodo positivo y el ánodo es negativo
d. Todas son falsas

510. Cómo se denomina la conexión neuronal:

a. sinapsis
b. sincondrosis
c. neurotransmisor
d. sinopsis

511. A qué corresponden 15 Unidades Hounsfield en el TC:

a. Líquido cefaloraquídeo
b. Sustancia Blanca
c. Sustancia Gris
d. Sangre

512. Los fármacos utilizados para las técnicas farmacodinámicas en el abdomen pueden ser:

a. Aceleradores
b. Enlentecedores
c. Ambos
d. Ninguno

513. Frecuencias más utilizadas en ecografía:

a. 1 y 20 Hercios (Hz)
b. 1 y 20 Kilohercios (KHz)
c. 1 y 20 Megahercios (MHz)
d. 10 y 100 Hercios (Hz)

514. Qué dispositivo NO está basado en la ionización de un gas tras el paso de radiación:

a. Cámaras de centelleo
b. Cámara de ionización
c. Contadores proporcionales
d. Contador Geiger-Müller

515. Qué estructura anatómica NO se localiza en el cuadrante inferior izquierdo del abdomen:

a. Colon descendente
b. Colon sigmoides
c. Uréter
d. Apéndice vermiforme

516. De arriba abajo, primera estructura en salir de la aorta abdominal es:

a. La arteria mesentérica superior
b. Arteria mesentérica inferior
c. Arterias renales
d. Tronco celíaco

517. Artefacto que aparece en las imágenes de RM y se manifiesta en la dirección de codificación de frecuencia de la imagen:

a. Movimientos respiratorios
b. Latido de la aorta u otros vasos arteriales
c. Desplazamiento químico
d. Artefacto de ángulo mágico

518. Qué tipo de contraste se utiliza para una dacriocistografía:

a. Yodado con base acuosa
b. Yodado, da igual qué base contenga
c. Yodado con base oleosa
d. No ha de ser yodado

519. Según el artículo 71 de la Ley 16/2003, de 28 de mayo, de cohesión y calidad del Sistema Nacional de Salud, el órgano que emitirá las recomendaciones sobre las garantías mínimas de seguridad y calidad para la autorización de apertura y puesta en funcionamiento de los centros, servicios y establecimientos sanitarios será el:

a. Consejo de Participación Social del Sistema Nacional de Salud
b. Consejo Rector de participación
c. Consejo Interterritorial
d. Consejo Rector de recursos de calidad

520. La língula se corresponde con los segmentos...

a. 3 y 4 del pulmón derecho
b. 3 y 4 del pulmón izquierdo
c. 4 y 5 del pulmón derecho
d. 4 y 5 del pulmón izquierdo

521. El artefacto denominado 'Aliasing':

a. Aparece cuando el objeto a representar es mayor que el campo de visión o FOV seleccionado
b. Se basa en la diferente frecuencia de precesión de los protones en la grasa y del agua. Se aprecia en los bordes de los tejidos
c. Cuando algunas de las estructuras rodeadas de grasa muestren un borde negro, es debido a la diferente frecuencia de precesión de los protones del agua y de la grasa y solo se verá en imágenes fuera de fase
d. Se origina en las interfases que muestran un cambio brusco de señal

522. En Ecografía:

a. Cuanto menor sea la longitud de onda mayor será la penetración
b. Cuanto mayor sea la longitud de onda mayor será la penetración
c. Cuanto más baja sea la frecuencia menor será la longitud de onda
d. Ninguna de las tres es correcta

523. Al comprimir la mama en una mamografía con film-pantalla hacemos que:

a. Aumenten los efectos de sumación
b. Aumente la distorsión geométrica
c. Disminuya la distorsión geométrica
d. Aumente el tiempo de exposición

524. En la cavidad glenoidea de la escápula, en el borde superior hay un saliente óseo llamado:

a. Apófisis estiloides
b. Apófisis coracoides
c. Apófisis coronoides
d. Olécranon

525. La latitud es una característica de la película radiográfica, de forma que:

a. una película con latitud amplia tiene una escala de grises larga
b. una película de latitud estrecha tiene una escala de grises larga
c. una película de latitud estrecha es de contraste bajo
d. una película de contraste alto tiene una latitud amplia

526. El principal conducto de la glándula sublingual es el conducto:

a. de Wharton
b. de Bartholin
c. de Barthez
d. de Stensen

527. El efecto estocástico es aquél...

a. cuya probabilidad de incidencia y su gravedad dependen de la dosis
b. cuya probabilidad de incidencia aumenta con la dosis pero la gravedad es la misma y no depende de la dosis
c. cuya probabilidad es mínima
d. hay umbral para estos efectos

528. NO es un núcleo epifisario que exista en el nacimiento:

a. Núcleo epifisario distal del fémur
b. Núcleo epifisario proximal del radio
c. Núcleo epifisario proximal de tibia
d. Núcleo epifisario de la cabeza del húmero

529. Para la realización de un TAC torácico con contraste con objeto de descartar tromboembolismo pulmonar, el corte para la selección del ROI y monitorizar la entrada del contraste debe hacerse:

a. A nivel del borde superior del botón aórtico
b. Por el centro del botón aórtico
c. A nivel del borde inferior del botón aórtico
d. Por debajo del botón aórtico a la altura aproximada de la carina

530. Qué músculo NO va a dar lugar a la formación de la denominada 'pata de ganso':

a. sartorio
b. grácil
c. semitendinoso
d. supraespinoso

531. Según la ley de Bergonié y Tribondeau, cuál es INCORRECTA:

a. Las células tronco son menos radiosensibles
b. Cuanto más jóvenes son los tejidos y los órganos, más radiosensibles son
c. Cuando el nivel de actividad metabólica es elevado, la radiosensibilidad también lo es
d. Al aumentar la tasa de proliferación celular y la tasa de crecimiento de los tejidos, también aumenta la radiosensibilidad

532. En la proyección de Towne, angulación correcta del tubo de Rayos X:

a. El tubo no se angula, es la línea orbitomeatal la que se inclina 15°
b. En anteroposterior el tubo se angula 30° craneal y en posteroanterior 30° caudal
c. En anteroposterior el tubo 30° caudal y en posteroanterior 30° craneal
d. En anteroposterior y posteroanterior el tubo 15° en caudal

533. Estructura que pertenece a la columna vertebral:

a. Apófisis pterigoides
b. Apófisis odontoides
c. Apófisis estiloides
d. Apófisis coronoides

534. Qué tipos de contraste se usan en mielografía:

a. Agente yodado iónico hidrosoluble
b. Éster yodado no hidrosoluble
c. Agente yodado no iónico hidrosoluble
d. Todos

535. El dispositivo de salvamento Kendrick, también se denomina:

a. férula neumática
b. ferno-ked
c. colchón de vacío
d. camilla de cuchara

536. Efecto habitual del contraste de gadolinio en una concentración normal:

a. Alargar la señal de los tejidos que lo captan en secuencias potenciadas en T1
b. Aumentar la señal de los tejidos que lo captan en secuencias TR largo
c. Disminuir la señal de los tejidos que lo captan en secuencias potenciadas en T1
d. Acortar los tiempos de relajación de los núcleos de hidrógeno

537. En función de la radiosensibilidad de estos tipos de células, ¿cuál es la más radiosensible?

a. Linfocito
b. Eritoblasto
c. Espermatogonia
d. Condrocito

538. 'Proyección occipitomentoniana básica' o también:

a. Caldwell
b. Water
c. Hirtz
d. Towne

539. Huesecillo más externo de la cadena osicular:

a. Lenticular
b. Estribo
c. Martillo
d. Yunque

540. La proyección de Dunn se utiliza principalmente para valorar:

a. Luxación fémoro-acetabular
b. Fractura del cuello femoral
c. Fractura-hundimiento acetabular
d. Pinzamiento fémoro-acetabular

541. En qué generación de Tomografía Computerizada tenía el haz forma de abanico y al menos 30 detectores:

a. 2ª   b. 1ª   c. 3ª   d. 4ª

542. Qué se estudia en la colecistografía

a. vesícula biliar
b. conductos biliares
c. páncreas
d. bazo

543. En las películas de alto contraste, el exceso de temperatura en el revelado:

a. aumenta el contraste dos veces
b. disminuye el contraste
c. no afecta al contraste
d. el contraste es tres veces mayor

544. La 'urografía excretora' también se denomina:

a. Anterógrada
b. Ascendente
c. Retrograda
d. Ninguna de las tres

545. Todos los tubos de RX han de tener una carcasa protectora que reduzca las fugas de radiación a:

a. menos de 100 mR/h (miliroentgen) a una distancia de 1m
b. menos de 150 mR/h a una distancia de 2 m
c. menos de 10 mR/h a una distancia de 1 m
d. Ninguna de las anteriores

546. Qué arterias NO son pares en la formación del polígono de Willis:

a. Carótida interna
b. Arteria basilar
c. Arteria cerebral anterior
d. Comunicante posterior

547. La espectroscopia con RM se realiza:

a. sólo con imanes superconductivos
b. sólo con imanes resistivos
c. sólo con imanes permanentes
d. se puede realizar con cualquiera

548. 'Imagen latente' es:

a. El cambio visible que se ha inducido en la película radiográfica tras pasar la radiación por el paciente
b. La imagen que se produce por medio de la radiación dispersa que hace que la imagen no sea de calidad
c. El cambio invisible que se ha inducido en los cristales de halogenuros de plata tras pasar la radiación por el paciente
d. El cambio invisible que se ha producido en la base de la película radiográfica tras pasar muy poca radiación por el paciente

549. Según la OMS aquellos servicios que cuenten con equipo de rayos x con generador, tubo, mesa horizontal con Bucky y chasis con cartulinas reforzadoras, equipo de columna portatubo con porta chasis y Bucky en la pared, serán clasificados como Servicio de radiodiagnóstico:

a. básico
b. general
c. especializado
d. de alta especialización

550. En resonancia denominamos:

a. Relajación t1 o relajación longitudinal cuando los protones devuelven la energía al entorno molecular
b. Relajación t1 o transversal cuando los protones devuelven la energía al entorno molecular
c. Relajación t2 o relajación longitudinal se produce por el desfase de los protones
d. Ninguna afirmación es correcta

551. El cuello del 'perrito de La Chapelle' se corresponde con:

a. Apófisis articular
b. Istmo vertebral
c. Apófisis espinosa
d. Apófisis trasversa

552. Factor que influye en la resolución de bajo contraste en el TC:

a. El carácter aleatorio de la interacción de los RX con los detectores
b. El Algoritmo de reconstrucción
c. Ambos
d. Ninguno de los dos

553. La proyección PA de tórax se realiza a 1,80 m de distancia para:

a. reducir la ampliación y reducir la nitidez
b. aumentar la ampliación y reducir la nitidez
c. reducir la ampliación y aumentar la nitidez
d. aumentar la ampliación y aumentar la nitidez

554. Cuando se nos solicita la proyección de Incidencia de BRUNETTI, ¿qué es especialmente lo que se quiere ver?

a. Hendidura esfenoidal
b. Senos paranasales
c. Silla turca
d. Peñascos

555. Diferencias entre la radiología digital y la convencional:

a. La digital tiene mayor resolución espacial
b. Con digital se irradia menos al paciente
c. La digital tiene mayor gama dinámica que la convencional
d. La digital necesita mayor kilovoltaje

556. Cuál de estas partes de un tubo de RX es la más interna:

a. cubierta metálica
b. ampolla de vidrio
c. taza de focalización
d. espacio para el aceite

557. Mediante la sialografía se estudia:

a. exclusivamente los conductos salivares
b. vías biliares
c. conductos y glándulas salivares
d. sistemas de drenaje nasolacrimales

558. Para evaluar la edad ósea en un niño utilizamos el método:

a. de Haas
b. de Lysholm
c. de Valdini
d. de Greulich y Pyle

559. Qué estudio estaremos realizando si utilizamos la Técnica de Welin:

a. Urografía
b. Enema con doble contraste
c. Cistouretrografía
d. Histerosalpingografía

560. Núcleos atómicos que tienen igual número de masa atómica pero diferentes números atómicos:

a. isóstos
b. isóbaros
c. isótopos
d. isómeros

561. Indique la FALSA:

a. La eficiencia cuántica del sistema detector, es decir ,el porcentaje de electrones incidentes que son detectados, es un factor de ruido en la imagen
b. Aumentar la dosis de radiación X incrementando la corriente del cátodo con lo que incidirán más fotones en la placa
c. Aumentar el número de fotones detectados en cada píxel, utilizando granos menos finos, penaliza la resolución espacial
d. Hay que irradiar menos al paciente para no sacrificar la resolución espacial

562. Qué es un píxel:

a. un elemento de volumen
b. un componente del espesor de corte
c. un área cuadrangular de la matriz de imagen
d. Son correctas A y C

563. Para obtener imágenes de RM es necesario emitir ondas electromagnéticas en la banda de radiofrecuencia (RF). ¿Cuál es el efecto biológico más importante de la RF que pueda entrañar algún daño o riesgo para los pacientes en la RM?

a. Depósito calórico
b. Fosfenos (destellos de luz por estimulación del nervio óptico o la retina)
c. Alteración o estímulo de la conducción nerviosa
d. Aparición de arritmias cardíacas por alteración de la conducción en el haz de His

564. Filtración mínima que ha de tener un equipo de RX:

a. 2,5 mm de aluminio cuando se trabaja por encima de los 70 kVp
b. 1,5 mm de aluminio cuando se trabaja por encima de 70 kVp
c. 1 mm de aluminio cuando se trabaja por debajo de 50 kVp
d. 0,5 mm de aluminio cuando se trabaja por debajo de 70 kVp

565. Tras el Real Decreto 1029/2022 de 20 de diciembre, el límite de dosis efectiva para el personal profesionalmente expuesto pasa a ser de:

a. 20 mSv/año
b. 150 mSv/año
c. 100 mSv/bianual
d. 15 mSv/año

566. El agujero de Monroe conecta:

a. El tercer y cuarto ventrículo
b. El cuarto ventrículo con la médula
c. El cuarto ventrículo con los ventrículos laterales
d. El tercer ventrículo con los ventrículos laterales

567. Línea que pasa por la comisura palpebral externa hasta el centro del CAE (conducto auditivo externo) en las proyecciones:

a. Infraorbitaria
b. Auricular
c. Orbitomeatal
d. Interorbitaria

568. A qué Grupo pertenece un agente biológico que es poco probable que cause enfermedad en humanos:

a. I
b. II
c. III
d. IV

569. Los ligamentos de Cooper están:

a. En la mama
b. En el antebrazo
c. En la rodilla
d. En el tobillo

570. Los procedimientos utilizados en dosimetría pueden ser directos o indirectos. Cuál de éstos es un procedimiento indirecto:

a. Termoluminiscencia
b. Fotográfico
c. cámara de ionización
d. Calorimétrico

571. En un TC la resolución espacial está afectada por:

a. El filtro de reconstrucción
b. La tasa de muestreo
c. Factores geométricos asociados al equipo
d. Las tres cosas

572. En una urografía, cuando el paciente se encuentra en posición oblicua:

a. El riñón más cercano del film ha de verse de frente
b. El riñón más alejado del film ha de superponerse a las vértebras
c. El riñón más alejado del film ha de verse de frente
d. Ninguna de las tres es correcta

573. Dónde se produce la relajación spin-spin:

a. En el T2
b. En el T1
c. En densidad protónica
d. En ninguno

574. Para el estudio de masas en la vejiga qué técnica emplearemos:

a. urografía intravenosa
b. pielografía retrógrada
c. cistografía retrógrada
d. cistouretrografía

575. Técnica que se utiliza en mamografía:

a. Gran latitud
b. Baja latitud
c. Baja dosis superficial
d. Radiación de alta energía

576. Cuál es el método de Grashey:

a. Paciente en decúbito supino o erecto, rotamos el cuerpo 35-45° hacia el lado afectado para colocar escápula paralela al film
b. Paciente en decúbito supino, abducir el brazo del lado afectado en ángulo recto con el eje largo del cuerpo y mantenerlo en rotación externa
c. Paciente en decúbito prono con almohadilla debajo del hombro, el brazo afectado se abduce 90 grados y se rota de forma que el antebrazo se apoye sobre la mesa. La palma de la mano ha de estar hacia abajo
d. Ninguna de las anteriores

577. Efecto más beneficioso en una mamografía:

a. Efecto talón
b. Efecto diana
c. Efecto fotoeléctrico
d. Efecto Coptom

578. Con respecto a la resonancia magnética:

a. Tiene peor resolución de bajo contraste
b. Se basa en un solo parámetro, como el coeficiente de atenuación
c. Tiene mejor resolución de bajo contraste
d. No tiene medidas de flujo directas

579. Señala una zona de permanencia limitada un trébol de color:

a. rojo sobre fondo blanco
b. amarillo sobre fondo blanco
c. verde sobre fondo blanco
d. verde pero con puntas radiales sobre fondo blanco

580. Sobre las películas de pantalla:

a. El contraste de un receptor de imagen es inversamente proporcional a su latitud de exposición
b. El contraste de un receptor de imagen es directamente proporcional a su latitud de exposición
c. La latitud de exposición de una película radiográfica no va ligada al contraste de ésta
d. Ninguna de las tres es cierta

581. Para explorar áreas de tejido donde interesa el máximo contraste se utiliza:

a. un bajo kilovoltaje
b. un alto kilovoltaje
c. da igual el kilovoltaje utilizado
d. Lo importante es el tiempo

582. Indique la correcta:

a. La imagen digital tiene menos resolución espacial que la imagen convencional
b. La imagen convencional tiene menos resolución espacial que la imagen digital
c. La imagen convencional y la imagen digital tienen la misma resolución espacial
d. Todas son falsas

583. Si queremos aumentar la resolución espacial:

a. Utilizamos tubos con foco lo más puntual posible
b. Utilizamos películas de grano grueso
c. Paneles planos pero con gran tamaño de píxel
d. Disminuiremos la cantidad de fotones de rayos X que incidan sobre cada punto de la imagen

584. En resonancia cuando utilizamos la espectroscopia:

a. Es válida para la valoración de la vascularización cerebral y se basa en el cambio de señal que provoca el paso de un trazador a través del sistema vascular cerebral
b. Es válida para la determinación y cuantificación de estructuras moleculares, permitiendo obtener y cuantificar los perfiles metabólicos de los tejidos
c. Nos permite evaluar la estructura y fisiología de los tejidos midiendo la difusión de las moléculas de agua
d. Se basa en el fenómeno de desplazamiento químico y su utilidad es la demostración de protones de agua y grasa en una proporción similar, en una misma estructura

585. En radiología pediátrica, es FALSO:

a. Es recomendable utilizar chasis de tierras raras
b. No utilizar rejillas antidifusoras
c. Utilizar rejillas antidifusoras
d. Ser muy exigente con la colimación

586. Los huesos de la segunda fila o distales del carpo son:

a. Escafoides, semilunar, grande y ganchoso
b. Escafoides, trapezoide, grande y ganchoso
c. Escafoides, trapezoide, semilunar y ganchoso
d. Trapecio, trapezoide, grande y ganchoso

587. Cuál NO es un factor físico que afecte a la radiosensibilidad:

a. La transferencia lineal de energía o LET
b. Efectividad biológica relativa o RBE
c. Fraccionamiento o protracción
d. Relación de potenciación del oxígeno

588. Para conseguir una imagen con densidad adecuada se considerará:

a. Que un aumento en la cantidad de radiación disminuirá la densidad
b. Que una disminución en el miliamperaje aumentará la densidad
c. Que un aumento en el miliamperaje aumentará la densidad
d. Todas son falsas

589. Para ver los agujeros derechos y más alejados en la columna cervical adoptamos la posición:

a. Oblicua anterior izquierda
b. Oblicua posterior derecha
c. Oblicua anterior derecha
d. Oblicua posterior izquierda

590. El estudio de cadera por el método Von Rosen:

a. se utiliza para valorar la luxación congénita de caderas
b. es una proyección AP bilateral
c. las piernas se colocan en abducción forzada y rotación interna
d. Las tres son correctas

591. En ecografía nos referimos a 'Refracción'...

a. Cuando el haz incidente no es perpendicular a una interfase ocurre un cambio en la dirección del haz transmitido
b. Cuando el haz de ultrasonidos incide en una interfase entre dos tejidos con diferente impedancia acústica
c. Es el cambio de dirección del sonido en múltiples direcciones al incidir en los tejidos que encuentra durante su propagación
d. Es la conversión del ultrasonido en energía térmica. Se basa en el empleo terapéutico de los ultrasonidos

592. En el TC, cuando decimos nivel de ventana, nos referimos al valor...

a. central en unidades Hounsfield (UH) de la ventana seleccionada
b. máximo de la ventana seleccionada en UH
c. mínimo de la ventana seleccionada en UH
d. Ninguno de los tres

593. Contraste de menor osmolaridad:

a. Dímero no iónico
b. Monómero iónico
c. Monómero no iónico
d. Dímero iónico

594. Qué técnica o técnicas son utilizadas para la obtención de imágenes de angiografía por RM:

a. TOF (tiempo de vuelo)
b. PC (contraste de fase)
c. Realce con gadolinio
d. Las tres

595. En la proyección Lateral de Tórax, qué cisura o cisuras se ven:

a. Horizontal o menor
b. Mayor u oblicua
c. Ambas
d. Ninguna de las dos

596. Radiológicamente es el signo más destacable en la perforación de una víscera hueca:

a. Aumento de densidad focalizado como consecuencia de un plastrón
b. Visualización de densidades aire a ambos lados del diafragma
c. Dilatación de asas de intestino delgado
d. Dilatación de asas de intestino delgado y/o grueso

597. Para que son útiles las radiografías anteroposterior en carga de rodilla:

a. En posición forzada de varus o valgus se pueden mostrar lesiones de los ligamentos externo e interno
b. Son muy útiles para apreciar desplazamientos como flexus o recurvatum
c. La interlínea femorotibial no es paralela ni por delante ni por detrás
d. En posición de 'cajón' pueden demostrar la rotura de un ligamento cruzado

598. El ruido cuántico o moteado de la imagen:

a. aumenta la resolución espacial
b. aumenta la resolución en contraste
c. disminuye la resolución en contraste
d. no afecta a la resolución en contraste

599. Cuándo apareció el primer escáner capaz de visualizar cualquier sección del cuerpo:

a. Principios de los años 60
b. Finales de los 60
c. Principios de los años 70
d. Finales de los 70

600. Respecto a la hernia hiatal, es FALSO:

a. Las grandes pueden en ocasiones ser diagnosticadas con radiografías simples de tórax
b. Parte del estómago pasa a través del píloro para alojarse en el tórax
c. Las pequeñas se estudiarán en decúbito
d. Pueden ocasionar reflujo

601 D	626 C	651 C	676 D
602 C	627 D	652 C	677 A
603 C	628 C	653 D	678 A
604 B	629 D	654 D	679 C
605 A	630 C	655 A	680 B
606 C	631 A	656 C	681 D
607 D	632 D	657 C	682 C
608 A	633 B	658 D	683 B
609 A	634 A	659 A	684 B
610 A	635 D	660 B	685 A
611 C	636 D	661 C	686 A
612 D	637 D	662 C	687 A
613 C	638 D	663 D	688 A
614 D	639 A	664 A	689 B
615 D	640 B	665 C	690 D
616 B	641 A	666 B	691 A
617 D	642 D	667 A	692 D
618 A	643 C	668 B	693 C
619 A	644 C	669 C	694 A
620 D	645 C	670 D	695 C
621 D	646 D	671 D	696 C
622 A	647 B	672 C	697 B
623 C	648 B	673 D	698 A
624 D	649 D	674 C	699 D
625 C	650 D	675 D	700 B

FALLOS:

601. Indique la correcta:

a. Los tejidos más densos que el agua tienen números TC positivos
b. Los tejidos menos densos que el agua tienen números TC negativos
c. Los tejidos más densos que el agua tienen números TC negativos
d. Son correctas A y B

602. El material del blanco de un tubo con ánodo rotatorio suele ser:

a. Molibdeno
b. Wolframio y torio
c. Wolframio y renio
d. Wolframio y rutenio

603. Cuál de estas exposiciones NO es equivalente respecto a las otras atendiendo a la densidad radiológica:

a. 75 kv 60 mAs
b. 86 kv 30 mAs
c. 62 kv 120 mAs
d. 99 kv 15 mAs

604. El esfínter de Oddi se encuentra en:

a. El cardias
b. La ampolla hepatopancreática
c. Al final de los uréteres, controlando el flujo de orina a la vejiga
d. En la unión del intestino delgado con el colon

605. Indique la equivalencia INCORRECTA:

a. Trapezoide es lo mismo que unciforme
b. Rótula es lo mismo que patella
c. Escafoides es lo mismo que navicular
d. Cigomático es lo mismo que malar

606. Un Tesla equivale a:

a. 100 Gauss
b. 1000 Gauss
c. 10.000 Gauss
d. 10 Gauss

607. Según la ley de Bergonie y Tribondeau, es FALSO:

a. Las células madre son radiosensibles. Cuanto más madura es una célula, mejor resiste la radiación
b. Los órganos y tejidos más jóvenes son los de mayor radiosensibilidad
c. Cuando la tasa de actividad metabólica es elevada también lo es la radiosensibilidad
d. Al aumentar la tasa de proliferación celular y la tasa de crecimiento de los tejidos, también lo hace la resistencia a la radiación

608. Señale la FALSA:

a. Los preparados orgánicos yodados para estudios urológicos tienen una toxicidad alta por lo que siempre conviene estar alerta
b. La mayoría de reacciones a los medios de contraste se producen durante los primeros cinco minutos tras la inyección
c. Entre las reacciones características a los medios de contraste están la sensación de calor y sofoco
d. Es preciso comprobar cuidadosamente la historia clínica de cada paciente para detectar cualquier reacción al contraste

609. Cuál de estos componentes NO está en la composición del fijador:

a. Hidroquinona
b. Ácido acético
c. Sulfito de sodio
d. Los tres están

610. Los blindajes de protección contra radiaciones ionizantes denominados 'barreras primarias':

a. Atenúan la radiación del haz primario
b. Evitan la radiación difusa
c. Evitan la radiación dispersa
d. Protegen al técnico del haz primario

611. Qué define el término 'Tesla':

a. Unidad de secuencia de impulsos paramagnéticos
b. Unidad de velocidad con la que los núcleos liberan energía
c. Unidad de potencia de campo magnético
d. Ninguna de las anteriores

612. El historial dosimétrico de los trabajadores expuestos debe ser archivado por el titular hasta que el trabajador cumpla:

a. 30 años
b. 60 años
c. 65 años
d. 75 años

613. Es falso que los contrastes...

a. Yodados puedan ser hidrosolubles o liposolubles
b. Puedan ser positivos o negativos
c. Más apropiados para el estudio de la vía vascular deban tener gran viscosidad
d. Liposolubles estén indicados para las fistulografias

614. Entre la medicación necesaria para poder tratar una reacción adversa ante la administración de un medio de contraste dispondremos de:

a. Corticoides
b. Material necesario para mantener abierta la vía respiratoria por si hubiese que intubar al paciente
c. Antihistamínicos
d. Las tres cosas

615. En la actuación del técnico en quirófano atenderemos a:

a. No hacer nada que pueda contaminar los objetos estériles
b. Colocar la máquina de rayos X en el lado libre de la mesa
c. Cubrirnos con bata, gorro, mascarilla y guantes si fuera necesario
d. Todas las anteriores

616. Publicó en 1973 las primeras imágenes de objetos obtenidas mediante técnicas de RM:

a. Damadian
b. Lanterbur
c. Bloch
d. Purcell

617. Cuando busquemos detectar la presencia de niveles hidroaéreos y nos resulte imposible obtener una proyección del abdomen en bipedestación:

a. Pediremos que, en ausencia de familiares del enfermo, lo sujeten dos trabajadores mientras disparamos
b. Usaremos la proyección lateral de Abdomen
c. Administraremos Bario al paciente y realizaremos inmediatamente un estudio con contraste
d. Elegiremos la proyección AP en posición de decúbito lateral izquierdo

618. Los pulmones se visualizan en una radiografía de tórax debido sobre todo a:

a. La diferencia en la densidad de masa entre el tejido blando y aire
b. La diferencia del número atómico entre el tejido blando y el aire
c. Ambas
d. Ninguna de las dos

619. En radiología pediátrica, es FALSO:

a. El factor determinante a la hora de seleccionar los valores de exposición será la edad del paciente
b. Conviene disponer de generadores potentes que proporcionen cortos tiempos de exposición
c. Conviene tener a mano diferentes dispositivos de inmovilización
d. En general y para los pacientes de la primera edad, no se usarán parrillas antidifusoras

620. Si queremos ver la apófisis coronoides:

a. Radiografiaremos el codo
b. Radiografiaremos el hombro
c. Radiografiaremos la mandíbula
d. Son correctas A y C

621. En la proyección AP para atlas y axis (transbucal) veremos claramente:

a. Los cuerpos de las dos vértebras y la apófisis odontoides
b. La apófisis odontoides del atlas y veremos también el axis
c. No existe tal proyección
d. Ambas vértebras y la apófisis odontoides del axis

622. Si queremos obtener una imagen con una mayor resolución, utilizaremos:

a. Foco fino
b. Foco grueso
c. Foco térmico
d. La resolución no se ve influida por el foco

623. Angulaciones correctas para una mejor visualización del sacro y del coxis:

a. En AP se usa para el sacro angulación caudal ya para el coxis angulación craneal
b. En PA se usa la angulación caudal en ambos casos
c. En AP el sacro se angula en dirección craneal y el coxis en dirección caudal
d. En PA se usa para el sacro angulación craneal y para el coxis angulación caudal

624. Señalar la FALSA:

a. Los valores de una exposición deben ser conocidos en todo momento, incluso si se ha seleccionado exposición automática
b. El responsable de la correcta identificación de cada radiografía es el técnico especialista
c. En una instalación automática de tórax habrá una parrilla de alta relación para evitar que la radiación dispersa alcance la película
d. El diafragmado cuidadoso del haz no limita la producción de radiación dispersa

625. Indique la FALSA:

a. Al aumentar los mAs el paciente recibe una dosis mayor
b. Al reducir la tensión de pico aumentan las interacciones fotoeléctricas dando lugar a un aumento de la dosis al paciente
c. Al aumentar el Kvp, aumenta la dosis de radiación al paciente
d. Al aumentar el Kvp, aumenta el número relativo de interacciones compton

626. Los dosímetros de termoluminiscencia son medidas de radiación que permiten leer:

a. Dosis acumulada
b. Dosis recibida
c. Dosis recibida y acumulada
d. Radiactividad ambiental

627. NO es un efecto precoz de la radiación:

a. Síndrome hematológico
b. Descamación húmeda
c. Una reducción de los linfocitos
d. Leucemia

628. Los núcleos que precesan en un campo magnético externo se detectan por resonancia aplicándoles:

a. Ondas térmicas
b. Ondas de luz
c. Ondas de radiofrecuencia
d. Ultrasonidos

629. Al aumentar el mAs de un equipo de Rx:

a. Aumenta proporcionalmente la cantidad de Rx
b. Aumenta la densidad óptica en la película
c. Aumenta la calidad del haz
d. Son ciertas A y B

630. Sobre el espectro de emisión de Rx, es FALSO:

a. Un cambio en la corriente del tubo provoca un cambio proporcional en la amplitud del espectro de emisión de Rx para todas las energías
b. Un cambio en el Kv influye tanto sobre la amplitud como sobre la posición del espectro hacia energías más altas
c. Al aumentar la filtración aumenta la amplitud del espectro de radiación
d. Cuando el número atómico del material del blanco aumenta, también lo hace la eficacia de producción de radiación de frenado, y se incrementa el número de Rx de alta energía

631. Suma de las dosis equivalentes ponderadas en todos los tejidos y órganos del cuerpo a causa de irradiaciones externas e internas. Es la dosis:

a. efectiva
b. absorbida
c. equivalente
d. recibida

632. Diferencias entre imanes resistivos y superconductivos:

a. Coste económico
b. Sistema de refrigeración
c. Consumo de potencia
d. Las tres

633. Para aprovechar el efecto talón al hacer una radiografía colocaremos al paciente de forma que la parte de la anatomía:

a. más gruesa coincida con el ánodo
b. más gruesa coincida con el cátodo
c. más fina coincida con el cátodo
d. Son ciertas A y C

634. La espondilitis anquilopoyética es una enfermedad... (señale la FALSA):

a. Que afecta principalmente a las articulaciones interfalángicas
b. Crónica inflamatoria
c. De etiología desconocida
d. Que termina fusionando las vértebras

635. La probabilidad de interacción fotoeléctrica:

a. Depende de la energía del fotón
b. Es directamente proporcional al cubo de la energía del fotón
c. Es inversamente proporcional al cubo de la energía del fotón
d. Son ciertas A y C

636. En la ecuación de la onda de la radiación electromagnética:

a. La velocidad es igual a la frecuencia por la longitud de onda
b. La frecuencia y la longitud de onda son inversamente proporcionales para una misma velocidad
c. Al aumentar al longitud de onda disminuirá la frecuencia
d. Todas son correctas

637. La Comisión Internacional de Protección Radiológica (ICRP) indica que las radiaciones ionizantes solo deben de ser empleadas si su utilización está justificada aún cuando:

a. Limitemos las dosis a miembros del público
b. Beneficie al radiólogo en su diagnóstico
c. Favorezca la calidad de la imagen
d. Las ventajas que representa pudieran ocasionar detrimento para la salud

638. La eficacia de la copa de enfoque de un tubo de Rx está determinada:

a. Por su carga negativa
b. Por la forma y tamaño de la copa
c. Por la forma, tamaño y posición del filamento dentro de la copa
d. Por las tres cosas

639. Para visualizar sin superposición la cabeza del radio se elegirá la proyección:

a. Oblicua AP con rotación lateral
b. Oblicua AP con rotación medial
c. Lateral
d. Posteroanterior

640. Para colocar al hueso escafoides de la muñeca en ángulo recto con el rayo central se elegirá la proyección:

a. PA de muñeca con flexión radial
b. Proyección axial PA (método de Stecher)
c. Oblicua de muñeca AP con rotación medial
d. Proyección tangencial superoinferior

641. NO es característico de la proyección axial AP de cráneo (método de Towne):

a. Realizaremos la proyección con una angulación de 30º craneal respecto a la línea orbito-meatal
b. Los peñascos están en posición simétrica
c. Se vean los peñascos proyectados por encima de la base del cráneo
d. Todas son correctas

642. Con qué prueba relacionamos la técnica de Seldinger:

a. histerosalpingografía
b. mielografía
c. fistulografía
d. angiografía

643. El Aliasing es un artefacto:

a. de desplazamiento químico
b. de susceptibilidad magnética
c. de solapamiento o repliegue
d. relacionado con un defecto del sistema

644. Orden de mayor a menor energía en el espectro electromagnético:

a. Rayos X, ultravioleta, infrarrojo, luz visible, microondas, ondas de radio
b. Ultravioleta, Rayos X, microondas, ondas de radio, luz visible
c. Rayos gamma, Rayos X, ultravioleta, luz visible, infrarrojo, microondas, ondas de radio
d. Rayos gamma, Rayos X, luz visible, ultravioleta, infrarrojo, microondas, ondas de radio

645. Los detectores empleados en los equipos de TC pueden ser:

a. De módulo flexible y electrónico
b. De cámara electrónica
c. De centelleo y de gas
d. De los tres tipos

646. El surco intertubercular o corredera bicipital se encuentra:

a. En el radio, en su parte más distal
b. En el fémur sujetando la articulación de la rodilla
c. En cada una de las costillas, sirviendo de inserción a los músculos intercostales
d. En la parte proximal del húmero separando las tuberosidades mayor y menor

647. NO es un factor físico que influya en la radiosensibilidad:

a. Transferencia lineal de energía
b. El oxígeno
c. Eficacia biológica relativa
d. Fraccionamiento y protracción

648. Movimiento de giro constante alrededor de un eje que realizan los protones:

a. Precesión
b. Spin
c. Magnetización longitudinal
d. Los protones no giran

649. En una instalación de TC el gantry contiene:

a. Tubo de Rayos X
b. Matriz de detectores
c. La consola
d. Son correctas A y B

650. La Dosis Equivalente se mide en Sieverts y representa:

a. El sumatorio de todas las dosis equivalentes ponderadas en todos los tejidos y órganos del cuerpo
b. La dosis de radiación que se aplica a un paciente en una exploración determinada
c. La dosis de radiación que resulta de la radiación dispersa
d. La dosis absorbida en un tejido u órgano ponderada en función del tipo y calidad de la radiación

651. En el caso de la RM las trabajadoras embarazadas no deben:

a. Entrar en al sala de RM en ningún momento
b. Acercarse a la máquina para posicionar al paciente
c. Permanecer en la sala durante la adquisición de la imagen
d. Trabajar en la unidad de RM

652. Qué tipo de contrastes se emplean en Radiodiagnóstico:

a. Positivos
b. Negativos
c. Ambos
d. Ninguno de los dos

653. El denominado síndrome de irradiación se caracteriza por ser:

a. Un síndrome medular con aplasia
b. Un síndrome gastrointestinal con vómitos, diarrea y hemorragia digestiva
c. Un síndrome cerebro-vascular
d. Las tres cosas

654. En condiciones normales, cuál es el contenido del espacio pleural:

a. Líquido
b. Aire
c. Grasa
d. Ninguno, es un espacio virtual

655. Los Rayos X fueron descubiertos por Wilhelm Conrad Roentgen en:

a. 1895
b. 1785
c. 1835
d. 1900

656. Habitualmente las longitudes de onda de los Rayos X se miden en:

a. Milímetros/segundo
b. Micras
c. Nanómetros
d. Hertzios

657. Para poder valorar el test de Risser (de maduración ósea) hay que realizar una radiografía de:

a. mano
b. escápula
c. crestas ilíacas
d. rótula

658. Los contrastes yodados hidro-solubles se emplean para el estudio de:

a. Exploraciones de aparato urinario
b. Aparato reproductor femenino
c. Tubo digestivo
d. Los tres

659. Los efectos biológicos deterministas de las radiaciones ionizantes:

a. Tienen una dosis umbral por encima de la cual aparecen
b. Su gravedad no depende de la dosis recibida, sino del momento biológico en que se produzcan
c. Solo aparecen muy tardíamente
d. Son aleatorios

660. En qué exploraciones se ven habitualmente y en condiciones normales los ligamentos de Cooper:

a. En las proyecciones oblicuas de columna dorsal
b. En las mamografías
c. En las proyecciones axiales de hombro
d. En la proyección lateral de calcáneo

661. La apófisis coronoides se encuentra en:

a. Maxilar inferior
b. Cúbito
c. Son correctas A y B
d. Escápula

662. La densidad de una película radiográfica tras una exposición a RX depende de:

a. Los mAs
b. Los Kv
c. Ambos
d. Ninguno de los dos

663. En TC la calidad de la imagen depende de:

a. Resolución espacial
b. Ruido del sistema
c. Linearidad
d. Todas las anteriores

664. Para qué se realiza la proyección de Clementschistch:

a. Para el estudio de la mandíbula
b. Para la valoración de la charnela lumbo-sacra
c. Para el estudio de las apófisis espinosas de las vértebras
d. Para el estudio de la articulación tibio-astragalina

665. La borrosidad geométrica de la imagen disminuye al:

a. Disminuir el tamaño del foco
b. Disminuir la distancia objeto-película
c. Ambas influyen
d. Ninguna de las dos

666. En un tubo de Rayos X el filamento se encuentra en:

a. El ánodo
b. El cátodo
c. En ambos
d. El tubo de rayos X no tiene filamento

667. Para visualizar la articulación subastragalina mediante una proyección de Broden es necesario una rotación interna de 45º, pie en ángulo recto respecto a la pierna y el tubo debe inclinarse:

a. Unos 15º caudo-craneal
b. Unos 15º cráneo-caudal
c. Unos 40º caudo-craneal
d. 0º, el tubo no debe inclinarse

668. Variación de la longitud de onda de cualquier tipo de onda emitida o recibida por un objeto en movimiento:

a. Efecto speed
b. Efecto Doppler
c. Efecto Andrews
d. Efecto Diffusse

669. En las exploraciones realizadas en un quirófano con un arco quirúrgico es un principio fundamental:

a. Emplear chasis de gran tamaño para asegurar la exploración
b. Aumentar los Kv
c. Colocar el intensificador arriba y el tubo abajo
d. Aumentar la distancia foco-placa

670. Para realizar la filtración del haz de rayos se emplean filtros de:

a. Aluminio
b. Hierro
c. Molibdeno
d. Son correctas A y C

671. Son elementos básicos de un PACS:

a. Recepción o volcado de la imagen
b. Archivo informático
c. Transmisión de la imagen
d. Los tres

672. En el cerebro, la comunicación entre los ventrículos laterales y el III ventrículo se realiza a través de:

a. Agujeros de Magendie
b. Acueducto de Silvio
c. Agujeros de Monro
d. Agujeros de Luschka

673. Qué contraste se utiliza en RM:

a. Hidrosoluble no iónico
b. Hidrosoluble iónico
c. Sulfato de meglumina
d. Gadolinio

674. La vigilancia y control sanitario de los trabajadores expuestos es realizada por:

a. Servicio de Medicina Interna
b. Servicio de Medicina Preventiva
c. Servicio de Prevención de riesgos Laborales
d. Son correctas A y B

675. Qué fenómenos físicos de la RM pueden causar daño:

a. El campo magnético estático generado por el imán principal
b. Los campos magnéticos variables generados por las bobinas de gradientes
c. La radiofrecuencia (RF)
d. Todas las anteriores

676. En una radiografía PA de tórax son criterios de calidad:

a. Simetría de ambas cabezas claviculares respecto a la columna
b. Equidistancia superior e inferior de vértices y recesos pleurales
c. Insinuación de columna dorsal en área retrocardíaca
d. Todos los anteriores

677. Qué es la impedancia acústica:

a. La resistencia del medio a la propagación de la onda sonora
b. La longitud de onda del sonido
c. La intensidad del haz de ultrasonidos
d. La focalización del haz de ultrasonidos

678. Para poder identificar las cisuras pulmonares en una radiografía de tórax deben ser:

a. Paralelas al haz de rayos X
b. Perpendiculares al haz de rayos
c. Tangentes al haz de rayos
d. Oblicuas al haz de rayos

679. Se han considerado desventajas de la imagen digital:

a. Limitada resolución espacial
b. Presencia de artefactos en las zonas de cambio brusco de contraste ('efecto de halo')
c. Ambas
d. Ninguna de las dos

680. En la proyección oblicua de columna cervical, con el paciente mirando hacia el tubo, qué agujeros de conjunción se objetivan:

a. Los más próximos a la placa
b. Los más alejados de la placa
c. Los más próximos superiores y los más alejados inferiores
d. Ninguno

681. En mamografía, para realizar la proyección oblicua medio-lateral Cuántos grados hay que inclinar lateralmente el tubo:

a. Varían según la altura del paciente
b. Varían según el tamaño de la mama
c. 60
d. 45

682. Velocidad media estimada del ultrasonido en los tejidos del organismo:

a. 7.500 cm/seg
b. 750 m/seg
c. 1540 m/seg
d. 30.000 m/seg

683. Qué tipo de radiología necesita de un digitalizador como paso intermedio:

a. Radiología convencional o analógica
b. Radiología digital indirecta (CR)
c. Radiología digital directa (DR)
d. Ninguna de las anteriores

684. Ante la sospecha de un neumotórax Qué proyección está más indicada:

a. PA de tórax en decúbito prono
b. PA de tórax en espiración
c. Decúbito lateral de tórax
d. PA de tórax en expiración

685. Los dosímetros de muñeca están diseñados para la medida de:

a. Dosis equivalente personal superficial
b. Dosis equivalente personal superficial y profunda
c. Dosis equivalente personal profunda
d. La discriminación de la energía de la radiación incidente

686. La proyección de la muñeca con la mano pronada, puño cerrado y desviación cubital se denomina:

a. Proyección de Sneck
b. Proyección de Taurus
c. Proyección del puño
d. Proyección cerrada

687. Qué aplicación tiene la proyección de Walter-Müller:

a. Evaluar la relación de los sesamoideos con el primer metatarsiano
b. Valoración de ángulo de hallux-valgus
c. Valoración de los senos paranasales
d. Estudio de la hendidura esfenoidal

688. El campo magnético de los imanes fijos de la RM se mide en teslas, a cuántos gauss equivale un tesla:

a. 10.000
b. 20.000
c. 30.000
d. 40.000

689. Dónde se encuentra el olécranon:

a. En el radio
b. En el cúbito
c. En el húmero
d. En la tibia

690. En Radiología, las unidades que se representan por HU se emplean para cuantificar:

a. La dispersión/almacenamiento de calor en el tubo
b. La absorción de un tejido en TC
c. La luminosidad de las pantallas de refuerzo
d. Son correctas A y B

691. En ecografía, la frecuencia del transductor es inversamente proporcional a:

a. Poder de penetración
b. Calidad de la imagen global
c. Ganancia
d. Aparición de artefactos

692. Es una modalidad de aplicación clínica de los ultrasonidos:

a. Modo A
b. Modo B
c. Modo M
d. Las tres

693. Qué es DICOM:

a. Una recomendación de uso de estándares existentes
b. Un estándar de dosimetría radiológica
c. Un estándar para el intercambio de imágenes médicas
d. Un estándar de medidas de radioprotección

694. En qué proyección radiológica se objetiva el denominado perro de La Chapelle:

a. Oblicua de columna lumbar
b. Oblicua de columna dorsal
c. Oblicua de columna cervical
d. Son correctas A y B

695. En qué principio se basa la producción de ultrasonidos:

a. Efecto Coptom
b. Efecto Edison
c. Efecto piezoeléctrico
d. Efecto Wilson

696. Anatómicamente En cuántos segmentos está dividido el pulmón derecho:

a. 3   b. 12   c. 10   d. 2

697. Estudio del colon con doble contraste, bario y aire:

a. Karman
b. Fischer
c. Magulis
d. Edeiken

698. La arteria mesentérica superior es rama de:

a. La aorta
b. De la arteria esplénica
c. De la arteria ilíaca primitiva
d. Del tronco celíaco

699. En mamografía, se debe realizar una adecuada compresión para:

a. Reducir la dosis de radiación
b. Aumentar el contraste de la imagen
c. Disminuir la borrosidad geométrica
d. Las tres cosas

700. La matriz de una imagen digital está formada por pixels. La profundidad de los pixels define la amplitud de la escala de grises de la imagen. Esa profundidad se mide:

a. En Bytes   b. En bits
c. En voxels   d. En micras

701 **B**	726 **B**	751 **D**	776 **C**
702 **B**	727 **D**	752 **B**	777 **A**
703 **A**	728 **B**	753 **B**	778 **B**
704 **D**	729 **C**	754 **D**	779 **A**
705 **C**	730 **C**	755 **B**	780 **C**
706 **D**	731 **C**	756 **C**	781 **C**
707 **B**	732 **A**	757 **C**	782 **B**
708 **D**	733 **C**	758 **C**	783 **C**
709 **D**	734 **B**	759 **A**	784 **B**
710 **B**	735 **D**	760 **D**	785 **D**
711 **C**	736 **C**	761 **D**	786 **C**
712 **B**	737 **D**	762 **A**	787 **A**
713 **A**	738 **A**	763 **C**	788 **C**
714 **A**	739 **B**	764 **A**	789 **D**
715 **A**	740 **C**	765 **B**	790 **B**
716 **B**	741 **C**	766 **C**	791 **A**
717 **D**	742 **B**	767 **B**	792 **B**
718 **C**	743 **C**	768 **C**	793 **C**
719 **A**	744 **D**	769 **D**	794 **A**
720 **D**	745 **D**	770 **D**	795 **C**
721 **D**	746 **C**	771 **D**	796 **A**
722 **C**	747 **C**	772 **D**	797 **A**
723 **C**	748 **D**	773 **D**	798 **B**
724 **D**	749 **D**	774 **D**	799 **B**
725 **D**	750 **A**	775 **B**	800 **C**

Fallos:

701. Proyección más indicada para el estudio de la mastoides:

a. Lateral de cráneo
b. Proyección de Schüller
c. Proyección de Towne
d. Lateral de cavum

702. La adquisición de imágenes de alta calidad con la mínima exposición posible a la radiación se basa en la práctica del criterio:

a. AMPARA
b. ALARA
c. AMARA
d. ALAMA

703. En TC helicoidal se denomina pitch a:

a. El movimiento de la mesa por cada rotación dividido por el grosor del plano
b. El movimiento de la mesa por cada rotación dividido por la longitud de la mesa
c. El movimiento de la mesa por cada rotación dividido por el grosor del paciente
d. El pitch no tiene relación con TC helicoidal

704. La maniobra de Eklund se usa:

a. Para mejorar la visualización del tejido mamario en mujeres con prótesis retroglandular
b. Para mejorar la visualización del tejido mamario en mujeres con prótesis retropectoral
c. Para el estudio de mamas de gran tamaño
d. Son correctas A y B

705. Para evaluar radiológicamente a un paciente con dolor agudo se indicaba la 'serie abdominal'. Cuál de estas se considera la proyección de abdomen 'basica', a realizar en primer lugar:

a. AP en bipedestación
b. PA Tórax-Abdomen en bipedestación
c. Decúbito supino
d. Decúbito lateral izquierdo

706. La proyección lordótica sirve para:

a. Mejor valoración de los vértices pulmonares
b. Mejor valoración de las costillas y las articulaciones costo-vertebrales
c. Mejor valoración de las afecciones del lóbulo medio y/o de la língula
d. Son correctas A y C

707. En la exposición profesional a radiaciones ionizantes:

a. Se habla de irradiación externa cuando la sustancia radiactiva puede dispersarse en el ambiente y penetrar en el organismo por cualquier vía
b. El trabajador solo está expuesto a irradiación externa mientras la fuente de radiación está activa
c. El riesgo de irradiación externa es siempre más peligroso y grave que el de contaminación radiactiva
d. Las fuentes radiactivas no encapsuladas presentan únicamente riesgo de contaminación

708. En Radiología, la calidad de una imagen médica está condicionada por:

a. Resolución espacial
b. El contraste
c. Resolución temporal
d. Las tres

709. En el estudio de la mama cuál de estas proyecciones se considera adicional:

a. Intermamaria
b. Craneocaudal exagerada
c. Lateromedial
d. Las tres

710. El plano de Virchow es un plano de referencia en las exploraciones radiológicas de:

a. Vesícula biliar
b. Cráneo
c. Canal raquídeo
d. Ninguna de las anteriores

711. La proyección de Lamy (o de Neer) se emplea para el estudio radiológico de:

a. Cadera
b. Codo
c. Hombro
d. Rótula

712. La eminencia arcuata está en:

a. el fémur
b. el temporal
c. el isquion
d. el esfenoides

713. Proyecciones empleadas en radiología para el estudio de la flexibilidad del raquis en casos de escoliosis:

a. Test de Bending
b. Test de Adamius
c. Test de Marcius
d. Test de Logan

714. Con qué molécula de la célula es más frecuente y probable, debido a nuestra composición, que se dé la interacción de la radiación ionizante por acción indirecta:

a. Agua
b. Glucosa
c. ADN
d. Urea

715. El punto de referencia anatómico en los estudios radiográficos de los sesamoideos de los pies es:

a. Caput del primer dedo o dedo gordo (o articulación metatarsofalángica I)
b. Caput del segundo dedo
c. Zona proximal de la primera cuña
d. Zona proximal del hueso cuboides

716. Qué proyección se ilustra en la placa:

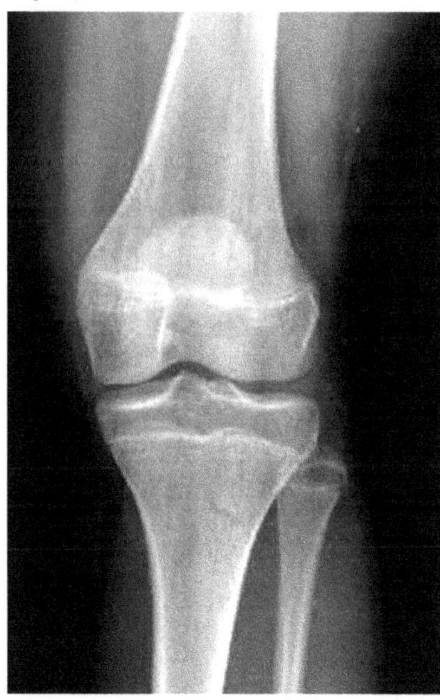

a. Lateral de pierna
b. A-P de rodilla
c. A-P de pierna
d. A-P de rótula

717. Sobre las radiaciones electromagnéticas, es FALSO:

a. Los rayos X se comportan como si fuesen partículas
b. La luz visible se comporta como una onda
c. Las radiofrecuencias poseen aplicaciones en imagen para el diagnóstico (RM)
d. La forma corpuscular de las radiaciones electromagnéticas se denomina spín

718. Qué resulta a nivel energético de la producción de pares:

a. Nada, ya que se absorbe toda la energía del fotón incidente, y se transforma en materia
b. Producción de dos electrones de igual carga
c. Producción de dos electrones de diferente carga
d. Radiación característica y aniquilación nuclear

719. Efectos directos de la radiación ionizante sobre macromoléculas (ADN, ARN, proteínas…) de la célula que pueden causar su muerte o es responsable generalmente de efectos:

a. Estocásticos y tardíos
b. Deterministas
c. Precoces
d. Ninguna de las tres

720. Qué efecto tardío sobre la piel ocasiona la radiación ionizante (radiodermitis):

a. Eritema
b. Descamación
c. Ampolla
d. Carcinoma o cáncer de piel

721. Cuántos tipos de base posee la molécula de ADN:

a. 10   b. 20   c. 5   d. 4

722. Respuesta adaptativa biológica que reducirá el número de casos de neoplasias (o que es saludable) por efectos de la radiación ionizante:

a. Cartexis   b. Deleción
c. Hormesis   d. Estocastia

723. Antes de llevar a cabo los exámenes radiográficos del tubo digestivo se debe realizar:

a. Una radiografía simple de abdomen
b. No se debe realizar la radiografía simple de abdomen, sino del tubo digestivo en el tramo que se corresponda
c. Una radiografía simple de abdomen y una preparación previa del paciente
d. Una ecografía abdominal

724. Qué célula de éstas posee una alta sensibilidad a la radiación:

a. Neuronas
b. Células musculares
c. Osteoblasto
d. Células madres de médula ósea roja

725. En el estudio radiográfico de la proyección A-P de húmero o brazo:

a. Colocar al/a la paciente en decúbito prono
b. Colocar el brazo en el centro del chasis, perpendicular al mismo
c. Se emplean generalmente formatos de placa 20 x 15 cm en sentido longitudinal
d. Debe observarse todo el húmero en A-P, epitróclea, epicóndilo y el troquín, aunque este último algo superpuesto entre el caput y el troquíter

726. En el examen radiográfico del hombro en la proyección anterior oblicua o del omóplato en 'Y', se visualiza algo análogo a esta letra debido a:

a. La superposición del troquíter con el cuello anatómico del húmero
b. La superposición del caput humeral con la escápula de perfil
c. La superposición del troquín con el cuello quirúrgico del húmero
d. La superposición del acromión del omóplato con el cuello anatómico del húmero

727. La filtración inherente en los tubos de rayos X para mamógrafos debe poseer un valor equivalente en mm de Al de:

a. 0,5   b. 1   c. 2,5   d. 0,1

728. Motivo fundamental de hacer una proyección radiográfica L de tórax:

a. Su complementariedad, ya que en la P-A no se observan bien las cúpulas diafragmáticas, especialmente la derecha
b. Su complementariedad, ya que los pulmones y el diafragma son oscurecidos por el corazón en la P-A aproximadamente en un tercio
c. Protocolos sistemáticos de los estudios
d. Resaltar a nivel histórico el logro radiológico, y por ello sistematizarse, ya que aporta poco o nada respecto a la P-A

729. Qué estudio radiográfico seriado de contraste es el que se ilustra:

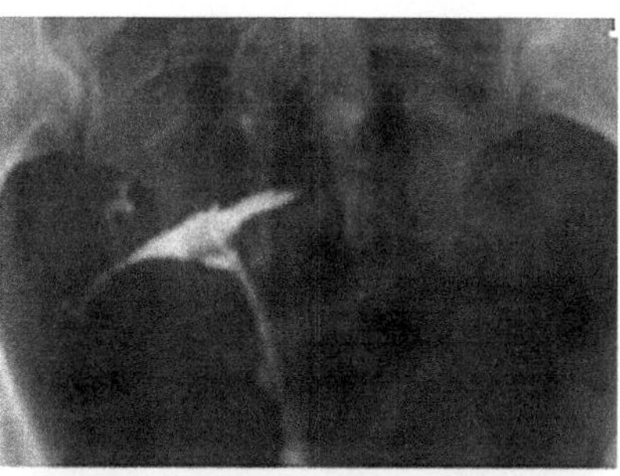

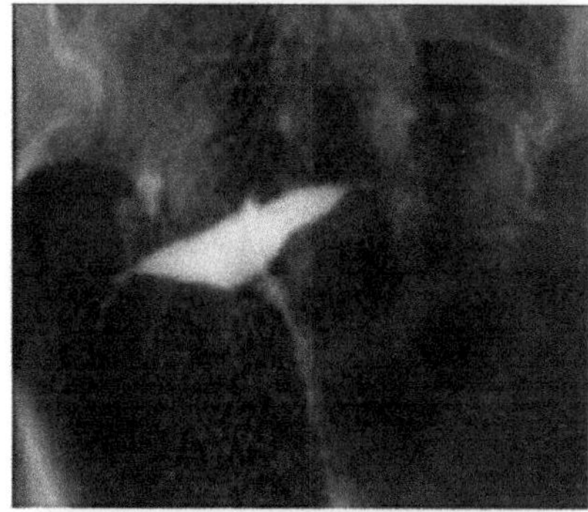

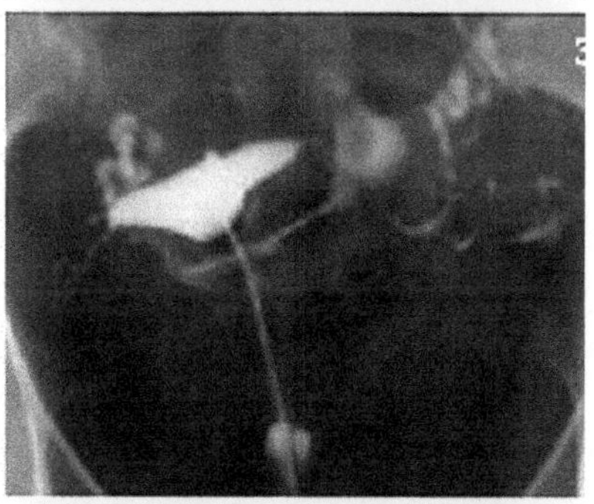

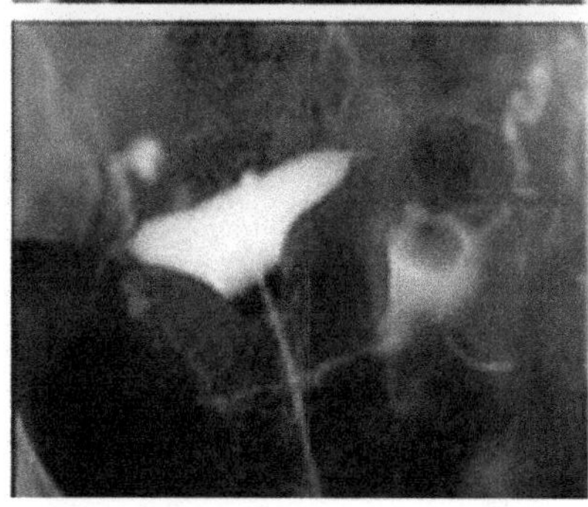

a. Urografía intravenosa
b. Prostatografía
c. Histerosalpingografía
d. Fistulografía

730. Objetivo principal de una mamografía de proyección magnificada:

a. Ver con más detalle los elementos adiposos de la mama
b. Ver con más detalle (modo zoom) todos los elementos de la mama
c. Identificar con mayor claridad microcalcificaciones en la mama
d. Disminuir a la mitad la dosis que recibe la paciente

731. En la proyección radiográfica A-P de columna cervical:

a. Se observarán desde la primera hasta la séptima vértebra cervical
b. Deben observarse con cierta rotación los cuerpos vertebrales de las vértebras cervicales
c. Deben aparecer los espacios discales e interpediculares despejados de las vértebras que deben observarse normalmente en el examen
d. Aparecerán la mandíbula y la base del cráneo sin superposiciones

732. El rayo central en la proyección radiográfica A-P transoral de las primeras vértebras debe incidir:

a. En el centro de la boca (quedando esta abierta)
b. En C4
c. En la zona media del mentón
d. En la articulación C3-C4

733. El resplandor o post-brillo de una pantalla intensificadora se origina por:

a. Luminiscencia
b. Fluorescencia
c. Fosforescencia
d. Termoluminiscencia

734. Cuándo está especialmente indicado el examen radiográfico del brazo en proyección L transtorácica:

a. Cuando exista fractura del húmero del miembro contralateral
b. Cuando esté contraindicada la rotación del brazo en las proyecciones básicas
c. Cuando exista sospecha de fisura del epicóndilo
d. Cuando exista sospecha de fractura de la zona distal del húmero

735. Las dosis de radiación ionizante sujetas a una dosis umbral se denominan (relación lineal dosis-respuesta):

a. Estocásticas
b. Aleatorias
c. Instantáneas
d. Deterministas

736. Dos átomos radiactivos con igual número atómico e igual número másico, pero diferente estado energético a nivel nuclear son:

a. Isóbaros
b. Isótopos
c. Isómeros
d. Isótonos

737. En dosimetría personal con sensibilidad y precisión, a pesar de que no dejan documento gráfico, pues se borran al ser calentados, se usan los dosímetros:

a. De película
b. Calorimétricos
c. De bolsillo
d. De termoluminiscencia

738. Respecto a las leucemias radioinducidas, es FALSO:

a. Se dan con dosis umbral (efecto determinista)
b. Se dan por efectos tardíos de la radiación
c. Poseen un período de latencia promedio de 5 años
d. No es la única manifestación de carcinogénesis por efecto de la radiación en las personas

739. Qué le ocurre al fotón X incidente que interacciona con un átomo al producir el efecto fotoeléctrico:

a. No arranca ningún electrón del átomo, aunque integra su energía en el mismo
b. Se absorbe totalmente
c. Produce un comptonelectrón
d. Origina dos pares de partículas beta, una positiva y otra negativa

740. A partir de qué edades aproximadamente deben iniciarse los exámenes mediante mamografías, en mujeres en general como medio de prevención:

a. 15-25 años
b. 25-35 años
c. 35-50 años
d. 55-60 años

741. Respecto a los criterios de calidad de la proyección radiográfica A-P transoral de las primeras vértebras, es FALSO:

a. La observación del atlas y del axis a través de la boca
b. La visualización de la apófisis odontoides
c. La observación con nitidez y sin superposición de la arcada dentaria superior
d. La visualización de la articulación atloaxoidea

742. Sobre la proyección radiográfica L del dedo pulgar, es FALSO:

a. En enfermo se acomodará en la posición de sentado
b. Se girará la mano hasta alcanzar la supinación apoyando el dorso sobre la camilla
c. El punto de referencia de centrado es la articulación metacarpofalángica I o del pulgar
d. El pulgar se posicionará tocando la mesa su borde lateral

743. La energía de un fotón electromagnético es directamente proporcional a su:

a. Velocidad
b. Longitud de onda
c. Frecuencia
d. Constante de Plank

744. Qué estructuras anatómicas óseas o blandas NO se deben visualizar si está realizada correcta la placa radiográfica P-A de tórax:

a. Sombra de los músculos esternocleidomastoideos con densidad agua especialmente en cuello y vértices pulmonares
b. Pliegues axilares
c. Ambas clavículas en su totalidad
d. Esternón en su totalidad

745. Qué proyección de estudios radiográficos de pie se hace en carga:

a. Proyección oblicua con rotación medial o con rotación interna
b. Proyección oblicua con rotación lateral o con rotación externa
c. Proyección de Years
d. Proyección A-P y/o Proyección L

746. Cuál es el motivo de la emisión rápida de luz en la fluorescencia, si el electrón excitado por un estímulo:

a. Vuelve al estado fundamental al dar 10 vueltas sobre el núcleo atómico
b. Es excitado rápidamente por el núcleo atómico, soltando la energía lumínica
c. Vuelve al estado fundamental al dar sólo una vuelta al átomo
d. Es excitado por una fuente externa de tipo térmico, que lo vuelve rápidamente al estado fundamental

747. 'Las dosis de radiación deben ser tan bajas como razonablemente sea posible':

a. Hormesis
b. ACLARA
c. ALARA
d. RAD-REM

748. Los brazos que forman la 'Y' en la proyección anterior oblicua de hombro lo constituyen:

a. Caput humeral y apófisis coracoides
b. Apófisis coracoides y troquín
c. Troquín y acromión
d. Apófisis coracoides y acromión

749. Tipo de receptor de imagen más empleado en mamografía no digital:

a. Película de exposición directa
b. Película de exposición indirecta
c. Xerorradiografía
d. Pantalla-película

750. Qué energía (en KeV) poseen los fotones gamma emitidos por desintegración del Tc99m:

a. 140
b. 250
c. Es variable, yendo de 100 a 300
d. 750

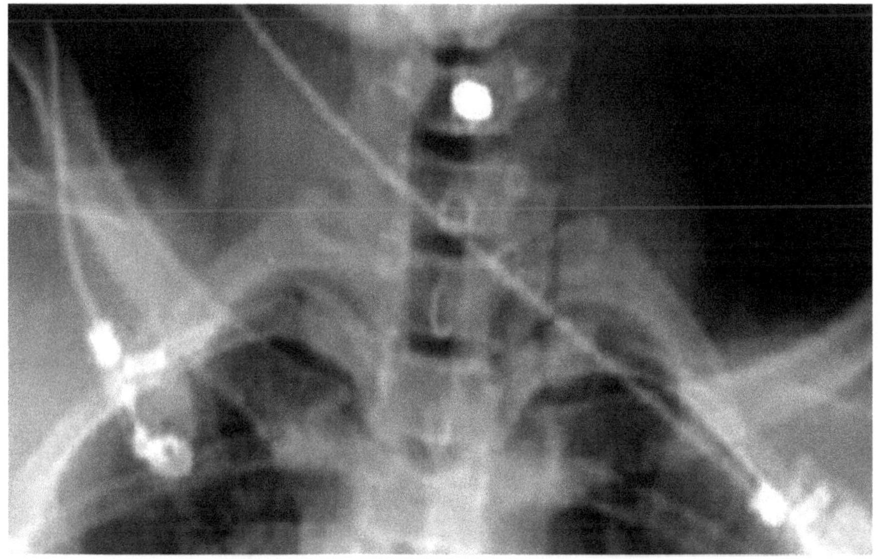

751. En el estudio radiológico de cuello de la imagen superior se observa especialmente:

a. Cuello con densidades normales a nivel de estructuras anatómicas
b. Cuello con densidades anormales a nivel de estructuras anatómicas
c. Cuerpo extraño de escasa densidad
d. Cuerpo extraño de gran densidad

752. Sobre la cistografía en A-P:

a. Es un estudio de contraste de la vejiga urinaria, uréteres y pelvis renales
b. Se debe angular el tubo con una inclinación caudal del haz de 15°, e incidirá unos 5 cm por arriba de la sínfisis púbica
c. La vejiga debe observarse en un lateral de la placa
d. Los huesos del pubis quedan algo superpuestos con la vejiga

753. Efecto que produce la acción de la radiación ionizante sobre la molécula de agua:

a. Radiohidrólisis del agua
b. Radiólisis del agua
c. Electrólisis del agua
d. Apoptosis del agua

754. Exposición a las radiaciones ionizantes asociadas a la actividad laboral de un individuo:

a. Laboral
b. Técnica
c. Médica o sanitaria
d. Profesional u ocupacional

755. Examen radiológico del aparato urinario, método de elección en adultos, empleando un medio de contraste administrado por vía intravenosa:

a. Cistografía
b. Urografía IV
c. Pielografía retrógrada
d. Cistouretrografía

756. Qué efectos de los que se enuncian por interacción de la radiación X con la materia son de interés en Radiodiagnóstico:

a. Efecto Compton y dispersión clásica
b. Dispersión Thompson y efecto fotoeléctrico
c. Efecto Compton y efecto fotoeléctrico
d. Dispersión de pares (producción de pares)

757. Qué composición poseen los cristales empleados en dosimetría por efecto de termoluminiscencia:

a. Estilbeno
b. Antraceno
c. Fluoruro de litio
d. Yoduro potásico

758. Dónde se inyecta el contraste radiopaco en la pielografía retrógrada:

a. Intravenoso
b. Oral
c. Intraureteral mediante catéter a través de los orificios vesicouretrales
d. Nasal

759. Cuál de estas radiaciones electromagnéticas tiene menor □ (longitud de onda):

a. X
b. Ultravioleta
c. Infrarroja
d. Luz visible

760. Qué dos puntos une la línea infraorbitaria en la cabeza:

a. El conducto auditivo interno con la glabela
b. El seno paranasal con el acantión
c. El conducto auditivo externo con el mentón
d. El conducto auditivo externo con el centro del borde orbitario inferior

761. Qué formato de placa se emplea en el estudio radiográfico del canal carpiano en proyección axial o tangencial:

a. 24 x 34 cm
b. 20 x 35 cm
c. 30 x 35 cm
d. 18 x 24 cm

762. Qué ratio o relación poseen las rejillas de láminas móviles empleadas en mamografía:

a. 4:1 o 5:1 enfocadas a la DFI
b. 1:1 o 2:1 enfocadas a la DFI
c. 2:1 o 3:1 enfocadas a la DFI
d. 6:1 o 7:1 enfocadas a la DFI

763. La exposición dosimétrica medida en mR/h indica un valor de:

a. Pulso
b. Calidad
c. Tasa
d. Frecuencia

764. En el examen radiográfico de cráneo en la proyección de Schuller I:

a. Qué el tubo debe angularse caudalmente 25° a 30°, dependiendo más o menos de la morfología de la cabeza del/de la paciente
b. No deben visualizarse ni peñascos ni la articulación de la mandíbula
c. Posicionar al/a la paciente en la camilla apoyando un lado del cuerpo, estando la cabeza en A-P
d. La distancia foco-piel es de 1,5 m y el/la paciente no debe moverse ni respirar

765. Qué estudios radiográficos de rodilla valora de forma idónea las alteraciones de la estática tales como el genus varo y el genus valgo:

a. Proyección L de rótula
b. Proyecciones de rodillas en carga
c. Proyección A-P de rodilla
d. Proyección L de rodilla

766. Qué estructura anatómica es:

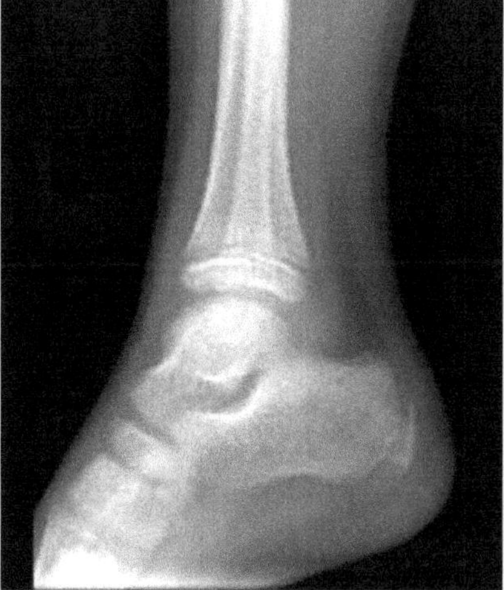

a. L de pierna
b. L de pie
c. L de tobillo
d. L de calcáneo

767. Un electrón con alta velocidad emitido por un núcleo atómico es una radiación:

a. Alfa
b. Beta-
c. Beta+
d. Un protón reconvertido

768. Hacia qué zona se hace incidir el rayo central en un estudio radiográfico de la articulación lumbosacra en proyección axial AP:

a. Zona intermedia entre la cresta ilíaca y la espina ilíaca anterosuperior del mismo lado

b. Sobre la línea media en un punto intermedio entre ambas crestas ilíacas y las espinas ilíacas anterosuperiores

c. Sobre la línea media en un punto intermedio entre ambas crestas ilíacas y las espinas ilíaca anterosuperiores, angulando cefálicamente el mismo 30º en varones y 35º en mujeres

d. En la sínfisis púbica, angulando el rayo central (el tubo de rayos X) 30º en varones y 35º en mujeres

769. Un cromosoma o cromátida sufre una rotura con pérdida de un fragmento por acción de la radiación ionizante (u otro mutágeno):

a. Inversión   b. Traslocación
c. Adhesividad   d. Deleción

770. Cuál es el punto de centrado de referencia en el estudio radiográfico de la proyección A-P o P-A de las articulaciones acromioclaviculares:

a. La interlínea articular externa o lateral de la articulación

b. La interlínea articular interna o medial de la articulación

c. Zona media de una de las clavículas

d. Zona media de la horquilla esternal

771. Este estudio radiológico es:

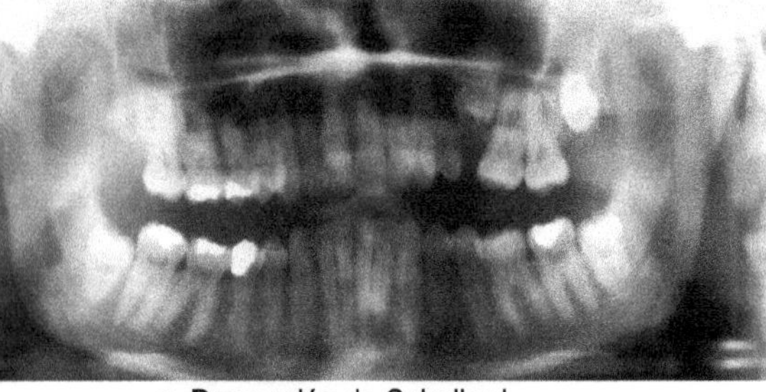

a. Proyección de Schuller I
b. Proyección de Schuller II
c. Proyección de Waters
d. Un Panorex

772. Examen radiográfico para valorar la existencia o no de pie cavo:

a. Proyección A-P de pie
b. Proyección A-P de pie en carga
c. Proyección L de pie
d. Proyección L de pie en carga

773. Sobre los radicales libres que surgen como consecuencia de la interacción de la radiación ionizante con la molécula de agua de nuestro organismo, es FALSO:

a. Sus efectos son indirectos
b. No son iones
c. Pueden originar moléculas de agua oxigenada
d. Son escasamente reactivos químicamente

774. Cuántas vértebras deben presentarse normalmente en un estudio radiográfico en proyección P-A o A-P del raquis dorsal:

a. 9   b. 10   c. 11   d. 12

775. Sobre la proyección de rodilla en carga:

a. Valora degeneraciones de la cavidad articular de la rodilla, como la gonartrosis

b. Se trata de un examen bilateral y comparado de rodilla

c. Se sitúa al paciente en decúbito supino en la camilla horizontal, apoyando la zona ventral de ambos miembros sobre el chasis

d. Son ciertas A y C

776. La densidad aire se observará en la proyección radiográfica A-P de abdomen a nivel patológico:

a. Estómago
b. Intestino delgado y grueso
c. Como gas libre en la cavidad peritoneal (o abdominal)
d. Nada de lo anterior es cierto

777. Fuente de irradiación más frecuente en Medicina Nuclear:

a. El/la paciente
b. La unidad o equipo
c. El/la operador/a
d. El/la médico/a nuclear

778. Cantidad o cuantos (quantum) energéticos de las radiaciones electromagnéticas:

a. Bosones
b. Fotones
c. Leptones
d. Mesones

779. La línea glabeolomeatal une la glabela con...

a. el conducto auditivo externo
b. el acantión
c. el nasión
d. el mentón

780. Qué zonas anatómicas se estudian con una histerosalpingografía:

a. Vagina, cuello uterino, útero, endometrio y trompas de Falopio

b. Vagina, cuello uterino, útero, endometrio, trompas de Falopio y ovarios

c. Útero y trompas de Falopio

d. Útero, trompas de Falopio y ovarios

781. El efecto Compton consiste en que un fotón:

a. ...aumente su longitud de onda al chocar contra otro fotón

b. ...disminuya su longitud de onda al chocar contra otro fotón

c. ...aumente su longitud de onda al chocar contra un electrón

d. ...disminuya su longitud de onda al chocar contra un electrón

782. Qué elementos radiactivos son capaces de emitir radiación alfa:

a. La mayoría de radioisótopos
b. Los que poseen mucha masa nuclear (pesados)
c. Los que poseen mediana masa nuclear (levemente ligeros)
d. Los que poseen escasa masa nuclear (ligeros)

783. Qué proyección se ilustra:

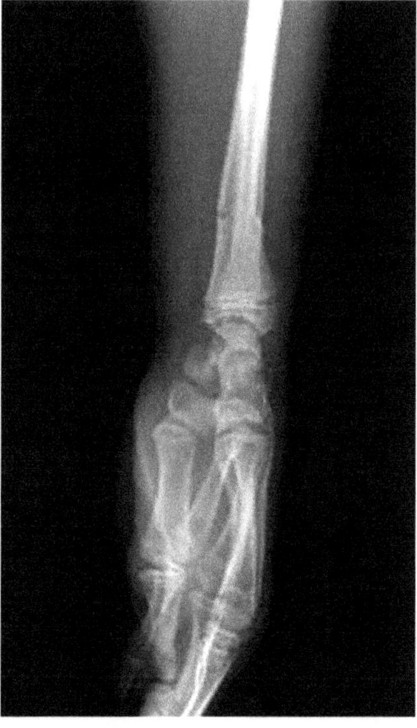

a. L de antebrazo
b. L de codo
c. L de muñeca
d. AP de muñeca

784. Cuál de estos estudios es tomográfico:

a. Ecodoppler color cerebral
b. SPECT
c. Proyección radiográfica especial de Schuller III
d. Gammagrafía de perfusión cerebral

785. Sobre el examen radiográfico del codo en proyección lateral:

a. Se flexiona el codo unos 45 grados

b. Se debe alinear el eje longitudinal del chasis con el eje longitudinal del brazo

c. El punto anatómico de referencia es la apófisis coronoides del cúbito

d. Se debe apoyar la parte interior del brazo sobre el chasis y el pulgar de la mano apuntando hacia arriba

786. Qué partículas se originan en el efecto de interacción de la radiación con la materia denominado producción de pares:

a. Protón y neutrón
b. Protón y electrón
c. Positrón y electrón
d. Neutrón y electrón

787. Qué estudio radiográfico seriado de contraste del aparato urinario es éste:

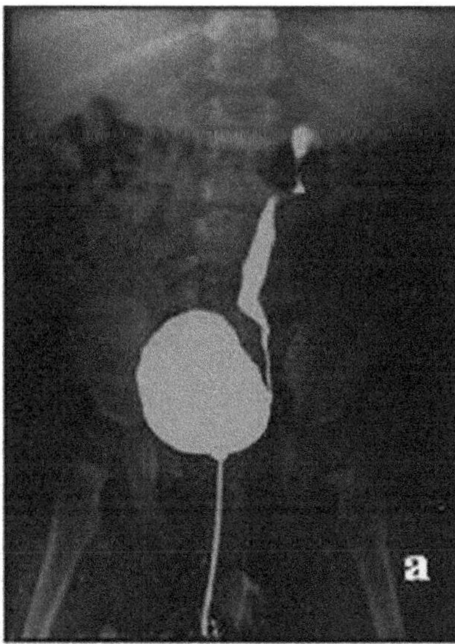

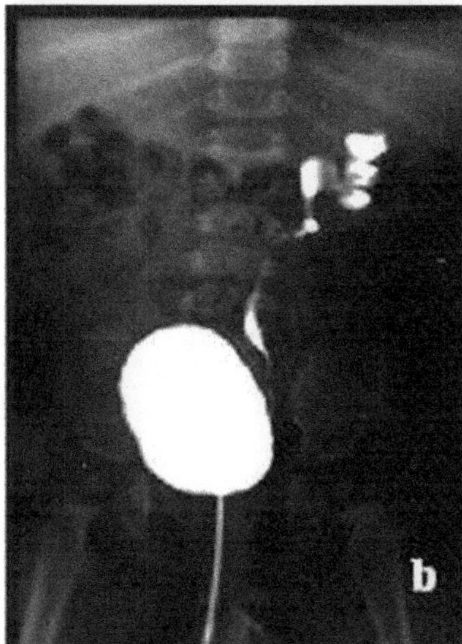

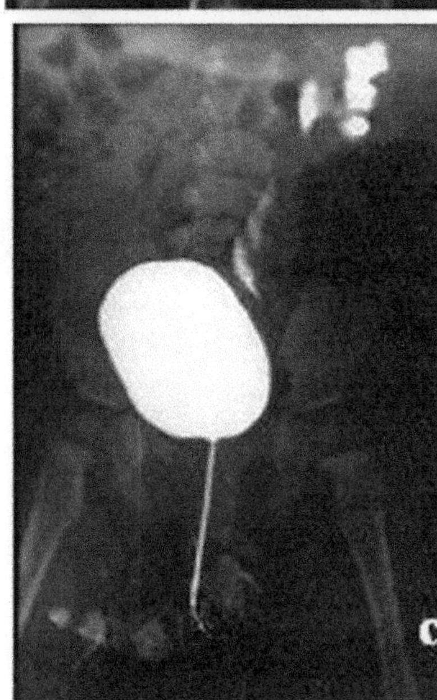

a. CUMS (cistouretrografía miccional seriada)
b. Nefrotomografía
c. Urografía intravenosa
d. Cistografía

788. Respecto a la urografía intravenosa, es FALSO:

a. En la fase pielográfica el contraste opacifica pelvis y cálices renales
b. Antes de iniciarla se tiene que hacer una radiografía simple de abdomen en decúbito supino
c. El rayo central incidirá en la zona media de la sínfisis del pubis
d. El contraste se elimina en su totalidad por vía urinaria

789. En el estudio radiográfico de la proyección P-A de la mano, es FALSO:

a. El/la enfermo/a generalmente se posiciona sentado/a
b. La mano se apoya en prono sobre el chasis con los dedos separados y en ligera extensión
c. El codo se flexiona aproximadamente 90°
d. El punto anatómico de referencia es el centro de la hilera proximal de los huesecillos del carpo

790. Qué angulación caudal debe de llevar el rayo central en los estudios radiográficos de cóccix en la proyección A-P:

a. Estos exámenes no deben de llevar ningún tipo de angulación
b. 10°
c. 20°
d. 30°

791. Cualquier pared de una sala de Radiodiagnóstico debidamente protegida a la que se dirige el haz útil, es una barrera de tipo:

a. Primario
b. Secundario
c. Terciario
d. Del recinto, no de la sala

792. Qué espectro de emisión de fotones (en KeV) más notable emite un tubo de rayos X de un mamógrafo con diana de molibdeno y filtro de molibdeno:

a. 10-12
b. 19-20
c. 30-32
d. 40-45

793. El seguimiento de una histerosalpingografía se realiza mediante:

a. Radiografía simple de abdomen en decúbito supino
b. Seriación radiográfica
c. Radioscopia
d. Topograma

794. Qué detector dosimétrico no emplea el efecto ionizante para la medición de la cantidad de radiación:

a. Detector de centelleo
b. Cámara de ionización
c. Contador proporcional
d. Detector Geiger-Müller

795. Qué autores mejoraron las técnicas mamográficas con disminución de dosis a las pacientes mediante el empleo de la xerorradiografía mamaria en contraposición del uso de películas de exposición directa:

a. Robert y Egan
b. Elscint y Kovac
c. Wolf y Ruzicka
d. Bergonié y Triboundeau

796. En la nomenclatura o notación química de un elemento químico o isótopo, la masa atómica (o número másico) se describe con la letra o letras:

a. A
b. M
c. MA
d. Q

797. En qué unidad o unidades se mide habitualmente la dosis que reciben los/as operadores/as de aparatos de rayos X:

a. En Sv (o submúltiplos) o en rem
b. En Gy o R
c. En Bq o mCi
d. En R o rad

798. Cuál es el punto anatómico de referencia para llevar a cabo un adecuado centrado en un estudio radiográfico de tobillo en proyección A-P:

a. Borde inferior del astrágalo
b. Zona media entre maleolo externo e interno
c. Zona distal del calcáneo
d. Zona media de la diáfisis tibial

799. Si tenemos 100 átomos radiactivos idénticos y estos poseen un T1/2 de 1 día, cuántos átomos estables se habrán obtenido a nivel nuclear pasados 2 días:

a. 50
b. 25
c. 75
d. 90

800. En qué posición debe colocarse la paciente después de la radiografía preliminar, en una histerosalpingografía:

a. Decúbito supino
b. Decúbito prono
c. Litotomía o cistoscópica
d. Fowler o topográfica

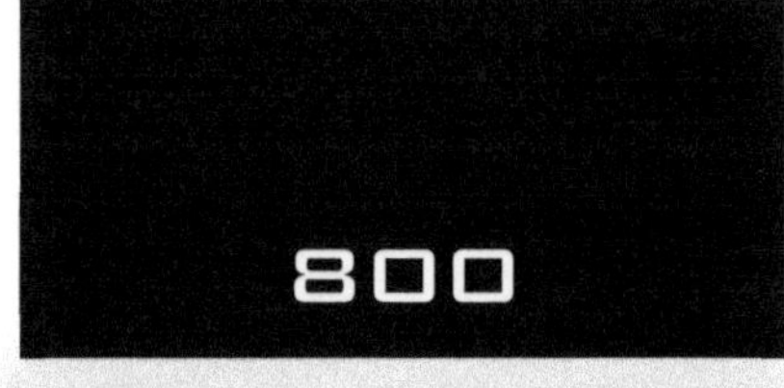

801 D	826 C	851 A	876 B
802 B	827 D	852 A	877 C
803 D	828 A	853 D	878 C
804 B	829 A	854 C	879 A
805 C	830 C	855 A	880 B
806 A	831 A	856 C	881 C
807 C	832 D	857 B	882 B
808 B	833 A	858 C	883 B
809 C	834 C	859 D	884 B
810 A	835 D	860 D	885 B
811 C	836 D	861 C	886 B
812 C	837 A	862 C	887 D
813 D	838 A	863 D	888 C
814 D	839 C	864 C	889 A
815 C	840 A	865 C	890 C
816 A	841 D	866 B	891 C
817 A	842 A	867 B	892 B
818 D	843 B	868 B	893 D
819 D	844 D	869 B	894 A
820 A	845 C	870 B	895 C
821 B	846 A	871 D	896 C
822 C	847 B	872 A	897 B
823 B	848 B	873 A	898 B
824 C	849 A	874 C	899 C
825 B	850 C	875 B	900 C

FALLOS:

801. En un examen radiográfico de cráneo con la proyección submentovertical se pretende observar:

a. Suelo de las órbitas
b. Senos paranasales
c. Cuerpos extraños en las órbitas (si los hubiese)
d. Base del cráneo

802. Proyección radiológica de cráneo idónea para visualizar adecuadamente los senos maxilares o paranasales:

a. Schuller II
b. Waters
c. Granger
d. Rhise

803. Cómo actúa la cisteína sobre los efectos de la radiación ionizante a nivel orgánico:

a. Indiferente (radiosensibilidad indiferente)
b. Aumentándolos fuertemente (radiosensibilizador potente)
c. Aumentándolos levemente (radiosensibilizador moderado)
d. Protegiéndonos (radioprotector)

804. Dónde debe incidir el haz central en un estudio radiográfico de los huesos propios de la nariz:

a. Nasión, 2 cm proximales, hacia las coanas
b. Nasión, 2 cm distales
c. Acantión, 2 cm distales
d. Acantión, 1 cm distal

805. El empleo de rejillas en la mamografía se debe a:

a. el empleo de bajo Kv en la técnica
b. el empleo del escaso mAs
c. la mejora de contraste, aunque se aumente la dosis a la paciente
d. la mejora de contraste, minimizando la dosis a la paciente

806. Qué partícula atómica, en cuanto a la cantidad (más o menos de lo adecuado) que exista en un átomo, es considerada factor importante que afecta a la estabilidad nuclear:

a. Neutrón
b. Protón
c. Electrón
d. Neutrino

807. Dónde incide el rayo central en el estudio radiográfico de cráneo en la proyección de Waters:

a. Nasión
b. Gonión
c. Acantión
d. Mentón

808. Qué formato es el más empleado en exposiciones radiográficas de la pierna en proyección L:

a. 23 X 35 cm en sentido longitudinal
b. 35 x 43 cm en sentido longitudinal
c. 25 x 30 cm en sentido longitudinal
d. 24 x 30 cm en sentido longitudinal

809. Qué importancia posee la compresión en un estudio mamográfico:

a. Un grueso menos uniforme y por tanto contrastado
b. Angustia a la paciente y por ello aumenta la borrosidad cinética
c. Separa los tejidos, reduciendo su superposición, así como inmoviliza la mama
d. No mejora la protección radiológica, ya que aumenta la dosis a la paciente por el hecho de comprimirse

810. Punto de centrado de referencia en el estudio radiográfico de la proyección L de la articulación coxofemoral (o de la cadera):

a. Por encima del caput femoral
b. En el cuello del fémur
c. En el trocánter mayor
d. En el origen más caudal de la línea intertrocantérea

811. Qué otro nombre recibe la proyección tangencial de la rótula a nivel radiológico:

a. En posición de la 'rana'
b. En 'obelisco'
c. En 'sol naciente'
d. Método de Judet

812. De qué material suele ser el cristal de centelleo de un detector o contador de centelleo:

a. Cloruro sódico
b. Titanato de bismuto
c. Yoduro sódico
d. Carbonato de rodio

813. Cuántos pares iónicos es posible formar con una radiación que posee una energía de 85 ev:

a. 1   b. 1,5   c. 2   d. 2,5

814. Número cuántico principal de un electrón cortical:

a. l   b. m   c. s   d. n

815. Zona anatómica de centrado en un estudio radiográfico P-A de rótula o patela:

a. Caput peroneal
b. Capitel de la tibia
c. Hueco poplíteo
d. Tróclea femoral

816. Qué formato de chasis radiográfico se empleará habitualmente en estudios del tracto digestivo superior, realizando para ello una proyección AP en decúbito supino de abdomen:

a. 35 x 43 cm en sentido longitudinal
b. 35 x 43 cm en sentido transversal
c. 18 x 24 cm en sentido longitudinal
d. 24 x 30 cm en sentido longitudinal

817. Qué NO debe observarse del esqueleto en una radiografía simple de abdomen:

a. Parte del esqueleto de la extremidad superior
b. Últimas vértebras dorsales
c. Últimas costillas
d. Columna lumbar y extremos proximales de ambos fémures

818. Para qué patologías es una proyección radiográfica válida la L de muñeca:

a. Desplazamientos en fracturas proximales radiocubitales
b. Osteoporosis generalizada
c. Artritis del carpo
d. Desplazamientos en fracturas o en luxaciones del complejo articular del carpo

819. En el examen radiográfico de tórax en proyección P-A es FALSO:

a. Debe hacerse mientras sea posible en bipedestación y de esta manera se pone de manifiesto mayor extensión pulmonar, por el efecto de la gravedad, sobre las vísceras abdominales
b. Se puede usar la proyección A-P en pacientes que poseen poca movilidad (unidad de críticos, encamados…)
c. El disparo debe realizarse en apnea (inspiración profunda)
d. Los miembros superiores deben estar extendidos completamente, apoyando las palmas de las manos sobre las zonas laterales de los muslos

820. Dónde se sitúan el control de exposición automático en los actuales mamógrafos:

a. Por debajo del soporte de los compresores de la mama
b. En el interior del tubo de rayos X, detrás del ánodo
c. En el orificio de la carcasa del tubo de rayos X
d. No poseen control de exposición automático

821. Qué compuesto orgánico son macromoléculas en forma de secuencia de múltiples aminoácidos (polímero):

a. ADN
b. Proteínas
c. Grasas
d. Azúcares

822. Ante qué sospecha clínica es imprescindible realizar en el Servicio de Urgencias una radiografía simple de abdomen sin preparación preliminar:

a. Colon irritable
b. Gastritis crónica
c. Abdomen agudo
d. Gingivoestomatitis

823. Los choques elásticos de la radiación X con la materia son aquellos en los que los átomos que interaccionan con un fotón, originan otro fotón emergente con la misma energía, pero cambio de dirección:

a. Dispersión Compton
b. Dispersión Thompson
c. Absorción real
d. Dispersión de pares

824. Sobre el examen radiográfico del pie en proyección A-P:

a. El paciente debe estar en decúbito supino con extensión completa de los miembros inferiores
b. El centrado se hace sobre el centro del astrágalo
c. Se denomina también dorsoplantar
d. La planta del pie no debe ser apoyada en el chasis

825. La distancia desde cualquier punto de una onda electromagnética al mismo punto, pero en la siguiente onda, se denomina:

a. Frecuencia de la onda (u)
b. Longitud de onda (l)
c. Intensidad de la onda (I)
d. Amplitud de la onda (A)

826. Qué onda de las empleadas en imagen para el diagnóstico NO es de tipo electromagnético:

a. Radiofrecuencias (RM)
b. Radiación gamma (gammagrafía)
c. Ultrasonidos (ecografía)
d. Radiación (TC)

827. Cuál es la radiación del haz directo, de la que se deben proteger radiológicamente las personas con barreras primarias:

a. El haz disperso
b. La radiación difusa
c. La radiación de fuga
d. El haz útil

828. Cuál de estas moléculas es la más crítica o trascendente:

a. ADN
b. Proteínas
c. Grasas
d. Azúcares

829. En qué situación está indicada una pielografía retrógrada o urografía retrógrada:

a. Para evidenciar el lugar exacto donde se localiza una lesión importante en el uréter: fístula, abscesos, un desgarro o una hidronefrosis (por obstrucción)
b. Dolor lumbar
c. Cólico nefrítico
d. Infección urinaria no recurrente

830. En qué se convierte la energía del fotón X incidente cuando éste produce efecto fotoeléctrico:

a. Se transforma en energía térmica radiante
b. En la energía necesaria de expulsión de un electrón cortical del átomo blanco (igual que la energía de enlace electrónico, pero con signo contrario)
c. En radiación característica
d. En la suma de dos energías: una de arranque de un electrón cortical, y la otra en energía de movimiento de dicho electrón

831. La dosis promedio de radiación en gónadas que reciben los individuos de una población es la dosis:

a. Genéticamente significativa
b. Equivalente comprometida
c. Interna integrada
d. Efectiva total

832. Cuáles de estos órganos se visualizan en una ecografía abdominal:

a. Páncreas
b. Hígado
c. Riñones
d. Se visualizan los tres

833. Qué distancia recorren las partículas alfas en el aire:

a. Escasos cm
b. Escasos m
c. Escasas decenas de m
d. Mínimo un km

834. Los radicales libres, que surgen como consecuencia de la interacción de la radiación ionizante con la molécula de agua de nuestro organismo, son:

a. H+ y OH-
b. Hy OH+
c. H* y OH*
d. H2O+ y H2O-

835. En qué se transforma la energía del fotón incidente de interacción con un átomo blanco, si éste produce el efecto Compton:

a. En energía de arranque de un electrón cortical del átomo blanco (igual que la energía de enlace electrónico, pero con signo contrario)
b. En radiación característica
c. En radiación dispersa coherente
d. En la suma de varias energías: la de arranque de un electrón del átomo diana con una determinada energía cinética y en radiación dispersa

836. Qué zona anatómica se valorará mejor en un estudio radiográfico con la proyección A-P de codo en flexión:

a. La apófisis coronoides
b. Caput radial
c. Cavidad sigmoidea mayor del cúbito
d. Olécranon

837. Las placas que se utilizan habitualmente en los estudios radiográficos de muslo en proyección A-P tienen un formato de:

a. 18 x 43 cm longitudinalmente en dos placas o 35 x 43 cm en una sola placa en sentido longitudinal
b. 18 x 24 cm longitudinalmente en dos placas o 25 x 34 cm en una sola placa en sentido longitudinal
c. 24 x 34 cm en sentido transversal
d. 25 x 50 cm en sentido longitudinal

838. La luminiscencia es una propiedad que se produce al incidir radiación ionizante sobre un material sensible, y por tanto se aplica a nivel sanitario:

a. En pantallas intensificadoras y blindajes estructurales
b. En fluoroscopia, medicina nuclear (gammacámara) y en detectores dosimétricos
c. En radiografía convencional directa y en fluoroscopia
d. En radiografía convencional directa, fluoroscopia, medicina nuclear (gammacámara) y en detectores dosimétricos

839. La carcinogénesis o probabilidad de contraer cáncer por efecto de la radiación es de tipo:

a. Inmediato
b. Precoz
c. Tardío
d. Instantáneo

840. Qué proyección radiográfica de la mano valora el hueso escafoides libre de superposiciones:

a. P-A de mano en flexión cubital
b. L de la mano 'en abanico'
c. L de la mano 'sin abanico'
d. A-P del pulgar

841. Qué aplicación en imagen posee el efecto inverso de la interacción de la radiación con la materia denominado producción de pares:

a. Radiografía
b. TC
c. Fluoroscopia
d. PET

842. El rayo central perpendicular a la placa radiográfica en la proyección lateral de abdomen debe incidir algo por delante del plano coronal medio a la altura de:

a. Las crestas ilíacas
b. La escotadura isquiática menor
c. La sínfisis púbica
d. La articulación de la cadera

843. Qué fenómeno se produce cuando el electrón positivo (o b+) formado en la producción de pares se encuentra con un electrón libre (o e-) en el medio:

a. Materialización
b. Aniquilación
c. Isomerización
d. Conversión interna

844. Qué exploración radiográfica abdominal de contraste NO es del tubo digestivo:

a. Esofagograma
b. Tránsito gastroduodenal
c. Enema opaco
d. Pielografía retrógrada

845. El cayado de la aorta en una radiografía L de tórax se visualiza en mediastino:

a. Inferior
b. Anterior
c. Posterior
d. Distal

846. Si utilizamos un ánodo de molibdeno en un tubo de rayos X de un mamógrafo, el filtro añadido deber ser de:

a. Molibdeno
b. Berilio
c. Wolframio
d. Renio

847. Qué kilovoltaje se aplicará a las técnicas contrastadas de vesícula o de vías biliares:

a. 45 Kv
b. 70 Kv
c. 90 Kv
d. 110 Kv

848. Qué ánodo poseen corrientemente los mamógrafos actuales:

a. Renio
b. Molibdeno
c. Wolframio
d. Selenio

849. Qué radiación electromagnética de estas es ionizante:

a. Gamma
b. Infrarroja
c. De radiofrecuencias
d. De microondas

850. Qué circunstancia aumenta la radiosensibilidad de un tejido u órgano:

a. La edad adulta
b. El sexo
c. La oxigenación
d. Consumo de vitamina A

851. Qué proyecciones son las más habituales o básicas en radiografía simple de abdomen:

a. A-P en decúbito supino
b. A-P en bipedestación
c. A-P en decúbito lateral
d. Lateral

852. En la dispersión coherente es FALSO que:

a. Se arranque un electrón cortical del átomo diana
b. Se produzca una dispersión del fotón X incidente
c. No exista transferencia de energía
d. El fotón X incidente que la produce es de baja energía

853. Sobre el dosímetro de termoluminiscencia, es FALSO:

a. El calor restaura el cristal (borra su contenido) y lo prepara para otra exposición
b. Es reutilizable
c. La energía radiante absorbida se almacena, y no se libera hasta que los cristales no se calientan a la temperatura adecuada de lectura
d. No suele responder proporcionalmente a la dosis de radiación recibida por el operador o técnico en imagen

854. Qué osamenta se debe visualizar parcial o totalmente (por superposiciones o no) en las exploraciones radiológicas del antebrazo en la proyección L:

a. Primera hilera de huesos del carpo (hilera proximal), cúbito y radio
b. Húmero, cúbito y radio
c. Húmero, cúbito, radio y primera hilera de huesos del carpo (hilera proximal)
d. Húmero, cúbito, radio, primera y segunda hilera de huesos del carpo (hilera proximal y distal, respectivamente)

855. Qué criterios de calidad deben evaluarse en una correcta proyección L a nivel radiográfico de la rótula:

a. Que se observe la rótula de perfil y su interlínea articular con el fémur distal despejada totalmente
b. Que se visualice la totalidad del espacio femorotibial sin superposiciones óseas en el mismo
c. Que se observe la rótula de perfil y su interlínea articular con la tibia despejada totalmente
d. Que se observen todos los elementos anatómicos de la rótula y de la zona proximal del peroné

856. En qué parte del tubo fotomultiplicador se amplifica la señal de un detector de centelleo:

a. En el cristal de centelleo
b. En el acoplamiento óptico
c. En los dínodos
d. En el fotoánodo

857. Qué energía debe presentar el fotón incidente para que se dé el fenómeno de producción de pares (en KeV):

a. ≥ 511
b. ≥ 1.022
c. ≥ 150
d. ≥ 250

858. El centrado se llevará a cabo en los estudios radiográficos de los dedos del II al V de la mano en las proyecciones P-A en:

a. La articulación distal del dedo lesionado
b. La articulación media del dedo lesionado
c. La articulación proximal del dedo lesionado
d. La zona distal de la 2.ª falange del dedo lesionado

859. En la proyección radiográfica A-P de muslo o fémur:

a. El/la paciente se posicionará en la zona mural en bipedestación

b. Los miembros deben estar colocados en extensión con cierta rotación interna para acortar el tamaño de los fémures y prácticamente aducidos (juntos)

c. Se debe alinear el eje longitudinal del muslo con el eje transversal de la camilla y luego se rota unos 15º la pierna del miembro lesionado

d. A veces el enorme tamaño del fémur impide realizar la proyección en la misma placa y por ello hay que hacer dos que abarque ambas partes (proximal y distal) sin modificar la posición del paciente

860. Qué unión de dos bases del ADN es posible:

a. Adenina (A) con Citosina (C)

b. Adenina (A) con Guanina. (G)

c. Guanina (G) con Timina (T)

d. Adenina (A) con Timina (T)

861. Emisión de luz tardía en una pantalla intensificadora:

a. Luminiscencia

b. Fluorescencia

c. Fosforescencia

d. Termoluminiscencia

862. Qué efecto es muy importante a la hora de construir los tubos de rayos X para los mamógrafos:

a. Edison

b. Cuper

c. Talón

d. Filtro

863. Qué describe el número cuántico principal de un electrón cortical:

a. El orbital donde se encuentra

b. La orientación magnética que posee en el espacio

c. La capacidad de semirrotación que tiene sobre su eje

d. La capa, órbita o nivel electrónico donde se halla

864. Fenómeno de emisión de luz visible por algún medio:

a. Visión

b. Termoluminiscencia

c. Luminiscencia

d. Reflexión

865. Qué elementos anatómicos NO debe contener el estudio radiográfico de la cadera:

a. Extremo superior y diáfisis del fémur

b. Pelvis menor

c. Epífisis distal del fémur

d. Proyección de ambas caderas para su comparación

866. Qué proyección radiográfica de cráneo/cara visualiza mejor la articulación temporomandibular (ATM):

a. Waters

b. Schuller I

c. Schuller II

d. Cráneo L

867. Qué músculos deben observarse con claridad en una radiografía A-P simple de abdomen:

a. Rectos anteriores

b. Psoas

c. Pectíneos

d. Vastos externos

868. En la proyección radiográfica AP de sacro:

a. Se debe colocar al/a la paciente en decúbito supino sin apoyo debajo de la cabeza

b. Mantener las piernas extendidas con un apoyo y colocarle otro debajo de las rodillas

c. Dirigir el rayo central perpendicularmente a 15 cm por debajo de la sínfisis púbica

d. Debe observarse el sacro, aunque sin visualizarse ambas articulaciones sacroilíacas

869. Qué radiación de éstas es la más empleada en Medicina Nuclear:

a. X

b. Gamma

c. Beta

d. Alfa

870. En el estudio radiográfico de rodilla en proyección L:

a. Se situará al paciente el decúbito supino sobre la camilla de exploración

b. La rodilla lesionada se flexionará sobre 45º y se apoyará en la camilla

c. La flexión de rodilla del miembro afecto debe hacerse siempre, aunque exista sospecha de fractura rotuliana reciente

d. El chasis debe colocarse encima de la articulación

871. Un nucleótido, pieza fundamental de los ácidos nucleicos, está formado por:

a. Base con el azúcar

b. Base con el ácido fosfórico

c. Azúcar con ácido fosfórico

d. Base con el azúcar y con ácido fosfórico

872. Hacia dónde se dirige el rayo central en los estudios radiográficos de las articulaciones sacroilíacas en proyección oblicua AP:

a. Punto medio situado a 2,5 cm medial de la espina ilíaca anterosuperior más elevada

b. Punto medio situado a 1,5 cm lateral de la sínfisis púbica más alejada de la camilla

c. Punto medio situado a 3,5 cm craneal de la cresta ilíaca más cercana a la mesa

d. Punto medio situado a 2,5 cm medial de la escotadura isquiática menor más elevada

873. Se debe hacer una placa radiográfica P-A de tórax en espiración en caso de:

a. Neumotórax

b. Neumonía

c. Tuberculosis (Tbc) pulmonar

d. Tumor broncopulmonar

874. El poder de frenado (o transferencia lineal de energía) se expresa:

a. Kg/m

b. J/kg

c. KeV/m

d. m/KeV

875. Qué circunstancia histórica acuña el término de protección radiológica o física de la salud, en sus orígenes:

a. Las bombas atómicas lanzadas en Hiroshima y Nagasaki

b. El proyecto Manhattan

c. Desastre de Chernobyl

d. Bombas atómicas lanzadas en el atolón de Mururoa

876. Tipos de mamografías:

a. De uso corriente, biópsico y de detección

b. De seguimiento (o detección) y diagnóstica

c. De mamas juveniles y de mamas adulta

d. De mamas grasas y de mamas densas

877. Respecto al estudio radiográfico de la proyección A-P de cadera:

a. Que se posicionará al paciente en bipedestación

b. Los pies en este examen deben estar separados

c. El punto anatómico de referencia es justo por debajo del caput femoral (borde superior del trocánter mayor)

d. Dentro de los criterios de calidad resalta que debe visualizarse sin superposiciones el trocánter menor si la pierna no ha sido rotada internamente

878. Qué dato del examen radiográfico del cráneo en una proyección P-A del mismo es FALSO:

a. Los peñascos deben visualizarse

b. Los peñascos deben llenar los 2/3 de las órbitas

c. El haz central de radiación X debe incidir en el axterium

d. La frente y la nariz del paciente deben estar apoyadas sobre la mesa de exploración

879. De qué material es la ventana de los tubos de rayos X para mamógrafos:

a. Berilio

b. Rodio

c. Molibdeno

d. Grafito

880. Qué estructura del globo ocular se daña en las cataratas radioinducidas:

a. Córnea
b. Cristalino
c. Coroides
d. Retina

881. El fotoelectrón producido (o arrancado del átomo) por interacción del fotón X deja una vacante cortical que ocasiona inmediatamente:

a. Ionización con producción de radiación Compton
b. Ionización con producción de radiación dispersa
c. Radiación característica
d. Excitación cortical con producción de electrones secundarios

882. Lesiones nucleares que se producen por roturas múltiples de fragmentos cromosómicos y colocación en otros lugares:

a. Inversión
b. Traslocación
c. Adherencia
d. Deleción

883. Qué se observa con una proyección craneal de Stenver:

a. Esfenoides en su totalidad
b. Peñasco y apófisis mastoides
c. Parietal y frontal en su totalidad
d. Crista galli del etmoides y sus relaciones externas

884. Respecto a la producción de pares, debe cumplirse:

a. Pueden ocasionarla fotones de 150 KeV
b. El fotón debe ser superenergético, tanto que escape de la interacción electrónica, influenciándose por el núcleo
c. Un núcleo con escasa masa y número atómico alto
d. Son ciertas A y C

885. Un haz de rayos X es atenuado por la materia siguiendo una ley:

a. Lineal
b. Exponencial
c. Rítmica
d. Ondulatoria/corpuscular

886. En qué fase del ciclo celular se duplica la estructura del ADN:

a. G1   b. S   c. G2   d. M

887. Qué criterio de calidad no es cierto de la placa radiográfica P-A de tórax:

a. Debe estar bien penetrada, lo que indica que debe visualizarse toda la trama pulmonar hasta la periferia e insinuarse los cuerpos vertebrales
b. Debe estar bien centrada, siempre que exista equidistancia entre los extremos internos de las clavículas, respecto a la línea formada por las apófisis espinosas del raquis dorsal
c. Debe estar bien colimada y bien inspirada
d. Los omóplatos deben quedar completamente dentro de ambos campos pulmonares a nivel superior de los mismos

888. Cuál de estos tamaños de puntos focales son los más idóneos a emplear para los tubos de rayos X de los mamógrafos actuales:

a. 0,9/0,8 mm
b. 1,5/1,0 mm
c. 0,3/0,1 mm
d. 0,03/0,01 mm

889. Qué indicaciones más habituales poseen la ecodoppler (variante de ecografía) color a nivel de cuello como técnica ecográfica:

a. Estudios de flujo y estructuras vasculares, análogo a la angiografía
b. Cuerpos extraños en esófago
c. Esclerosis Lateral Amiotrófica
d. Esclerosis múltiple

890. Cuál de estos estudios óseos se corresponde con exámenes de medicina nuclear:

a. SCPET
b. PETT
c. SPECT
d. Densitometría ósea DEXA

891. Qué articulación debe visualizarse en un estudio radiográfico de calidad de la pierna en proyección A-P:

a. Sólo la rodilla
b. Sólo el tobillo
c. La rodilla y el tobillo
d. La rodilla, el tobillo y la tarsometatarsotarsiana

892. Qué proyección radiográfica del raquis permite visualizar a la primera y segunda vértebra cervical:

a. A-P cervical
b. A-P transoral
c. Lateral del 'nadador'
d. P-A cervical

893. En una proyección radiográfica A-P de abdomen en decúbito supino se debe visualizar:

a. Raquis cervical
b. Pulmones
c. Músculos psoas y columna lumbar
d. Extremos distales de los fémures

894. En qué fase de la célula ésta es más radiosensible, aplicando el principio de Bergonié-Tribondeau:

a. M   b. G1   c. S   d. G2

895. Cuándo se deben utilizar los contrastes yodados en exámenes radiográficos del tubo digestivo:

a. Siempre, ya que resaltan mejor que los baritados
b. Nunca, por poseer más reacciones adversas que los baritados
c. Sólo en caso de sospecha o que exista perforación del tubo
d. En ocasiones, cuando se deba resaltar un tramo del tubo difícil de resaltar con contrastes baritados

896. Las lesiones o respuesta en forma de cambio orgánico a los efectos de la radiación si tardan en aparecer meses o inclusive años son los efectos o cambios:

a. Inmediatos
b. Precoces
c. Tardíos
d. Instantáneos

897. La probabilidad de que se produzca efecto fotoeléctrico es:

a. directamente proporcional a la tercera potencia de la energía del fotón X incidente
b. inversamente proporcional a la tercera potencia de la energía del fotón X incidente
c. inversamente proporcional al cubo del número atómico (Z) del átomo blanco
d. directamente proporcional a la segunda potencia de la energía del fotón X incidente

898. En qué días del ciclo uterino de la mujer está indicada la realización de una histerosalpingografía (día 0: día de menstruación. Día 28º: final ciclo):

a. Última semana
b. 10 primeros días
c. Del 15º al 20º
d. Del 20º al 28º

899. El paso de contraste yodado hidrosoluble al peritoneo durante la realización de una histerosalpingografía nos indica:

a. Una situación patológica y peligrosa para la paciente
b. Que hemos empleado más dosis de contraste de lo debido
c. Que las trompas de Falopio son permeables e indica normalidad genital
d. Que las trompas de Falopio son permeables e indica anormalidad genital

900. De qué parte del átomo proviene la emisión gamma:

a. De la capa K
b. De los orbitales o azimutales de la corteza
c. Del núcleo atómico
d. De las capas K y L, que son más energéticas

901 B	926 A	951 B	976 C
902 B	927 C	952 D	977 B
903 A	928 C	953 A	978 B
904 C	929 C	954 D	979 C
905 C	930 A	955 B	980 A
906 D	931 D	956 D	981 D
907 D	932 C	957 D	982 D
908 D	933 D	958 D	983 C
909 C	934 C	959 D	984 B
910 B	935 A	960 A	985 D
911 C	936 B	961 C	986 D
912 A	937 B	962 B	987 B
913 B	938 D	963 C	988 C
914 D	939 D	964 B	989 B
915 D	940 D	965 B	990 D
916 B	941 D	966 C	991 C
917 B	942 A	967 D	992 B
918 D	943 C	968 D	993 B
919 C	944 A	969 B	994 A
920 D	945 A	970 A	995 A
921 D	946 B	971 B	996 D
922 B	947 B	972 B	997 C
923 D	948 C	973 C	998 D
924 D	949 B	974 C	999 D
925 D	950 C	975 C	1000 D

FALLOS:

901. Qué emisión o radiación de estas NO posee interés médico, a nivel de prueba de imagen para el diagnóstico:

a. Radiación X
b. Radiación Alfa
c. Radiación Beta
d. Radiación Gamma

902. Sobre las células:

a. Las intermedias son más radiorresistentes que las maduras
b. Las madres son más radiosensibles que las hijas
c. Las maduras son muy radiosensibles
d. Las indiferenciadas son muy radiorresistentes

903. Qué indica la letra 'm' de esta placa:

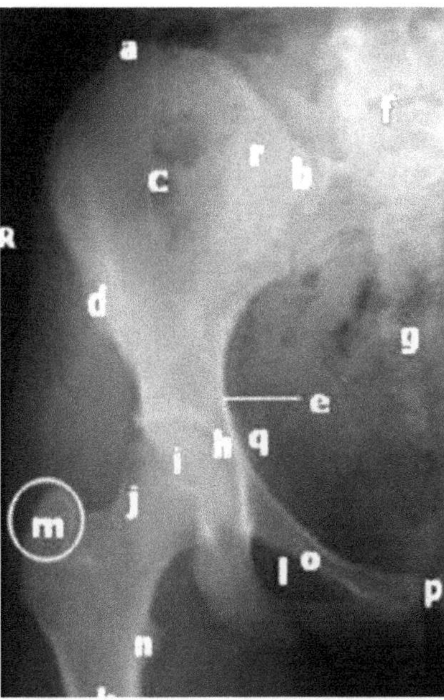

a. Trocánter mayor
b. Trocánter menor
c. Cuello femoral
d. Caput femoral

904. Qué efecto sin dosis umbral (efecto estocástico) se produce en el individuo:

a. Síndrome neurológico
b. Síndrome gastrointestinal
c. Acortamiento no específico de la vida
d. Síndrome hematopoyético

905. Qué hace un fotocátodo dentro de un tubo fotomultiplicador:

a. Hace de polo positivo
b. Hace de polo negativo
c. Emite electrones si le llega luz
d. Amplifica la señal radiante

906. Qué poseen en común la radiación X y la radiación gamma:

a. Ambas proceden de la misma zona del átomo
b. Ambas poseen una energía igual
c. Ninguna es ionizante
d. Ambas son electromagnéticas

907. La generación de alta tensión o voltaje en mamógrafos se realiza mediante generadores:

a. monofásicos
b. bifásicos
c. trifásicos
d. de alta frecuencia

908. Qué estudio digestivo contrastado requiere de una mayor preparación previa del paciente:

a. Esofagograma
b. Abdomen A-P en decúbito supino
c. Tránsito intestinal
d. Enema opaco

909. Las mutaciones puntuales causadas por la acción directa de la radiación ionizante sobre el ADN cuando no existe capacidad de reparación molecular (situación crítica), pueden causar la muerte de la célula o, qué otra consecuencia:

a. Apoptosis
b. Mutaciones celulares sin daños o efectos tardíos
c. Mutaciones celulares con defecto en el genoma que heredan las células hijas, manifestándose con efectos tardíos
d. Mutaciones celulares con defecto en el genoma que heredan las células hijas, manifestándose con efectos inmediatos

910. Qué se observa en esta placa AP de raquis:

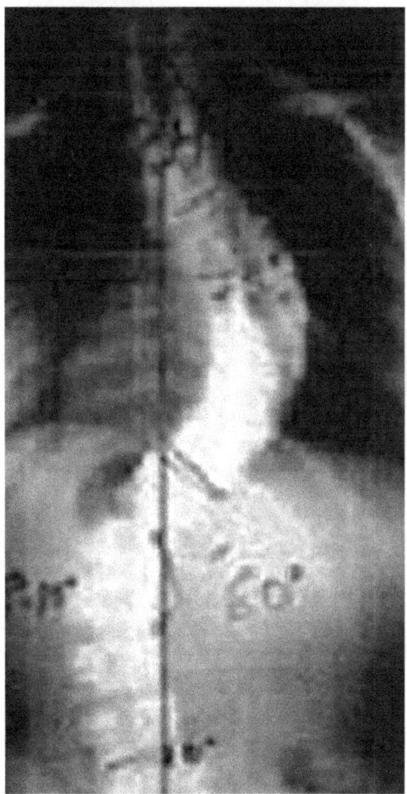

a. Hipercifosis
b. Escoliosis
c. Hiperlordosis
d. Inversión vertebral

911. A qué velocidad viajan las radiaciones X y gamma:

a. Depende de la energía con la que salgan del átomo
b. Dependen del mecanismo que las produce
c. Siempre a la velocidad de la luz
d. Son ciertas A y B

912. Formato más habitual de las placas en los exámenes radiográficos de las piernas:

a. 35 x 43 cm en sentido longitudinal
b. 35 x 43 cm en sentido transversal
c. 18 x 24 cm en sentido transversal
d. 18 x 24 cm en sentido longitudinal

913. Cuál es el límite máximo de dosis para el personal radiológico al año (en mSv):

a. 1
b. 50
c. 100
d. 200

914. La probabilidad de la dispersión Compton es:

a. Proporcional a la energía del rayo X y a la densidad atómica del medio
b. Proporcional a la energía del rayo X e inversamente proporcional a la densidad atómica del medio
c. Inversamente proporcional a la energía del rayo X y a la densidad atómica del medio
d. Inversamente proporcional a la energía del rayo X y proporcional a la densidad atómica del medio

915. En RM, el plano de adquisición para una secuencia coronal oblicua en un estudio rutina de hombro es paralelo a la dirección del tendón:

a. bicipital
b. subescapular
c. infraespinoso
d. supraespinoso

916. La transferencia lineal de energía de los rayos x de diagnóstico es aproximadamente de:

a. 0,5 keV/μm
b. 3 keV/μm
c. 40 keV/μm
d. 150 keV/μm

917. Cuál de estas características de la respuesta a la radiación es estocástica:

a. Relación dosis-respuesta no lineal
b. Relación dosis-respuesta sin umbral
c. Relación dosis-respuesta con umbral
d. La intensidad de la respuesta aumenta con la dosis de radiación

918. En un TC de órbita es conveniente realizar reconstrucciones en los planos:

a. Axial y coronal según el plano de la órbita
b. Axial y coronal oblicuo según el plano del nervio óptico
c. Coronal y sagital según el plano de la órbita
d. Coronal y sagital oblicuo según el plano del nervio óptico

919. El contraste intravenoso utilizado en ecografía es:

a. Yodo
b. Gadolinio
c. Microburbujas
d. Sulfato de bario

920. El ánodo de un TC, ¿Qué capacidad mínima de disipación calorífica ha de tener?

a. 100.000 unidades térmicas
b. 150.000 unidades térmicas
c. 200.000 unidades térmicas
d. 500.000 unidades térmicas

921. En ecografía, zona donde lo ultrasonidos divergen y adoptan una forma en cono:

a. Zona de Bell
b. Zona de Hertz
c. Zona de Fresnel
d. Zona de Fraunhofer

922. En TC, la resolución espacial está limitada por:

a. El Pitch
b. El tamaño del píxel
c. La velocidad de la mesa
d. La colimación pre-paciente

923. En mamografía, los rayos X de la capa I producidos por una diana de tungsteno y filtro de al de 0,5 mm funcionando a 30 kVp, ¿tienen valor diagnóstico en la imagen de la mamográfica?

a. Sí, ya que sus 29 keV de energía penetran bien en la mama
b. No, ya que sus 29 keV de energía son demasiado bajos y son todos absorbidos
c. Sí, ya que sus 12 keV de energía penetran bien en la mama
d. No, ya que sus 12 keV de energía son demasiado bajos y son todos absorbidos

924. El codo es una articulación compleja, compuesta por:

a. 2 huesos y 2 articulaciones
b. 2 huesos y 3 articulaciones
c. 3 huesos y 2 articulaciones
d. 3 huesos y 3 articulaciones

925. La proyección lateral de rodilla debe realizarse:

a. En abducción de 10°
b. En abducción de 20°
c. En flexión de 5° a 10°
d. En flexión de 20° a 30°

926. Qué proyección se utiliza para el estudio de las fracturas de la base del cráneo:

a. Hirtz
b. Towne
c. Waters
d. Mahoney

927. En RM el T1 de un tejido se define como el tiempo necesario para que:

a. La magnetización longitudinal pierda el 63% de su valor inicial
b. La magnetización longitudinal pierda el 67% de su valor inicial
c. La magnetización longitudinal recupere el 63% de su valor inicial
d. La magnetización longitudinal recupere el 67% de su valor inicial

928. Qué angulación tienen las articulaciones sacroilíacas:

a. Angulación simple, siguiendo el eje del sacro
b. Angulación simple, siguiendo el eje de la 5ª vértebra lumbar
c. Angulación doble, una siguiendo el eje del sacro y la otra hacia posteromedial
d. Angulación doble, una siguiendo el eje del sacro y la otra siguiendo la 5ª vértebra lumbar

929. El 'American College of Radiology' consideró la resonancia magnética como una técnica estándar en el campo del diagnóstico clínico en:

a. 1979
b. 1981
c. 1983
d. 1986

930. La calidad del haz de rayos x la determina:

a. El kVp
b. El mA
c. El mAs
d. El tiempo

931. Qué proyección se utiliza para la localización de cuerpos extraños orbitarios:

a. Hirtz
b. Towne
c. Waters
d. Mahoney

932. La probabilidad del efecto fotoeléctrico es:

a. Proporcional a la energía del rayo X elevada al cubo
b. Proporcional a la energía del rayo X elevada al cuadrado
c. Inversamente proporcional a la energía del rayo X elevada al cubo
d. Inversamente proporcional a la energía del rayo X elevada al cuadrado

933. En TC, la función de transferencia de modulación nos proporciona información sobre:

a. La homogeneidad de imagen
b. El algoritmo de reconstrucción de imagen
c. La resolución de bajo contraste en función del número TC
d. La calidad de la imagen en función de la resolución espacial

934. En RM, cuanto más corto sea el T1 de un tejido:

a. Más isointenso se visualizará
b. Más hipointenso se visualizará
c. Más hiperintenso se visualizará
d. Menos hiperintenso se visualizará

935. Molécula más radiosensible:

a. El ácido desoxirribonucleico
b. La médula ósea
c. Los ovarios
d. La córnea

936. En odontología, cuál es el término de aquello que se acerca al plano sagital medio:

a. Distal
b. Mesial
c. Palatino
d. Vestibular

937. En RM, el plano de adquisición para una secuencia axial t1 en un estudio rutina de cerebro es paralelo a la línea:

a. subcallosa
b. bicomisural
c. mesencefálica
d. del tronco del encéfalo

938. Es una característica del sulfato de bario:

a. Se absorbe en intestino delgado
b. Se metaboliza en intestino grueso
c. Se solidifica rápidamente en bulbo
d. Es inerte en la luz del tubo digestivo

939. En ecografía, cuál de los siguientes es un artefacto de la modalidad de escala de grises:

a. Flash
b. Aliasing
c. Blooming
d. Ring-down

940. Para la proyección lateral de codo:

a. 15 mAs y 70 Kv
b. 10 mAs y 100 Kv
c. 40 mAs y 50 Kv
d. 5 mAs y 50 Kv

941. Cuántas curvaturas fisiológicas presenta en el plano sagital la columna vertebral:

a. 1
b. 2
c. 3
d. 4

942. En RM, los parámetros de tiempo de recuperación (TR) y tiempo de eco (TE) para un T1 en una secuencia espín-eco (SE) clásica para equipos de 1,5 t son:

a. TR: 300-700 ms, TE: 10-25 ms
b. TR: 300-700 ms, TE: 80-100 ms
c. TR: 700-1.200 ms, TE: 10-25 ms
d. TR: 1200-3.000 ms, TE: 80-100 ms

943. Las pantallas intensificadoras radiográficas de tierras raras tienen como principal ventaja:

a. La latitud
b. La nitidez
c. La velocidad
d. La acutancia

944. En el rango diagnóstico, radiográficamente, un aumento del 15% en kVp equivale a:

a. Duplicar el valor de mAs
b. Triplicar el valor de mAs
c. Cuadruplicar el valor de mAs
d. Quintuplicar el valor de mAs

945. La borrosidad del punto focal es:

a. Menor en el lado del ánodo y mayor en el lado del cátodo de la imagen
b. Menor en el lado del cátodo y mayor en el lado del ánodo de la imagen
c. Igual en el lado del ánodo y mayor en el lado del cátodo de la imagen
d. Igual en el lado del cátodo y mayor en el lado del ánodo de la imagen

946. La altura de la bolsa del enema regula la presión del contraste y debe situarse aproximadamente a cuántos cm. sobre el plano de la mesa:

a. 25-35
b. 60-75
c. 100-120
d. 130-160

947. La citación para la realización de una histerosalpingografía debe realizarse entre qué días del ciclo-mestrual:

a. 3º y 6º
b. 7º y 12º
c. 13º y 18º
d. 19º y 21º

948. La transferencia lineal de energía (LET, del inglés Linear Energy Transfer) de los rayos X de diagnóstico es aproximadamente de:

a. 1 kiloelectronvoltios de energía transferida por micrómetro de longitud en tejido blando
b. 2 kiloelectronvoltios de energía transferida por micrómetro de longitud en tejido blando
c. 3 kiloelectronvoltios de energía transferida por micrómetro de longitud en tejido blando
d. 4 kiloelectronvoltios de energía transferida por micrómetro de longitud en tejido blando

949. Rem equivale a:

a. 0,1 Sv
b. 0,01 Sv
c. 0,001 Sv
d. 0,0001 Sv

950. En un documento de voluntades anticipadas las instrucciones sobre el tratamiento:

a. Deben referirse a enfermedades graves o muy graves
b. Deben referirse a enfermedades ya padecidas
c. Pueden referirse a enfermedades futuras
d. Ninguna opción de las anteriores es correcta

951. La proyección radiológica de pelvis inlet es:

a. Anteroposterior
b. Craneocaudal
c. Caudocraneal
d. Posterolateral

952. Los coxales están formados por la unión de:

a. Ilion e isquion
b. Isquion y sacro
c. Pubis, sacro y cóccix
d. Ilion, isquion y pubis

953. Cuál de estos es un proceso directo de radiología digital por el cual los rayos X se convierten en señal electrónica:

a. El del Selenio Amorfo
b. El del Fósforo fotoestimulable
c. El del Yoduro de Cesio/Silicio Amorfo
d. El del Silicio Amorfo/Yoduro de Cesio

954. Las reacciones adversas agudas no renales son aquellas que ocurren en el plazo de cuántos minutos ras la administración del contraste:

a. 3
b. 5
c. 15
d. 60

955. Características de las respuestas a la radiación deterministas:

a. Relación dosis-respuesta totalmente lineal
b. Relación dosis-respuesta no totalmente lineal
c. Relación dosis-respuesta sin umbral
d. La incidencia de la respuesta aumenta con la dosis de radiación

956. Un delantal de protección radiológica de los usados en un servicio de rayos X médico viene a absorber aproximadamente qué porcentaje de la radiación que recibe:

a. 22% b. 47% c. 68% d. 96%

957. En RM podemos evitar confundir un proceso patológico con el artefacto por fenómeno del ángulo mágico usando:

a. bandas de saturación
b. gradientes apantallados
c. pulsos selectivos de excitación
d. secuencias con un tiempo de eco alto

958. Cuál de estos índices de rejilla conlleva una mayor dosis sobre el paciente:

a. 8:1
b. 10:1
c. 12:1
d. 14:1

959. En TC, la morfología del vóxel anisotrópico tiene:

a. Forma cúbica en el tamaño de 'z' es igual al de 'x' e 'y'
b. Forma esférica en el tamaño de 'z' es igual al de 'x' e 'y'
c. Forma de prisma regular cúbico en el tamaño de 'z' es igual al de 'x' e 'y'
d. Forma de prisma regular recto en el tamaño de 'z' es distinto al de 'x' e 'y'

960. En RM, qué materiales son aquellos que son débilmente repelidos hacia las regiones de menor campo magnético:

a. Diamagnéticos
b. Paramagnéticos
c. Ferromagnéticos
d. Alfa-ferromagnéticos

961. La telemetría de cráneo se realiza con el tubo a una distancia estándar de:

a. 100 cm
b. 115 cm
c. 180 cm
d. 300 cm

962. La unidad fotométrica básica es el lumen y se calibra según la máxima respuesta...

a. fotópica del ojo a 505 nm
b. fotópica del ojo a 555 nm
c. escotópica del ojo a 505 nm
d. escotópica del ojo a 555 nm

963. La resolución espacial en todas las modalidades de imagen digitales está limitada por:

a. El kVp
b. El filtrado
c. El tamaño del píxel
d. El tamaño de la matriz

964. El espectro de emisión de rayos X característicos para el tungsteno contiene 15 energías de rayos X diferentes, cuántos hay en la K:

a. 3
b. 5
c. 9
d. 15

965. En una radiografía, el kVp varía con el grosor de la parte anatómica en:

a. 1 kVp/cm
b. 2 kVp/cm
c. 3 kVp/cm
d. 5 kVp/cm

966. En una radiografía, para producir un cambio perceptible en la densidad óptica debe cambiarse alrededor del:

a. 10% el valor de los mAs
b. 20% el valor de los mAs
c. 30% el valor de los mAs
d. 40% el valor de los mAs

967. Cuál de estas categorías en una instalación de radiodiagnóstico corresponde a una zona vigilada:

a. Acceso prohibido
b. Permanencia limitada
c. Permanencia reglamentada
d. Ninguna de las tres

968. Cuál de estos es un dosímetro personal activo:

a. Películas fotográficas
b. Dosímetros fotoluminiscentes
c. Dosímetros de trazas
d. Detectores de semiconductor

969. En densitometría, según la clasificación de la osteoporosis de la OMS, hablaremos de osteopenia cuando la puntuación T esté entre:

a. 0 y 1 desviaciones estándar
b. -1 y -2'5 desviaciones estándar
c. -3 y -5'5 desviaciones estándar
d. -7 y -10 desviaciones estándar

970. Según la directiva 2013/59/euratom, límite anual de dosis en cristalino para trabajadores profesionalmente expuestos:

a. 20 mSv
b. 50 mSv
c. 100 mSv
d. 150 mSv

971. El daño cromosómico inducido por la radiación se analiza durante:

a. La Profase
b. La Metafase
c. La Anafase
d. La Telofase

972. En la proyección Grashey de hombro, el área diana será:

a. La coracoides
b. La interlínea glenohumeral
c. El margen anterior de la cabeza humeral
d. Bilateral: el punto medio entre ambas acromioclaviculares

973. El gonion se encuentra en el hueso...

a. frontal
b. occipital
c. de la mandíbula
d. temporal derecho

974. El tratamiento de los datos de carácter personal:

a. NO exige el consentimiento inequívoco del afectado
b. Exige el consentimiento cuando los datos de carácter personal se recojan para el ejercicio de las funciones propias de las Administraciones Públicas
c. Exige el consentimiento inequívoco salvo que se refieran a las partes de un contrato de una relación negocial y sean necesarios para su mantenimiento
d. Ninguna de las anteriores respuestas es correcta

975. El protocolo de TC de tórax realizado de rutina debe de abarcar desde:

a. Ápices pulmonares hasta diafragma
b. Ápices pulmonares hasta bases pulmonares
c. Ápices pulmonares hasta glándulas suprarrenales
d. Ápices pulmonares hasta seno costofrénico izquierdo

976. En TC, cómo se puede solucionar el volumen parcial:

a. Aumentando el kV
b. Calibrando los detectores
c. Disminuyendo el grosor de corte
d. Reconstruyendo la imagen con filtros suaves

977. Los tubos de rayos X diseñados para mamografía tienen una ventana de salida de:

a. Rodio   b. Berilio
c. Aluminio d. Molibdeno

978. En RM, los datos de la periferia del espacio K determinan:

a. El contraste de la imagen
b. La resolución de la imagen
c. La resolución y el contraste de la imagen
d. El contraste, la resolución y la estructura de la imagen

979. Definimos una posición oblicua en la que la parte anterior derecha del paciente toca con el soporte de la imagen como:

a. OPD
b. OPI
c. OAD
d. OAI

980. Qué trimestre de gestación es el período más radiosensible:

a. El primer trimestre
b. El segundo trimestre
c. El tercer trimestre
d. El primer y segundo trimestre

981. El contraste de la película radiográfica está relacionado con:

a. El gradiente del talón de la curva característica
b. El gradiente del hombro de la curva característica
c. La pendiente del hombro de la curva característica
d. La pendiente de la porción recta de la curva característica

982. En una densitometría de columna lumbar, la imagen debe incluir:

a. Desde la lumbar 1 y costillas a la lumbar 3 e ilíaco
b. Desde la lumbar 1 y costillas a la lumbar 5 e ilíaco
c. Desde la dorsal 10 y costillas a la lumbar 3 e ilíaco
d. Desde la dorsal 12 y costillas a la lumbar 5 e ilíaco

983. Número atómico del tungsteno:

a. 53
b. 56
c. 74
d. 82

984. La nefropatía inducida por contraste se define como un deterioro de la función renal con:

a. Un aumento de la creatinina sérica, con respecto a los valores basales, de más del 15%
b. Un aumento de la creatinina sérica, con respecto a los valores basales, de más del 25%
c. Una disminución de la creatinina sérica, con respecto a los valores basales, de más del 15%
d. Una disminución de la creatinina sérica, con respecto a los valores basales, de más del 25%

985. En RM, la inhomogeneidad del campo magnético se mide en:

a. Tesla (T)
b. Gauss (G)
c. Megahercios (MHz)
d. Partes por millón (PPM)

986. En ecografía, la presión de amplitud se mide en:

a. Julios
b. Vatios
c. Hertzios
d. Pascales

987. En qué año se presentó la rejilla de Potter-Bucky:

a. 1913
b. 1921
c. 1946
d. 1950

988. La rejilla celular de alta transmisión se utiliza en:

a. Portátiles
b. Telemandos
c. Mamógrafos
d. Angiógrafos

989. La línea áspera está en:

a. El húmero
b. El fémur
c. El peroné
d. El calcáneo

990. Las precauciones estándar de aislamiento del HICPAC (Hospital Infection Control Practices Advisory Committee) se aplicarán a:

a. Sudor
b. Sangre
c. Membranas mucosas
d. Son correctas B y C

991. En RM, cuando los protones se desplazan del estado de baja energía al de alta energía, lo hacen por un doble movimiento de precesión llamado:

a. T2
b. T2*
c. Nutación
d. Free Induction Decay

992. En una fuente de radiación electromagnética no puntual, ¿a partir de qué distancia puede aplicarse la ley de la inversa del cuadrado?

a. A distancias mayores de tres veces la dimensión mayor de la fuente
b. A distancias mayores de siete veces la dimensión mayor de la fuente
c. A distancias mayores de doscientas veces la dimensión mayor de la fuente
d. A distancias mayores de quinientas doce veces la dimensión mayor de la fuente

993. En las imágenes digitales, independientemente de la dosis, se conserva:

a. La latitud
b. La resolución en contraste
c. La eficiencia de detección cuántica
d. La eficiencia de cuantificación espacial

994. En ecografía, cuando la estructura en evaluación tiene mayor ecogenicidad que la estructura en la que está incluida hablamos de imagen:

a. hiperecoica
b. anecogénica
c. isoecogénica
d. hipoecogénica

995. La incidencia de cáncer de mama es mayor en el cuadrante:

a. superoexterno de la mama
b. superointerno de la mama
c. inferoexterno de la mama
d. inferointerno de la mama

996. En mamografía, la punción-aspiración con aguja fina se realiza con una aguja intramuscular de:

a. 5 a 7 gauges
b. 8 a 10 gauges
c. 12 a 14 gauges
d. 21 a 23 gauges

997. El efecto talón produce un punto focal efectivo...

a. más grande e intensidad de radiación menor en la parte del ánodo del haz de rayos X
b. más grande e intensidad de radiación mayor en la parte del ánodo del haz de rayos X
c. más pequeño e intensidad de radiación menor en la parte del ánodo del haz de rayos X
d. más pequeño e intensidad de radiación mayor en la parte del ánodo del haz de rayos X

998. Es un principio general de protección radiológica de la comisión internacional de protección radiológica:

a. Distancia
b. Tiempo
c. Blindaje
d. Limitación

999. En ecografía Doppler color, por convención, el color rojo se usa para representar:

a. el flujo arterial
b. el flujo venoso
c. el flujo que se aleja del transductor
d. el flujo que se acerca al transductor

1000. En una densitometría, la puntuación Z sirve para el diagnóstico de osteoporosis en:

a. Mujeres posmenopáusicas y hombres mayores de 40 años
b. Mujeres posmenopáusicas y hombres mayores de 50 años
c. Niños (hasta 10 años), mujeres premenopáusicas y hombres menores de 50 años
d. Niños y adolescentes (hasta 20 años), mujeres premenopáusicas y hombres menores de 50 años

1001 C	1026 B	1051 C	1076 D
1002 C	1027 C	1052 A	1077 D
1003 B	1028 D	1053 A	1078 C
1004 A	1029 C	1054 A	1079 A
1005 B	1030 D	1055 B	1080 D
1006 A	1031 B	1056 B	1081 C
1007 C	1032 B	1057 B	1082 C
1008 D	1033 C	1058 B	1083 A
1009 C	1034 C	1059 C	1084 D
1010 B	1035 A	1060 D	1085 B
1011 A	1036 C	1061 C	1086 D
1012 A	1037 C	1062 B	1087 C
1013 B	1038 C	1063 C	1088 C
1014 B	1039 A	1064 B	1089 D
1015 D	1040 C	1065 D	1090 D
1016 A	1041 A	1066 B	1091 C
1017 A	1042 C	1067 D	1092 A
1018 B	1043 B	1068 B	1093 A
1019 D	1044 B	1069 B	1094 A
1020 A	1045 A	1070 A	1095 C
1021 D	1046 D	1071 A	1096 D
1022 B	1047 D	1072 A	1097 C
1023 C	1048 C	1073 A	1098 B
1024 D	1049 A	1074 C	1099 C
1025 B	1050 D	1075 D	1100 B

FALLOS:

1001. Los medios de contraste yodados tienen una vida media de:

a. 30 min
b. 60 min
c. 120 min
d. 240 min

1002. La eliminación completa del gadolinio del organismo se produce cuántas horas tras su administración:

a. 2   b. 4   c. 6   d. 8

1003. El inion se encuentra en el hueso...

a. frontal
b. occipital
c. de la mandíbula
d. temporal izquierdo

1004. En RM, Qué fuerza nos encontramos en la línea 5 g:

a. 0,5 mT
b. 1,0 mT
c. 1,5 mT
d. 5,0 mT

1005. El cable de exposición de una unidad de rayos x portátil debería medir al menos:

a. 1 m
b. 2 m
c. 3 m
d. 5 m

1006. En un TC de cuello, la angulación del tubo será:

a. Paralela al paladar duro
b. Paralela al disco C-2/C-3
c. Paralela al plano del disco C-3/C-4
d. Paralela al plano de la base del cráneo

1007. La eficiencia de producción de rayos X:

a. Aumenta al incrementar los mA
b. Disminuye al incrementar los mA
c. Aumenta al incrementar los kVp
d. Disminuye al incrementar los kVp

1008. Cuál de estas técnicas es una zonografía:

a. Cistografía
b. Dacriografía
c. Uretrocistografía
d. Ortopantomografía

1009. En una radiografía lateral de cráneo, observamos nítidamente 'la silla turca', con qué hueso del cráneo la relacionaría:

a. El etmoides
b. El temporal
c. El esfenoides
d. El maxilar superior

1010. Sobre el uso de contrastes en R.M.:

a. Se emplean contrastes iodados no iónicos
b. Se emplean sustancias paramagnéticas
c. No se pueden utilizar si hay antecedentes de alergia al yodo
d. Todas son falsas

1011. En el estudio radiológico baritado del estómago y duodeno, es FALSO:

a. Siempre va precedido de una radiografía simple de abdomen
b. Permite valorar reflujo gastro-esofágico
c. Puede incluir la administración de gránulos formadores de CO_2
d. Puede ver la 2ª porción de duodeno

1012. En una mamografía oblicua mediolateral a 45º debemos poder observar:

a. El músculo pectoral cruzando la imagen con ángulo habitualmente entre el 20º y 35º a la vertical
b. El músculo pectoral cruzando la imagen con ángulo de 45º
c. El músculo pectoral en su totalidad
d. Nunca debemos ver el músculo pectoral si está correctamente realizada

1013. En un niño la cantidad de contraste endovenoso a inyectar dependerá:

a. De la edad
b. Del peso
c. De la altura
d. Son ciertas A y B

1014. En las zonas controladas en las que exista riesgo de exposición externa, será siempre obligatorio el uso de:

a. Guantes plomados
b. Dosímetros individuales
c. Delantal plomado
d. Son correctas A y C

1015. Con el alto kilovoltaje se pretende conseguir:

a. Alto contraste
b. Penetración
c. Reducir la radiación
d. Son correctas B y C

1016. Para la realización de una radiografía simple de abdomen:

a. Se le pedirá al paciente que retire cualquier objeto u adorno que esté en la región de examen
b. Será imprescindible que el paciente se desprenda de cualquier objeto o adorno que esté en cualquier parte del cuerpo
c. No importan los objetos o adornos que lleve en cualquier parte del cuerpo
d. Deberá desprenderse solo de los objetos que sean de oro o plata

1017. En un sistema de digitalización de un Servicio de Radiodiagnóstico, el sistema de archivo y comunicación de imágenes se conoce como:

a. PACS
b. CR
c. DICOM
d. RIS

1018. Respecto al estudio de los vasos sanguíneos por RM angiografía:

a. Siempre utiliza Gadolinio
b. La angiografía RM con Gadolinio se basa en el acortamiento del T1 de la sangre
c. Utiliza la técnica de sangre blanca
d. Todas son correctas

1019. En una radiografía de tórax en proyección lordótica en AP, las clavículas deben verse:

a. Casi horizontales y por debajo de los vértices pulmonares
b. Formando un ángulo de unos 30 grados con la columna dorsal
c. Unidas coincidiendo con la cuarta vértebra dorsal
d. Casi horizontales y por encima de los vértices pulmonares

1020. En una radiografía de tórax pediátrica se intentará utilizar:

a. Menor 'mA' y breve tiempo de exposición
b. Mayor 'mA' y breve tiempo de exposición
c. Menor 'mA' y mayor tiempo de exposición
d. La misma exposición que a un adulto

1021. Ante un examen radiológico, la buena comprensión por parte del paciente de las explicaciones del T.E.R implica:

a. El ahorro de placas
b. Evitar exposiciones innecesarias
c. El ahorro de tiempo
d. Las tres cosas

1022. En equipos de rayos X, la intensidad eléctrica se mide en:

a. Kilovoltios
b. Miliamperios
c. Kilovatios
d. Miliamperios/segundo

1023. La sialografía convencional consiste en:

a. Canalizar los conductos de drenaje y rellenarlos con aire para su estudio
b. Canalizar los conductos de drenaje y rellenarlos con bario
c. Canalizar los conductos de drenaje y rellenarlos de forma retrograda con contraste iodado
d. Inyectar contraste intravenoso y ver cómo se elimina a través de los conductos

1024. Los Rayos X son absorbidos parcialmente al atravesar un cuerpo. Esta absorción dependerá:

a. Del espesor del cuerpo atravesado
b. De la densidad del cuerpo atravesado
c. Del número atómico del cuerpo atravesado
d. De todo lo anterior

1025. Posición de Caldwell o también:

a. Mento-naso-placa
b. Fronto-naso-placa
c. Submentovertical
d. Fronto-occipital

1026. La radiografía de cavum para estudio de las adenoides debe realizarse:

a. En apnea
b. Durante una inspiración profunda a través de la nariz
c. Durante una inspiración profunda a través de la boca
d. Durante una inspiración profunda a través de la boca y la nariz

1027. Fuera del período de utilización, el dosímetro deberá estar guardado:

a. Dentro de la sala de radiodiagnóstico
b. Delante de los monitores radiológicos
c. En un lugar libre de radiaciones
d. Ninguna es cierta

1028. La resonancia magnética en el estudio del sistema nervioso central:

a. Sustituye al T.C
b. Irradia un 50-80% menos que el TAC
c. No es sensible al flujo y no ve los vasos sanguíneos
d. Diferencia bien la sustancia gris de la blanca

1029. El TC multidetector:

a. Permite el estudio de la cardiopatía isquémica
b. Permite el análisis de la función cardiaca
c. Ambas son correctas
d. Ninguna de las tres

1030. Desde el punto de vista radiográfico, qué estructuras mediastínicas son importantes en una radiografía de tórax:

a. El corazón y los grandes vasos
b. La tráquea
c. El esófago
d. Las tres

1031. La ecografía convencional en la patología esofágica:

a. Es fundamental para el diagnóstico de tumores
b. No tiene un papel importante
c. Es imprescindible en el estadiaje tumoral
d. Diagnosticar las hernias de hiato

1032. Cuando el T.E.R. realiza una radiografía con una unidad portátil de RX a un paciente hospitalizado, en la habitación donde se va a realizar la exploración radiográfica pueden permanecer:

a. Solo los acompañantes del paciente al que se le realiza la exploración radiológica
b. No puede permanecer nadie, salvo otros pacientes que compartan habitación si estuvieran imposibilitados para abandonarla
c. Solo los acompañantes de los otros pacientes que compartan habitación
d. Solo los compañeros del paciente aunque puedan abandonar las habitación

1033. La dosimetría individual tanto interna como externa en una instalación radioactiva será efectuada por:

a. Supervisor de la instalación
b. Empresas autorizadas por la Junta de Energía nuclear
c. Entidades autorizadas por el Consejo de Seguridad Nuclear
d. Empresas con experiencia en dosimetría personal

1034. La fase nefrográfica en la urografía intravenosa ocurre:

a. En los primeros 15 segundos
b. Entre los 15 y 30 minutos
c. Dentro de los primeros 5 minutos
d. Ninguna de las tres

1035. Entre las ventajas del TAC helicoidal señale la FALSA:

a. Evita el uso de contrastes intravenosos
b. Permite realizar reconstrucciones multiplanares
c. Permite realizar reconstrucción MIP (punto máxima intensidad)
d. Es más rápido que el TAC convencional de 3ª generación, pero más lento que el TAC de multidetectores

1036. Para visualizar las apófisis articulares y la pars interarticular en forma del 'signo de perro escocés' o 'perro de La Chapelle' realizaremos una radiografía:

a. Anteroposterior de columna lumbar
b. Lateral de columna lumbar
c. Oblicua de columna lumbar
d. Oblicua de columna cervical

1037. En la exploración de abdomen debe utilizarse protección gonadal:

a. En todos los pacientes
b. Solo en las mujeres
c. Solo en varones, niños y mujeres fértiles, siempre que no oscurezca la zona de interés
d. Solo en pacientes pediátricos

1038. NO tiene relación con la exploración radiológica de vía biliar:

a. Coledocolitiasis
b. Colangitis
c. Nefrogramas
d. Drenaje biliar

1039. Respecto a las pantallas de refuerzo:

a. La falta de contacto con la película da lugar a la pérdida de definición
b. La falta de contacto con la película aumenta la definición
c. Nunca están en contacto con la película
d. La falta de contacto con el chasis aumenta la definición

1040. Qué tipo de contraste utilizaría en la realización de una urografía intravenosa:

a. Gaseoso
b. Yodado liposoluble
c. Yodado hidrosoluble
d. Baritado

1041. En la proyección de Towne para obtener una radiografía anteroposterior de cráneo, el rayo central está:

a. Angulado 30 grados en sentido caudal
b. Perpendicular a la placa
c. Angulado 40 grados en sentido cefálico
d. Ninguna de las tres

1042. Con respecto al diafragma, es FALSO:

a. Es un tabique muscular que separa el tórax del abdomen
b. Cada hemidiafragma tiene forma de cúpula convexa por la cara superior
c. Cada hemidiafragma tiene forma de cúpula cóncava por su cara superior
d. Cada hemidiafragma forma un ángulo agudo con la pared torácica

1043. El extremo o lateral de la clavícula se articula con la escápula formando la articulación:

a. Corococlavicular
b. Acromioclaviculr
c. Glenohumeral
d. Costoclavicular

1044. En una radiografía anteroposterior de columna lumbar, el paciente se colocará en decúbito supino con las cadera y rodillas flexionadas para reducir:

a. La cifosis lumbar
b. La lordosis lumbar
c. La escoliosis lumbar
d. Las tres son ciertas

1045. Una radiografía a mayor kilovoltaje (Kv) consigue:

a. Mayor penetración, pero menor contraste
b. Menor penetración, pero mayor contraste
c. Mayor penetración y mayor contraste
d. Menor penetración y menor contraste

1046. A un paciente politraumatizado que llega a la sala de rayos X en camilla. Cómo se debe realizar la proyección lateral de columna cervical:

a. Sentado en lateral con dos sacos en las manos, para sacar las 7 vértebras cervicales
b. En decúbito lateral con rayo vertical
c. En decúbito prono girando la cara hacia el lado derecho
d. En decúbito supino con rayo horizontal

1047. Toda exploración radiológica deberá ir acompañada del consiguiente informe emitido por el especialista en radiodiagnóstico, en el que constará:

a. Identificación del paciente
b. Descripción de hallazgos Radiológicos
c. Diagnóstico diferencial y conclusión
d. Todos los datos anteriores

1048. Respecto al tránsito intestinal baritado, es FALSO:

a. Es el examen básico y fundamental para estudiar el intestino delgado
b. Una variante del mismo es la enteroclisis
c. Emplea contrastes iodados no iónicos
d. Su tiempo de exploración es prolongado (más de 15 minutos)

1049. Dispositivo adicional en un equipo de rayos que define las dimensiones de un haz de radiaciones:

a. Colimador
b. Reductor
c. Sujetador
d. Metro

1050. La ortopantomografía sirve para:

a. Detectar focos infecciosos de origen dentario
b. Evaluar la edad dental y de las anomalías de dentición en el niño
c. Estudiar las fracturas de mandíbula si el accidentado puede mantenerse sentado
d. Las tres son ciertas

1051. Sobre el 'Efecto Fotoeléctrico', es FALSO:

a. La probabilidad de que se produzca disminuye cuando aumenta la energía de los fotones
b. La probabilidad de que se produzca aumenta cuando aumenta el número atómico del blanco
c. La absorción de la energía del fotón es parcial
d. La probabilidad de que se produzca es proporcional a la densidad del medio

1052. El hueso hiodes se encuentra:

a. En la cara anterior del cuello
b. En la parte posterior del cuello
c. En la parte inferior del cartílago tiroides
d. En el esfenoides

1053. Orden del proceso de revelado de una película radiográfica:

a. Revelado, fijado, lavado, secado
b. Fijado, revelado, lavado, secado
c. Lavado, fijado, revelado, secado
d. Lavado, revelado, fijado, secado

1054. La tomografía axial computerizada:

a. Sustituye la placa radiográfica por detectores electrónicos
b. No utiliza Rayos X
c. Realiza siempre cortes de un grosor fijo (10 mm)
d. Emplea habitualmente gadolinio como contraste intravenoso

1055. En caso de sospecha de invaginación intestinal en un niño. qué prueba haría en primer lugar:

a. TAC
b. Ecografía
c. Resonancia Magnética
d. Enteroclisis

1056. Cuánto tiempo debe el titular de la instalación radiológica guardar y custodiar por razones de clínicas y médico-legales una copia del informe emitido por el especialista en radiodiagnóstico:

a. Menos de un año
b. Al menos cinco años
c. Cuatro años
d. No debe guardarse

1057. Cuánto tiempo debe guardarse el historial dosimétrico de los trabajadores profesionalmente expuestos:

a. No debe guardarse
b. Un periodo mínimo de treinta años
c. Cinco años si no hay incidencias
d. Diez años como mucho

1058. Qué método elegirá para el estudio inicial del cerebro de un recién nacido:

a. T.A.C. con contraste
b. Ecografía
c. Tomografía computerizada
d. A. P. y L. de cráneo

1059. Sobre la histerosalpingrafía, es FALSO:

a. Utiliza contrastes lodados
b. Normalmente permite la visualización de las trompas
c. No emplea radiación ionizante, por lo que se puede usar en mujeres jóvenes
d. No debe realizarse en mujeres embarazadas

1060. En la epífisis proximal del húmero se distinguen dos tuberosidades denominadas:

a. Troquín y trocánter
b. Trocánter mayor y menor
c. Epicóndilo y epitróclea
d. Troquín y troquinter

1061. Qué personal puede ordenar la realización de un estudio radiológico:

a. Enfermero con especialidad en radiodiagnóstico
b. T.E.R. con experiencia
c. Facultativo debidamente identificado
d. Los tres

1062. Desde el punto de vista de la radiación que recibe el paciente, el efecto fotoeléctrico es:

a. Deseable
b. Indeseable
c. Indiferente
d. Implausible

1063. La RM permite:

a. el estudio de la cardiopatía isquémica
b. el análisis de la función cardiaca
c. Ambas
d. Ninguna de las dos

1064. La mamografía en mujeres portadoras de una prótesis mamaria:

a. Suele producir rotura del implante y está contraindicada
b. Se puede utilizar la técnica estándar y la Eklund
c. Solo se debe hacer la técnica de Eklund
d. No utilizaremos la comprensión para evitar la rotura de la prótesis

1065. El reflujo vesicoureteral se valora con:

a. cistografía miccional seriada
b. ecografía
c. medicina nuclear
d. Con las tres

1066. Indique la FALSA:

a. No se debe administrar contraste intravenoso sin que un médico esté disponible
b. Nunca se presentará una reacción grave después de 10 minutos de la inyección de contraste intravenoso
c. Antes de inyectar contraste intravenoso debemos asegurarnos de que disponemos del equipo y la medicación necesaria para el tratamiento de una posible reacción al contraste
d. Inyectado el medio de contraste por vía intravenosa, no se dejará nunca solo al paciente hasta que haya terminado la exploración y el paciente se encuentre bien

1067. En cual de estas situaciones NO se debe realizar un examen radiológico con contraste oral de bario:

a. En un paciente con colostomía
b. Cuando se sospecha reflujo gastro-esofágico
c. En pacientes con estreñimiento
d. Cuando exista sospecha de perforación de colon

1068. En una mamografía magnificada:

a. Imprescindible foco grueso
b. Imprescindible foco fino
c. Es indiferente el foco siempre que usemos mesa de magnificación
d. Diafragma de campo parcial

1069. Respecto a los métodos de exploración en la columna vertebral:

a. La radiología simple prácticamente no se usa
b. El TAC valora hernias discales lumbares
c. El TAC valora con precisión hernias discales cervicales
d. Todas son verdaderas

1070. En relación a las ventajas de la mamografía digital:

a. Mejor resolución de contraste
b. Almacenamiento de las imágenes en RIS
c. Ruido similar a la mamografía convencional
d. Lectura en negatoscopio habitualmente

1071. Cómo podemos reducir el tiempo de adquisición en R.M:

a. Reduciendo el tiempo de repetición
b. Aumentando el número de adquisiciones
c. Aumentado el número de codificaciones de base
d. Todas son verdaderas

1072. La proyección dorsopalmar para la visualización del escafoides la realizaremos con la mano en:

a. Desviación cubital
b. Desviación radial
c. Posición neutra
d. Ninguna de las tres

1073. En los traumatismos craneoencefálicos la técnica de imagen de elección suele ser:

a. T.C sin contraste
b. T.C con C.I.V
c. R.M
d. Radiografía simple de cráneo

1074. Qué fin persigue la técnica de colangiopancreatografía retrograda endoscópica:

a. Diagnóstico
b. Terapéutico
c. Ambos
d. Ninguno de los dos

1075. Para realizar una radiografía lateral de rodilla, es FALSO

a. Los cóndilos femorales deben estar superpuestos
b. La rótula debe observarse de perfil
c. La rodilla debe aparecer flexionada entre 20 y 30 grados
d. La rótula debe estar completamente superpuesta sobre el fémur

1076. Antes de realizar un T.A.C craneal a un paciente es importante preguntarle:

a. Si está en ayunas desde al menos 6 horas antes de realizar la exploración
b. Si ha sufrido alguna vez algún tipo de reacción alérgica
c. Si lleva algún objeto metálico en la cabeza
d. Las tres cosas

1077. La cistografía miccional seriada (CUMS):

a. Es una técnica útil para valorar reflujo vesicoureteral en niños
b. Requiere cateterización ureteral y llenado retrogrado de la vejiga
c. Permite también valorar anomalías uretrales como válvulas
d. Todas son verdaderas

1078. NO forma parte de la columna vertebral:

a. Ligamento común anterior
b. Ligamento amarillo
c. Ligamento común lateral
d. Pedículo

1079. La ' curva característica' en la película radiográfica relaciona:

a. La densidad y la exposición
b. La densidad y el contraste
c. La exposición y el contraste
d. Ninguna de las tres es correcta

1080. El criterio 'ALARA' en exploraciones radiológicas pretende conseguir:

a. Mayor calidad científico-técnica
b. Máxima información
c. Menor dosis de radiación
d. Las tres cosas

1081. La detección de la radiación ionizante se basa en que:

a. Produce desplazamientos atómicos en las colisiones
b. Disminuye la temperatura del medio detector
c. Produce pares ión-electrón
d. Produce siempre reacciones de fotodesintegración

1082. Exceso de densidad de los blancos sobre la densidad de base de un film procesado:

a. Contraste
b. Opacidad
c. Velo
d. Gradación

1083. La abdución es:

a. Un movimiento lateral que aleja del cuerpo el brazo o la pierna
b. Un movimiento que se acerca el brazo a la pierna hacia el centro o la línea media
c. Un movimiento que acerca los dedos de las manos o los pies entre sí
d. Un movimiento forzado hacia la zona interna del pie o de la mano

**1084. En tomografía axial computeri-
zada:**

a. TAC helicoidal es sinónimo de TAC multiplanar
b. Píxel es sinónimo de voxel
c. Voxel es un término reducido de elemento
de imagen
d. Ninguna de las tres

**1085. NO corresponde a la secuencia
spin-eco o SE:**

a. Densidad protónica
b. Inversión recuperada
c. T1
d. T2

**1086. Para una buena radiografía de
abdomen es necesario ajustar los
factores de exposición para obtener una radiografía:**

a. Una escala de grises moderados
b. Menos contraste blanco-negro
c. Bastante contraste blanco-negro
d. Son correctas A y B

**1087. Para el estudio de la 'edad
ósea' en pediatría, realizamos:**

a. Radiografía de cráneo lateral
b. Telerradiografía de columna vertebral en
proyección lateral
c. Radiografía posteroanterior de mano y muñeca
d. Serie ósea metastásica

**1088. 'Técnica colangiopancreato-
grafía retrógrada endoscópica' o
también:**

a. C.P.R
b. V.I.V
c. C.P.R.E
d. T.A.C

**1089. Para ver los agujeros de con-
junción del lado derecho en una
placa de columna cervical hay que
colocar al paciente:**

a. En anteroposterior
b. En lateral
c. En oblicua posterior derecha
d. En oblicua posterior izquierda

**1090. En una instalación radiactiva
hospitalaria los residuos radiactivos a considerar son:**

a. Líquidos   b. Sólidos
c. Gaseosos   d. Líquidos y Sólidos

**1091. Ante una reacción gastrointes-
tinal (náuseas, vómitos…) durante
un examen radiológico:**

a. Debe colocarse al paciente en decúbito
supino con las piernas elevadas
b. Debe colocarse al paciente en sedestación
c. Debe colocarse al paciente en posición de
decúbito lateral para evitar aspiraciones
d. Debe administrarse inmediatamente al paciente líquidos

**1092. Cuándo no realizaremos explo-
ración de colon con enema de
bario de doble contraste:**

a. Pacientes inconscientes
b. Sospecha de pólipos
c. Sospecha diverticulosis
d. Pacientes con Sida

**1093. Lugar donde se almacena ma-
terial radiactivo para su posterior
utilización:**

a. Gammateca o Cámara caliente
b. Cámara frigo-tensada
c. Almacén general
d. Almacén radiactivo

1094. Indica la FALSA:

a. Los rayos X son radiaciones electromagnéticas que tienen la misma naturaleza
que la luz, pero mayor longitud de onda
b. Se propagan en línea recta y en todas las
direcciones
c. Se atenúan al atravesar la materia
d. Producen fluorescencia en algunas sustancias

**1095. Para visualizar la apófisis
odontoides del axis, las masas laterales del atlas y la articulación
atloaxoidea realizaremos una radiografía:**

a. Anteroposterior de columna cervical muy
penetrada
b. Oblicua posterior derecha de columna
lumbar
c. Anteroposterior de columna cervical superior con la boca abierta
d. No pueden visualizarse estas estructuras
con una radiografía convencional

**1096. La ecografía Doppler se utiliza
para:**

a. Estudio del abdomen superior
b. Estudio del hígado sobretodo
c. Estudio de los quistes renales
d. Estudio del sistema circulatorio

**1097. Dentro de las densidades ra-
diográficas del abdomen, la densidad agua estará representada por:**

a. Vísceras huecas
b. Calcificaciones no patológicas
c. Vísceras macizas
d. Ninguna de las anteriores

**1098. Angulación correcta del haz
central de rayos X al realizar una
proyección lateral de rodilla:**

a. 5 grados de angulación caudal
b. 5 grados de angulación craneal
c. Perpendicular a la película
d. 10 grados de angulación caudal

1099. La sialografía estudia:

a. Exclusivamente los conductos salivares
b. Vías biliares
c. Conductos y glándulas salivares
d. Sistema de drenaje nasolacrimal

**1100. En la cistografía de doble con-
traste, qué sustancia utilizamos:**

a. Aire como contraste positivo y una sustancia baritada como contraste negativo
b. Sustancia opaca para cubrir las paredes
de la vejiga seguido de instilación de aire
c. Primero una sustancia yodada y después
otra baritada
d. Se permite que la vejiga contenga gran
cantidad de orina como contraste positivo
y después se insufla aire

1101 D	1126 D	1151 C	1176 C
1102 C	1127 C	1152 C	1177 D
1103 A	1128 B	1153 C	1178 D
1104 D	1129 A	1154 B	1179 A
1105 B	1130 D	1155 C	1180 B
1106 D	1131 B	1156 B	1181 B
1107 B	1132 C	1157 C	1182 A
1108 C	1133 D	1158 C	1183 B
1109 C	1134 B	1159 C	1184 A
1110 A	1135 B	1160 B	1185 D
1111 B	1136 A	1161 B	1186 C
1112 A	1137 C	1162 D	1187 B
1113 D	1138 D	1163 B	1188 A
1114 D	1139 A	1164 C	1189 B
1115 C	1140 A	1165 C	1190 B
1116 D	1141 B	1166 D	1191 B
1117 D	1142 B	1167 C	1192 B
1118 D	1143 D	1168 B	1193 C
1119 D	1144 D	1169 D	1194 B
1120 D	1145 D	1170 B	1195 D
1121 D	1146 A	1171 C	1196 D
1122 C	1147 B	1172 D	1197 C
1123 C	1148 B	1173 C	1198 A
1124 A	1149 D	1174 C	1199 A
1125 B	1150 B	1175 D	1200 C

FALLOS:

1101. Qué se debe hacer ante una reacción al contraste:

a. Esperar un tiempo y continuar
b. Administrar una dosis menor de contraste
c. Terminar el estudio lo antes posible
d. Avisar al facultativo

1102. Proceso a través del que los núcleos que poseen movimiento de precesión, pueden absorber energía cuando son expuestos a impulsos de radiofrecuencia:

a. Reverberación
b. Absorción nuclear
c. Resonancia
d. Refringencia

1103. En la proyección antero posterior de fémur los pies:

a. deben rotarse internamente 15 grados
b. deben flexionarse al máximo
c. deben permanecer en posición relajada
d. deben rotarse externamente 15 grados

1104. La constante giromagnética es distinta para cada elemento. Por ejemplo, el valor para el protón de hidrógeno es de:

a. 20 MHz/T
b. 32,5 MHz/T
c. 50,5 MHz/T
d. 42,5 MHz/T

1105. En la clasificación de los medios de contraste según su utilización principal NO están:

a. Mielografías
b. Magnetográficos
c. Colegráficos
d. Uroangiográficos

1106. Tenemos un paciente al que se le va a realizar una prueba radiológica con contraste. Quién está habilitado para inyectar el contraste:

a. El radiólogo
b. El enfermero
c. El TER
d. Los tres

1107. No es un método de descontaminación:

a. Biológica
b. Magnética
c. Física
d. Mecánica

1108. El estudio de cadera por el método de Von Rosen:

a. Es una proyección postero anterior bilateral
b. Las piernas se colocan en adducción forzada y rotación externa
c. Se utiliza para valorar la luxación congénita de cadera
d. Todas las respuestas son verdaderas

1109. Los medios de contraste utilizados en TAC se administran por vía:

a. Oral
b. Parenteral
c. Ambas
d. Ninguna de las dos

1110. Qué se valora al realizar una radiografía de tórax postero anterior en inspiración y en expiración:

a. Movimientos diafragmáticos
b. Que las clavículas se desplazan hacia arriba
c. Un derrame pleural
d. Son correctas B y C

1111. Para obtener la 'scout view' (visión exploradora) en el TAC:

a. Girar el Gantry 50º cranealmente
b. Mantener el tubo de rayos X y el conjunto de detectores inmóviles mientras el paciente tumbado en la camilla se desplaza longitudinalmente por el Gantry
c. Tener al paciente en la camilla, dejar fijo el tubo de rayos X y cambiar de posición alternativamente al conjunto de detectores
d. Realizar exploraciones de 5 y 10 segundos alternativamente durante dos minutos con una pausa de un segundo entre cada una de ellas.

1112. Cuando realizamos un tórax óseo tendremos en cuenta que:

a. Se utiliza un kilovoltaje moderadamente alto
b. La distancia foco-películas como mínimo ha de ser de 1,50 m
c. Habitualmente se realizan en decúbito prono
d. Las tres cosas

1113. Dependiendo del tipo de exploración, qué pautas utilizaremos para la preparación del paciente:

a. Dieta
b. Enemas
c. Laxantes
d. Las tres

1114. Los puntos a valorar por el TER para ayudar al Radiólogo en el diagnóstico son:

a. Coloración de la piel
b. Intensidad de dolor
c. Estado mental
d. Los tres

1115. La mielografía es un estudio que se utiliza para ver:

a. Ventrículos cerebrales
b. Conductos cerebrales
c. Medula espinal
d. Conductos renales

1116. Si realizamos una radiografía de tórax postero anterior en inspiración máxima cuántos arcos costales debemos visualizar por encima del diafragma:

a. 4
b. Ninguno
c. 6
d. 7

1117. Cuál es una de las principales propiedades de los rayos X:

a. Poder de penetración
b. Efecto luminiscente
c. Efecto fotográfico
d. Las tres

1118. Qué factores afectan al contraste radiográfico:

a. Kilovoltaje
b. Miliamperaje
c. Radiación dispersa
d. Son correctas A y C

1119. Cuál de estos elementos no forma parte de la película radiográfica:

a. El soporte
b. La emulsión de microcristales
c. Gelatina
d. Recubrimiento plástico-químico

1120. Un trébol amarillo sobre fondo blanco indica que estamos en:

a. Zona controlada
b. Zona de acceso prohibido
c. Zona vigilada
d. Zona de permanencia limitada

1121. Características que deben tener los contrastes de Resonancia Nuclear Magnética:

a. Químicamente estables
b. Gran facilidad de eliminación
c. Gran eficacia diagnóstica
d. Todas son correctas

1122. Cuando se traslada a un paciente con sonda vesical y bolsa de recogida de orina de la silla de ruedas a la mesa de rayos X para una prueba radiográfica:

a. Se vaciará la bolsa de orina
b. Pondremos la bolsa de orina encima del paciente para que no nos moleste al hacer la prueba radiológica
c. Hay que asegurarse de que la bolsa esté siempre por debajo del nivel de la vejiga
d. No lo tendremos en cuenta por ser una prueba rápida

1123. En el estudio ultrasonográfico del hemiabdomen superior se usan los 'ecopotenciadores' para valorar:

a. Lesiones focales hepáticas
b. Vascularización de masas abdominales
c. Ambas
d. Ninguna de las dos

1124. Respecto a los sistemas de control de zonas:

a. En las zonas vigiladas existirá, al menos, dosimetría de área
b. En las zonas vigiladas existirá, al menos, dosimetría individual
c. En las zonas controladas es obligatoria la dosimetría de área
d. En las zonas de acceso prohibido el trébol será de color rojo sobre fondo amarillo

1125. En ortopantomografía se estudia:

a. articulación atlanto-axoidea
b. las temporo-mandibulares
c. Las dos son correctas
d. Ninguna de las dos

1126. Qué muestra un estudio seriado gastroduodenal en posición Oblicuo Anterior Derecho tumbado:

a. Reflujo gastroesofágico
b. Hernia hiatal
c. Hernia inguinal
d. Canal pilórico y bulbo duodenal

1127. Qué grosor tiene el soporte de la pantalla reforzadora:

a. 0,25 mm
b. 1,5 mm
c. 1 mm
d. 0,75 mm

1128. Uno de los componentes del revelador es restringente. Su función es limitar la acción de:

a. el fijador
b. el revelador
c. De ambos
d. De ninguno de los dos

1129. Si una radiografía de abdomen, queremos visualizar desplazamientos de gas libre al espacio hepatoparietal derecho, la realizaremos:

a. En decúbito lateral izquierdo, con rayo horizontal
b. En decúbito lateral derecho, con rayo horizontal
c. En decúbito supino
d. En decúbito prono

1130. Las fuentes de radiación natural pueden ser:

a. Radiación por marisco
b. Elementos naturales radiactivos
c. Radiación cósmica
d. Todas son correctas

1131. Para atenuar la borrosidad cinética:

a. Se usarán tiempos de exposición largos
b. Se utilizarán tiempos de exposición cortos
c. El tiempo de exposición no influye en dicha borrosidad
d. Todas las anteriores son correctas

1132. Como exploración radiológica inicial del aparato urinario debemos realizar:

a. Radiografía Antero Posterior de abdomen en bipedestación
b. Radiografía del abdomen en bipedestación en proyección lateral
c. Placa de abdomen simple en decúbito supino
d. Radiografía de abdomen en bipedestación en proyección oblicua

1133. Cómo se realizan habitualmente las radiografías de abdomen a los pacientes con hepatitis B:

a. En bipedestación
b. En decúbito lateral derecho
c. En decúbito prono
d. En decúbito supino

1134. La radiculografía es una técnica radiográfica para el diagnóstico de:

a. Alteraciones en los meniscos
b. Alteraciones discales de la columna lumbo-sacra
c. Alteraciones en la masa craneal
d. Alteraciones en el nervio auditivo

1135. En la proyección Postero Anterior de clavícula, el rayo central se dirige hacia:

a. La fosa supraclavicular
b. La parte media de la diáfisis clavicular
c. La escápula
d. Apófisis coracoides

1136. El filamento de un tubo de rayos X suele ser habitualmente de:

a. Wolframio
b. Acero
c. Plomo
d. Cesio

1137. El contraste radiológico depende:

a. Del tiempo de exposición
b. De los miliamperios
c. Del kilovoltaje
d. Del producto miliamperios/segundo

1138. Los rayos X están producidos por:

a. Emisión de electrones acelerados
b. Partículas con carga negativa
c. Fotones con carga positiva
d. Emisión de electrones internos del átomo

1139. La imagen latente se vuelve imagen visible durante:

a. Revelado
b. Fijado
c. Lavado
d. Secado

1140. El término 'hiperclaridad' en radiología corresponde a:

a. Zonas oscuras en la placa
b. Zonas blancas en la placa
c. Zonas grises en la placa
d. Grasa

1141. Problemas que pueden dar los contrastes triyodados:

a. Nunca dan problemas
b. Manifestaciones leves y graves
c. Azoospermia en varones
d. Todas son falsas

1142. Cuál es el soporte de imagen más utilizado en radiografía:

a. La película de exposición directa
b. La película de pantalla
c. La película de TAC y RNM
d. La película de mamografía

1143. A un politraumatizado que llega a la sala de rayos X en camilla, cómo se debe realizar la proyección lateral de cráneo:

a. En decúbito lateral con rayo vertical
b. En bipedestación
c. Siempre a 1,50 m. de distancia foco-película
d. En decúbito supino con rayo horizontal

1144. Las pantallas de refuerzo tienen como misión:

a. Contribuir a la disminución de la dosis de Rayos X
b. Transmitir la luz hacia la película
c. Capturar la radiación X
d. Todas las respuestas son correctas

1145. En la proyección oblicua antero posterior de ala ilíaca:

a. Elevamos el lado a examinar unos 40 grados
b. El haz central de rayos X es perpendicular a la película
c. Observamos el acetábulo en posición lateral
d. Son correctas B y C

1146. En la histerosalpingografía, la cavidad uterina normal aparece con forma:

a. triangular en la imagen Antero Posterior
b. triangular en la imagen lateral
c. ovalada en la imagen Antero Posterior
d. de huso en la imagen Antero Posterior

1147. El principio ALARA se resume como:

a. Las ventajas de la realización de la prueba son mayores que los inconvenientes
b. Dosis tan baja como razonablemente sea posible
c. Constantemente absorbemos radiación, originándose la llamada radiación interna
d. Cuando menos estemos expuestos a la radiación, mejor

1148. En una radiografía postero anterior de tórax, los hilos pulmonares representan la densidad de:

a. Grasa
b. Agua
c. Calcio
d. Aire

1149. Qué podemos hacer para evitar los artefactos en los estudios de TAC por movimientos del paciente:

a. Sujetar al paciente
b. Sedar al paciente
c. Utilizar tiempos de exposición muy cortos
d. Las tres cosas

1150. Qué tipo de detector de radiaciones presenta una señal elevada sin necesidad de ampliación:

a. Un contador de centelleo
b. Un contador de Geiger-Müller
c. Un conductor semiconductor
d. Una cámara de ionización

1151. En el abdomen agudo, a qué distancia realizará la radiografía de abdomen en bipedestación:

a. 1,50 m
b. 1,30 m
c. 1 m
d. 1,20 m

1152. Para realizar una angiografía de cayado aórtico Cómo colocaremos al paciente:

a. Antero Posterior
b. Lateral
c. Oblicuo Posterior Derecho
d. Oblicuo Anterior Derecho

1153. La galactografía consiste en:

a. Realizar un biopsia
b. Puncionar la mama mediante ecografía
c. Inyectar contraste en el sistema ductal de la mama
d. Realizar estudio bioquímico de las secreciones del pezón

1154. Cuál de estas densidades tiene mayor absorción de rayos X:

a. Grasa
b. Calcio
c. Aire
d. Agua

1155. Ante un paciente politraumatizado, para realizarle las proyecciones laterales de columna le colocaremos en decúbito lateral:

a. Sí
b. Sí, pero sólo en decúbito lateral izquierdo
c. No, estas proyecciones se realizan en decúbito supino con rayo horizontal
d. No, estas proyecciones se realizan en decúbito supino con rayo vertical

1156. A través de qué vaso sanguíneo se introducirá el catéter para realizar la arteriografía esplénica:

a. Cava
b. Femoral
c. Hepática
d. Subclavia

1157. En qué órgano situaría un cálculo coraliforme:

a. Páncreas
b. Próstata
c. Riñón
d. Vesícula biliar

1158. En mamografía la técnica de Eklund consiste en:

a. Realizar dos mamografías consecutivas con distinta compresión
b. Separar la mama del chasis para así magnificar y poder ver si hay microcalcificaciones
c. Desplazar el prótesis dejándola fuera del plato de compresión
d. Colocar un arpón en una lesión para posterior cirugía

1159. Qué es un empiema:

a. Aire en el espacio pleural
b. Rotura de la pleura
c. Colección de líquido infectado en el espacio pleural
d. Sangre en el espacio pleural

1160. Señala la FALSA:

a. Un TR de menos de 500 mseg se considera corto
b. Un TR de más de 800 mseg se considera largo
c. Un TE de menos de 30 mseg se considera corto
d. Un TE de más de 80 mseg se considera largo

1161. El objeto principal de la protección radiológica es:

a. Prevenir la ocurrencia de efectos estocásticos
b. Prevenir la ocurrencia de efectos no estocásticos y limitar la probabilidad de incidencia de los estocásticos
c. Limitar la probabilidad de la incidencia de los efectos no estocásticos
d. Conjuntamente A y C

1162. El nervio olfativo está íntimamente relacionado con una de las siguientes estructuras:

a. El ala del esfenoides
b. La fosa pterigo-maxilar
c. La apófisis estiloides
d. La lámina cribosa del etmoides

1163. Un PACS es un sistema que permite:

a. El almacenamiento de imágenes médicas digitales
b. El almacenamiento y la comunicación de imágenes médicas-digitales
c. La visualización de imágenes médicas digitales
d. La gestión de la información que genera un servicio de radiología

1164. El efecto más importante producido por el Ultrasonido en el proceso de su absorción por el organismo es de tipo:

a. Químico
b. Térmico
c. Mecánico
d. Calórico

1165. Cuál será la indicación para realizar una placa de tórax en decúbito lateral en un paciente pediátrico:

a. Sospecha de neumonía
b. Sospecha de neumomediastino
c. Aspiración de un cuerpo extraño en lactantes
d. No está indicada en un paciente pediátrico

1166. En mamografía la proyección craneocaudal debe mostrar:

a. El tejido medial
b. El perfil del pezón
c. La mayor parte del tejido lateral con excepción de la cola axilar
d. Todas son correctas

1167. La Fractura de Bennett es:

a. de la base del primer metacarpiano
b. de la tercera articulación carpometacarpiana
c. oblicua de la base del primer metacarpiano
d. de la quinta articulación carpometacarpiana

1168. El grosor del cristal piezoeléctrico:

a. debe ser igual a la mitad o doble de la longitud de onda
b. debe ser igual a la mitad o a la cuarta parte de la longitud de onda
c. debe ser igual a la longitud de onda de ultrasonido
d. No están relacionados

1169. El polígono de Willis:

a. No siempre se encuentra completo en un paciente
b. Une cerebro anterior y posterior
c. Es la localización más frecuente de asentamiento de aneurismas cerebrales
d. Las tres son correctas

1170. Según las recomendaciones ERC, reconoceremos el paro cardíaco en una persona inconsciente:

a. Abofeteando al paciente repetidas veces en las mejillas y ver si reacciona
b. Comprobando la ausencia de respiración
c. Palpando el pulso carotídeo o femoral en adultos y braquial en neonatos y lactantes
d. Realizando en orden esas tres acciones

1171. Qué fuente radiactiva se utiliza en los estudios de PET:

a. Tl 112
b. I 131
c. Ge 68
d. Tc 99m

1172. En el hígado la circulación de retorno se realiza a través de las venas suprahepáticas. La circulación de aporte se realiza a través de:

a. Arteria hepática
b. Arteria esplénica
c. Vena porta
d. Son correctas A y C

1173. En relación al procedimiento de la Angiografía Cerebral, el abordaje se realizará:

a. Siempre por vía arterial cerebral
b. Por vía venosa
c. Por vía arterial
d. Ninguna es correcta

1174. En resonancia magnética, el líquido se ve:

a. Hiperintenso en T1 e hipointenso en T2
b. Hipointenso en T1 e hipointenso en T2
c. Hipointenso en T1 e hiperintenso en T2
d. Hiperintenso en T1 e hiperintenso en T2

1175. Ante la sospecha de una invaginación intestinal en un lactante:

a. Radiografía simple de abdomen
b. Ecografía abdominal
c. Enema de aire
d. Todas son correctas

1176. Cuáles son las características de las imágenes ponderadas en T1:

a. Las imágenes ponderadas en T1 ofrecen mejores detalles anatómicos
b. Su TR y TE son cortos
c. Ambas son correctas
d. Ninguna lo es

1177. En un servicio de radiodiagnóstico:

a. Bastará con que haya un coordinador presente en la sala para que pueda manejar el equipo cualquier subalterno
b. El jefe de servicio deberá ser obligatoriamente supervisor
c. Todo el personal se considerará profesionalmente expuesto
d. Todo el personal que maneje la instalación deberá tener licencia de operador

1178. La energía máxima de los fotones generados en un tubo de Rayos X depende:

a. De la intensidad de la corriente del tubo (mA)
b. De la temperatura del filamento
c. Del tamaño del tubo
d. De la alta tensión aplicada (Kv)

1179. Qué es el nivel o centro de ventana:

a. el valor medio dentro de la escala de grises seleccionada
b. la escala de grises que seleccionamos, en función del órgano a estudiar
c. el valor más alto de la escala de grises
d. el valor más bajo de la escala de grises

1180. En relación con la Colonoscopia virtual, es FALSO:

a. Se reconoce como CTC
b. La exploración se realiza con el paciente en decúbito supino
c. La exploración se realiza con el paciente en decúbito supino y en decúbito prono
d. Se insufla aire por sonda rectal

1181. Las arterias pulmonares:

a. Recogen sangre no oxigenada y la depositan en la aurícula derecha
b. Llevan sangre venosa a los pulmones
c. Desembocan en la vena cava superior
d. Llevan sangre arterial a la aurícula izquierda

1182. El promedio de dosis de radiación que recibe un paciente al realizar un TAC helicoidal es proporcional a la anchura del colimador, dividida por el movimiento de la mesa por cada rotación de:

a. 360°
b. 180°
c. 90°
d. 95°

1183. Una radiografía de cavum debe realizarse:

a. En respiración forzada a través de la boca y la nariz
b. Durante la respiración a través de la nariz y con la boca cerrada
c. Durante la respiración profunda a través de la boca
d. En apnea

1184. Los componentes de la sangre más radioresistentes son:

a. Los hematíes
b. Los leucocitos en general
c. Los linfocitos
d. Los monocitos

1185. Los rayos X característicos:

a. Tienen espectro continuo
b. Se producen al decelerarse electrones
c. Tienen energías del orden del MeV
d. Se originan al rellenarse en el átomo vacantes en capas electrónicas profundas

1186. La Colonoscopia virtual se realiza con:

a. Endoscopia
b. CT helicoidal
c. CT helicoidal con Multidetector
d. Telemando digital

1187. Es una seudofractura:

a. De Colles
b. Estrias de Looser-Milkman
c. De Pott
d. Son correctas B y C

1188. La enfermedad de Perthes es:

a. Vascular
b. Neoplásica
c. Inflamatoria
d. Reumática

1189. 'Trébol gris azulado' sobre fondo blanco bordeado de puntas radiales:

a. zona vigilada
b. zona vigilada con riesgo de irradiación
c. zona controlada con riesgo de irradiación
d. zona de permanencia limitada

1190. Para la realización de un Cardio CT con MDCT, se requiere:

a. > 90 latidos /minuto
b. Ritmo sinusal
c. Fibrilación auricular
d. Ninguna es correcta

1191. En una radiografía de tórax el signo del broncograma aéreo indica:

a. Lesión bronquial
b. Lesión alveolar
c. Lesión pleural
d. Ninguna es correcta

1192. Para el estudio de las arterias del MMII de un paciente alérgico al yodo, la prueba de elección sería:

a. TAC   b. RM
c. Arteriografía   d. Gammagrafía

1193. En un estudio E. Gastro-Duodenal, en qué posición se visualiza el Antro y el Bulbo duodenal llenos de gas:

a. Decúbito lateral derecho
b. Decúbito prono
c. Posición de Hampton
d. Bipedestación

1194. Una atelectasia en una placa de tórax se manifiesta con:

a. Atropamiento aéreo difuso
b. Colapso de todo el pulmón, un lóbulo segmento o subsegmento
c. Un patrón perihiliar reticular
d. Ninguna es correcta

1195. Factores más importantes en calidad de imagen en TC:

a. Ruido, uniformidad espacial
b. Resolución, ajustabilidad del tamaño
c. Manchas cuánticas
d. Todas son correctas

1196. En un estudio E. Gastro-Duodenal de doble contraste, es FALSO:

a. Se realiza con contraste baritado
b. Se administra un contraste gasificante
c. El estómago se distiende con gas
d. El estómago se distiende con contraste baritado

1197. Las radiaciones beta (+), en qué aplicación médica de diagnóstico por imagen se utilizan:

a. Gammagrafía
b. Radiodiagnóstico
c. PET
d. RIA

1198. La técnica de Seldinger se utiliza para puncionar:

a. Arteria   b. Absceso
c. Vía biliar   d. Derrame pleural

1199. La Unidad de Dosis Equivalente en el sistema internacional se simboliza:

a. Sv   b. Sv / s
c. Rem   d. C / Kg

1200. Cuando se habla de estereotaxia en mamografía, nos referimos a:

a. Realizar estudios con contraste para valorar conductos
b. Proyección específica para valorar mamas densas
c. Sistema que facilita la colocación y uso de dispositivos para marcaje y biopsia
d. Prueba complementaria de la mamografía con ultrasonidos

1201 D	1226 C	1251 A	1276 A
1202 A	1227 B	1252 D	1277 D
1203 A	1228 D	1253 C	1278 B
1204 D	1229 D	1254 B	1279 D
1205 B	1230 A	1255 A	1280 B
1206 C	1231 C	1256 A	1281 C
1207 D	1232 D	1257 C	1282 D
1208 D	1233 D	1258 D	1283 B
1209 C	1234 D	1259 B	1284 C
1210 D	1235 C	1260 B	1285 C
1211 D	1236 B	1261 A	1286 D
1212 D	1237 B	1262 D	1287 A
1213 C	1238 D	1263 B	1288 A
1214 B	1239 D	1264 D	1289 C
1215 D	1240 A	1265 D	1290 C
1216 B	1241 B	1266 B	1291 B
1217 B	1242 B	1267 A	1292 A
1218 B	1243 C	1268 A	1293 B
1219 C	1244 B	1269 A	1294 C
1220 B	1245 C	1270 A	1295 C
1221 C	1246 B	1271 A	1296 A
1222 B	1247 B	1272 C	1297 C
1223 C	1248 C	1273 C	1298 B
1224 D	1249 C	1274 C	1299 B
1225 B	1250 B	1275 D	1300 B

FALLOS:

1201. Qué colimadores intervienen en la resolución de la imagen TC:

a. Colimadores prepaciente
b. Colimadores postpaciente
c. Ninguno de los anteriores
d. La sincronía de ambos tipos

1202. Con un Cardio CT estudiamos:

a. las arterias coronarias
b. la circulación pulmonar
c. la permeabilidad del STEN Coronario
d. Ninguna de las tres

1203. Qué mecanismo de transmisión por contacto directo interviene muy frecuentemente en la producción de infecciones hospitalarias exógenos:

a. Las manos del personal sanitario
b. Las manos de los visitantes o familiares del propio paciente
c. Los fomites
d. La dieta hospitalaria

1204. En la enteroclisis la vía de administración de contraste es:

a. Intratecal
b. Parenteral
c. En enema
d. Ninguna de las tres

1205. Una lesión que tenga valores negativos en unidades Hounsfield significa que tiene densidad:

a. líquido
b. grasa
c. sangre
d. hueso

1206. La principal contraindicación del gadolinio es:

a. pacientes alérgicos al marisco
b. pacientes alérgicos a contrastes baritados
c. pacientes con disminución de la función renal
d. pacientes diabéticos

1207. En resonancia magnética la frecuencia es:

a. La homogeneidad
b. El grosor de un plano tomográfico
c. Una función periódica, con posición relativa a una parte del ciclo
d. El número de repeticiones de un proceso periódico por unidad de tiempo

1208. Indique la equivalencia:

a. 1 Gy = 100 mrad
b. 100 Gy = 1 rad
c. 0,1 Gy = 1000 rad
d. 1 mGy = 0,1 rad

1209. Sobre la pleura, es FALSO:

a. Es una serosa
b. Posee doble pared
c. La hoja pleural más cerca de los pulmones se denomina pleura parietal
d. Posee entre la doble capa un espacio con líquido para evitar la fricción o roce con los movimientos respiratorios entre las estructuras que rodea

1210. Cuáles de estos senos no son realmente senos o cavidades aéreas en forma de oquedad entre los huesos craneofaciales:

a. Etmoidales
b. Maxilares
c. Esfenoidales
d. Mandibulares

1211. Qué órgano u órganos torácicos no contienen el mediastino:

a. Aorta
b. Timo
c. El corazón
d. Los pulmones

1212. La velocidad en un receptor de pantalla de grano fino:

a. Es el más sensible
b. Es el de mayor velocidad o más rápido
c. Se requiere menos tiempo de exposición para obtener un buen resultado en la imagen
d. Se requiere de más cantidad de radiación para obtener una imagen de calidad

1213. Qué plano anatómico pasa por la sutura coronal del cráneo:

a. Sagital
b. Transversal
c. Frontal
d. Horizontal

1214. Con qué orificio se relaciona el estribo para transmitir la sensación sonora hasta el oído interno:

a. La ventana redonda
b. La ventana oval
c. El orificio del antro mastoideo
d. El orificio de las trompas de Eustaquio

1215. Sobre el peroné, es FALSO:

a. Es un hueso fino, par y compacto
b. La zona proximal es la cabeza del peroné
c. La zona agrandada del peroné en su extremo distal es el maleolo externo
d. La apófisis estiloides del peroné se localiza en su extremo distal

1216. Qué tipo de articulación es la radiocarpiana:

a. Anfiartrosis
b. Condílea
c. Enartrosis
d. Tróclea

1217. Qué estructuras de la cara, junto con otros huesos craneofaciales, forman los maxilares:

a. Fosas nasales y conductos auditivos
b. Fosas nasales, techo de la boca (paladar duro) y cavidades orbitarias
c. Fosas nasales, conductos auditivos y cavidades orbitarias
d. Techo de la boca (paladar duro), conductos auditivos y cavidades orbitarias

1218. En qué porcentaje de la formación del techo de la boca o paladar duro contribuyen los huesos maxilares:

a. 50% (1/2)
b. 75% (3/4)
c. 25% (1/4)
d. 10% (1/10)

1219. Calcular qué dosis total recibirá un profesional, sin tener en cuenta la normativa, en su área de trabajo durante 30 minutos, sabiendo que la tasa de dosis que recibe de la fuente de radiación es de 60 mR/h:

a. 10 mR
b. 20 mR
c. 30 mR
d. 60 mR

1220. Qué conducto comunica la faringe con el oído medio hasta la cavidad timpánica:

a. Conducto del antro mastoideo
b. Trompa de Eustaquio
c. Conducto timpánico
d. Conducto acústico

1221. 'Vértice rotuliano' o también:

a. Fíbula
b. Patela
c. Ápex
d. Base

1222. Qué ley establece que la exposición de la película radiográfica es igual a la intensidad de la radiación X del haz remanente por el tiempo de exposición de la película. Ley de:

a. Grotus-Drapper
b. Reciprocidad
c. Cruzamientos
d. Latitud

1223. En qué hueso del cráneo están las apófisis estiloides de dirección caudal:

a. Hueso frontal
b. Hueso occipital
c. Huesos temporales
d. Hueso parietales

1224. Qué compuesto poseen las bases de las películas radiográficas actuales:

a. Nitrato de celulosa
b. Triacetato de celulosa
c. Gelatina
d. Poliéster

1225. De dónde provienen sustancialmente los electrones liberados que se producen al incidir los rayos X en una película fotográfica:

a. De los iones de bromo
b. De los iones de bromo y yodo
c. De los iones de yodo, bromo y plata
d. De los iones de yodo y plata

1226. Órgano de la voz o fonación:

a. Orofaringe
b. Faringe laríngea
c. Laringe
d. Tráquea

1227. De qué zona anatómica es esta placa:

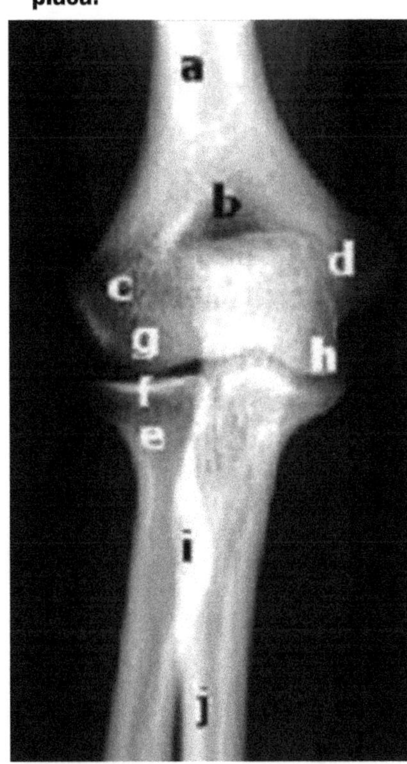

a. A-P de rodilla
b. A-P de codo
c. A-P de tobillo
d. A-P de cadera

1228. Sobre el fémur:

a. Posee dos diáfisis y una epífisis
b. El extremo distal del fémur presenta una gran protuberancia o cóndilo femoral
c. La zona anterior del extremo distal del fémur presenta una carilla articular para el menisco correspondiente
d. Los cóndilos femorales por detrás están separados por una depresión y unidos por delante en una sola masa ósea

1229. Intervalo de humedad necesario para almacenar de forma adecuada las películas radiográficas:

a. 10% a 30%
b. 20% a 30%
c. 60% a 80%
d. 40% a 60%

1230. Qué porción del hueso esfenoides aloja los senos esfenoidales:

a. El cuerpo
b. Las alas mayores
c. Las alas menores
d. Las apófisis caudales

1231. Qué estructura es la marcada:

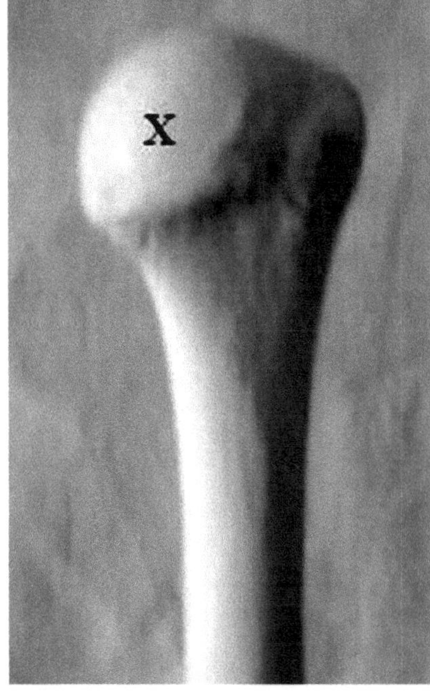

a. Caput femoral
b. Troquíter
c. Caput humeral
d. Epicóndilo

1232. Dirección del muslo con respecto a la pierna en esta imagen. El muslo es:

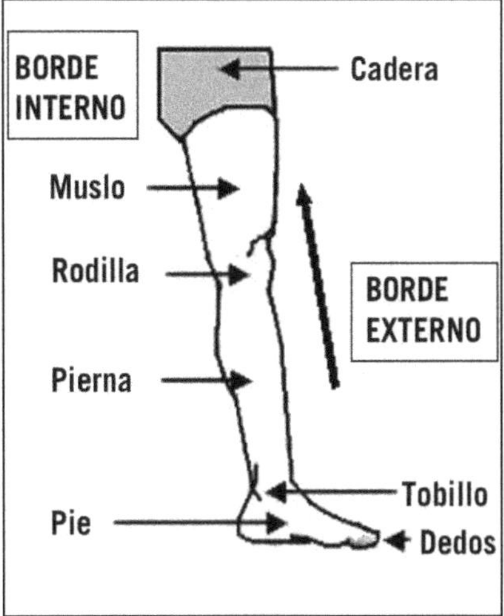

a. Más caudal que la pierna
b. Más distal que la pierna
c. Más inferior que la pierna
d. Más proximal que la pierna

1233. Qué estructura es la marcada en esta placa con la letra 'h':

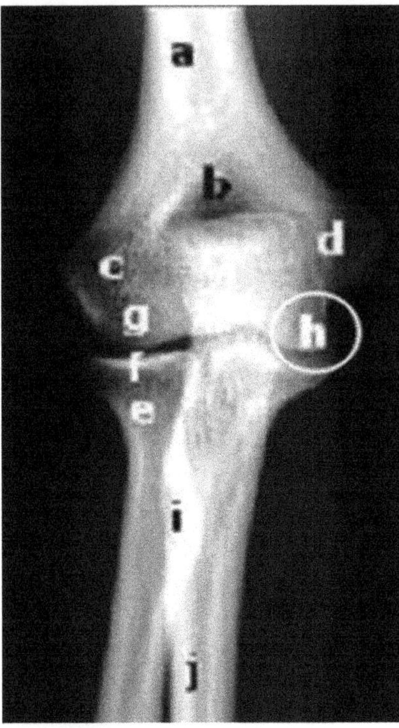

a. Cóndilo humeral
b. Cóndilo tibial interno
c. Epicóndilo lateral de fémur
d. Tróclea humeral

1234. Sobre la rótula, es FALSO:

a. Es un hueso par
b. Es un sesamoideo constante
c. Refuerza la rodilla por delante
d. Se localiza por delante de la tibia con la que se relaciona articularmente

1235. Qué zona anatómica se localiza entre troquíter y troquín o tuberosidades mayor o menor:

a. Cuello quirúrgico
b. Cuello anatómico
c. Corredera o surco bicipital
d. Línea intertroquitárea

1236. Cuántos lóbulos mamarios posee aproximadamente cada mama:

a. 5-10
b. 10-20
c. 20-30
d. 30-40

1237. Qué hueso o huesos de la cara forman parte del tabique o septum nasal:

a. Hueso frontal
b. Hueso vómer
c. Huesos palatinos
d. Huesos malares

1238. Qué coloración adquieren los cristales de la película fotográfica no irradiados tras el revelado:

a. Negra
b. Blanca
c. Gris
d. Transparente

1239. Cuadrante que está justo en el centro de los 9 que conforman la cara anterior del abdomen:

a. Hipocondrio
b. Epigastrio
c. Hipogastrio
d. Región periumbilical

1240. Qué autor/a fue el/la primero/a en realizar, utilizando el ordenador, una demostración para obtener una imagen radiológica digital:

a. Hounsfield
b. Atkinson
c. Morley
d. Pavlov

1241. Qué estructura glandular se relaciona íntimamente (ya que la aloja) con el cuerpo del hueso esfenoides:

a. Glándula pineal
b. Glándula hipófisis
c. Glándula de Bartholino
d. Glándula de Cowper

1242. Dos átomos que tienen el mismo número de protones, pero diferente cantidad de neutrones son:

a. Isóbaros
b. Isótopos
c. Isómeros
d. Isótonos

1243. Las suturas del cráneo son:

a. Diartrósicas
b. Anfiartrósicas
c. Sinartrósicas
d. Enartrósicas

1244. Qué huesos pequeños de la cara se localizan en la cara interna de las cavidades orbitarias, entre el frontal, el etmoides y los maxilares:

a. Palatinos
b. Unguis
c. Mandibulares
d. Nasales

1245. Una estructura anatómica es lateral cuando:

a. Se encuentra en el interior del cuerpo
b. Se encuentra en el exterior del cuerpo
c. Se aleja de la línea media
d. Se dirige hacia arriba

1246. Qué hueso del tarso es el marcado con una X en esta RM de miembro inferior mediante corte sagital:

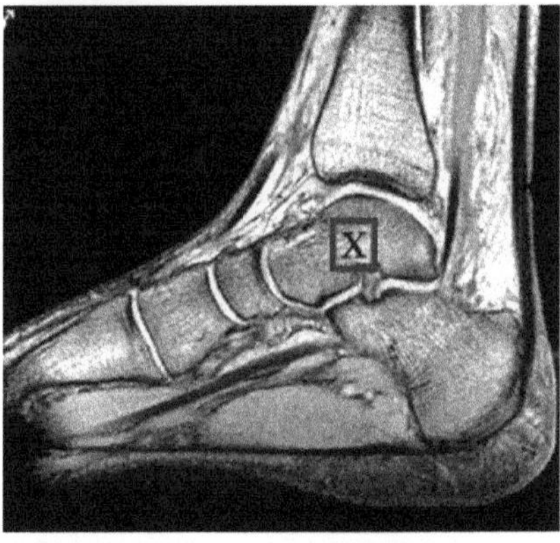

a. Calcáneo
b. Astrágalo
c. Cuboides
d. Escafoides

1247. Estructura marcada con la letra 'b':

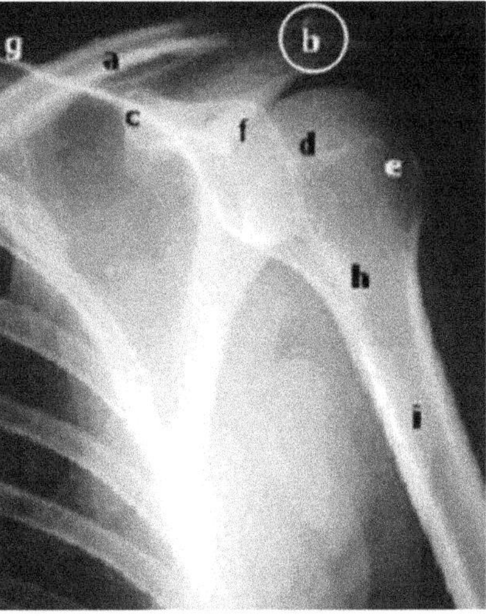

a. Clavícula
b. Acromión
c. Caput femoral
d. Apófisis coracoides

1248. Qué estructuras laríngeas son las responsables de la fonación o cuerdas vocales verdaderas:

a. Ventrículos laríngeos
b. Pliegues superiores
c. Pliegues inferiores
d. Sáculos laríngeos

1249. Qué zona articular de unión indirecta existe en la tibia para los cóndilos femorales:

a. Cóndilos tibiales
b. Epicóndilos tibiales
c. Carillas lisas entre eminencia intercondílea o platillos tibiales
d. Tuberosidades tibiales

1250. La glabela del hueso frontal se sitúa en:

a. El interior de las órbitas
b. Los arcos supraciliares
c. El foramen ciego
d. La sutura frontotemporal

1251. Los vasos linfáticos mamarios drenan en los ganglios interpectorales, ganglios mamarios internos y en los ganglios:

a. Axilares
b. Retroperitoneales
c. De Morgagni
d. De Montgomery

1252. Qué estructuras óseas conforman la articulación mediocarpiana:

a. Radio e hilera distal del carpo
b. Radio e hilera proximal del carpo
c. Hilera proximal del carpo con metacarpo
d. Semilunar y escafoides de la hilera proximal y todos los de la hilera distal

1253. Qué movimientos o cinemática articular posee el codo:

a. Abducción-aducción y pronosupinación
b. Pronosupinación y movimientos de lateralidad
c. Pronosupinación y flexoextensión
d. Flexoextensión y Abducción-aducción

1254. Proyección en la que el rayo central entra ventralmente y sale dorsalmente:

a. P-A   b. A-P   c. L   d. OAD

1255. Zona o parte anterior de la vértebra tipo:

a. Cuerpo vertebral
b. Pedículo
c. Arco vertebral o arco vertebral posterior
d. Escotadura posterior

1256. Qué víscera o vísceras torácicas ocupan el mediastino medio:

a. Corazón
b. Tráquea y esófago
c. Grandes vasos
d. Aorta y venas ácigos

1257. La falange más pequeña de los dedos de la mano es la:

a. Proximal   b. Primera
c. Distal   d. Segunda

1258. Las conchas o cornetes superior y medio surgen de qué zona del hueso etmoides:

a. De la lámina cribosa
b. De la lámina horizontal
c. De la lámina vertical o perpendicular
d. De los laberintos etmoidales

1259. Hueso de mayor longitud de nuestro organismo:

a. Tibia   b. Fémur
c. Peroné   d. Húmero

1260. Por qué estructura anatómica de la vértebra tipo pasan los vasos y los nervios:

a. Los forámenes dorsales
b. Los agujeros intervertebrales
c. Los forámenes ventrales
d. El conducto vertebral

1261. Qué forma posee la red de cristales de haluros de plata dentro de la emulsión:

a. Cúbica   b. Cilíndrica
c. Cónica   d. Esférica

1262. Respecto a la patela o rótula:

a. Es casi triangular
b. Es plana
c. Se desarrolla en el espesor del tendón de los músculos cuádriceps
d. Las tres son correctas

1263. De qué material se suelen hacer los blindajes no estructurales, como, por ejemplo, un delantal en radiología o en medicina nuclear:

a. Aluminio
b. Plomo
c. Metacrilato
d. Aleaciones de caucho con compuestos mercuriales

1264. Movimiento contrario a la inversión:

a. Anversión   b. Aversión
c. Exversión   d. Eversión

1265. Forma parte de una articulación más distal:

a. Acromion   b. Tróclea
c. Escafoides   d. Metacarpiano

1266. Qué característica es falsa de la gelatina que posee la emulsión de la película radiográfica:

a. Soporta a los cristales de haluros de plata en la emulsión
b. La gelatina no está en la emulsión de la placa, sino en su base
c. Es porosa
d. Es transparente

1267. Cuántas falanges tiene el carpo:

a. Ninguna   b. 10
c. 14   d. 16

1268. Porción vertical del hueso frontal:

a. Escama   b. Concha
c. Masa vertical   d. Zona petrosa

1269. Qué estructuras de las siguientes contiene el hipocondrio derecho:

a. Hígado (parcialmente)
b. Bazo (totalmente)
c. Sigma (parcialmente)
d. Recto (totalmente)

1270. Los laberintos etmoidales o senos etmoidales se localizan en el hueso etmoides en:

a. Masas laterales del mismo
b. Lámina vertical
c. Concha superior
d. Crista galli

1271. Factor técnico que más influye en el contraste de la película radiográfica:

a. El kilovoltaje
b. El miliamperaje
c. La refrigeración del tubo de rayos X
d. El tiempo de exposición

1272. Qué sutura forman los huesos parietales con el hueso frontal:

a. Bregma
b. Lambda
c. Coronal
d. Palatina

1273. Qué forma posee la sustancia gris de la médula espinal:

a. T   b. W   c. H   d. C

1274. Qué indica la dirección 'distal' en el espacio:

a. Hacia abajo
b. Hacia arriba
c. Lejos del cuerpo
d. Hacia dentro del cuerpo

1275. Qué ocasiona la muerte generalmente en el síndrome hematopoyético o hematológico por irradiación aguda:

a. La propia radiación, por acción fulminante
b. Los efectos no estocásticos tardíos
c. Los efectos estocásticos tardíos
d. Las complicaciones (ej. infección)

1276. Con qué estructura ósea se articula la zona proximal del húmero:

a. Omóplato (de la cintura escapular)
b. Cúbito
c. Radio
d. Radio y cúbito (del antebrazo)

1277. Qué hueso o huesos de la cara son móviles:

a. Mandíbula, cornetes y palatino
b. Maxilar, unguis y vómer
c. Vómer
d. Mandíbula

1278. Sobre el hueso parietal, es FALSO:

a. Es un hueso par
b. Tiene una cara externa o exocraneana cóncava
c. En la parte media de su cara externa presenta un saliente que es la eminencia parietal
d. En su cara interna o endocraneana presenta surcos para los vasos sanguíneos

1279. Qué porcentaje aproximado de bromuro de plata existe en la emulsión típica de haluros de plata de la película radiográfica:

a. 5%
b. 20%
c. 55%
d. 95%

1280. Cómo se denominan las películas radiográficas sensibles al verde:

a. Monocromáticas
b. Ortocromáticas
c. Pancromáticas
d. Policromáticas

1281. 'Senos maxilares' o también:

a. Antros de Hashimoto
b. Senos mandibulares
c. Antros Highmore
d. Son ciertas B y C

1282. Qué hueso forma el codo:

a. Húmero y radio
b. Húmero y cúbito
c. Radio y cúbito
d. Húmero, cúbito y radio

1283. Una estructura anatómica en relación con otra es superficial, cuando:

a. Se encuentra en el interior del cuerpo
b. Se encuentra en el exterior del cuerpo
c. Se aleja de la línea media
d. Se dirige hacia arriba

1284. Qué estructura es la marcada con una X:

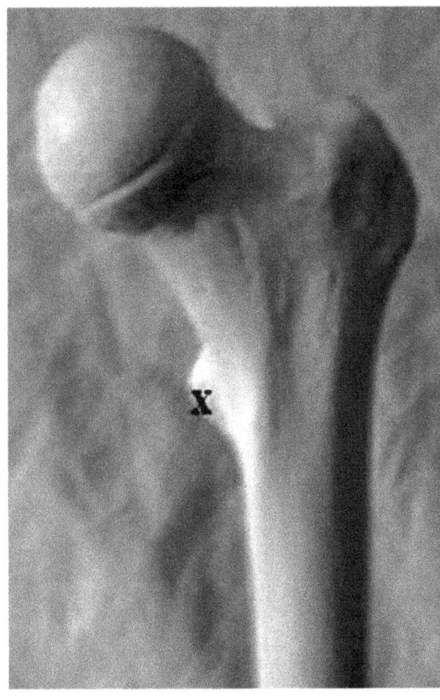

a. Trocánter mayor
b. Caput femoral
c. Trocánter menor
d. Zona intertrocantérea

1285. Qué consecuencia se produce en la red cristalina que posee la placa fotográfica o película tras los fenómenos químicos que ocurren post-irradiación en las zonas de absorción de la radiación:

a. Una red cristaliza de mayor tamaño
b. Una red cristalina de menor tamaño
c. El deterioro de la estructura cristalina
d. No ocurre nada en la red cristalina, sólo se producen cambios químicos

1286. Cuál es la prominencia articular interna de la zona proximal del húmero:

a. Troquíter
b. Troquín
c. Tuberosidad interna
d. Cabeza del húmero

1287. Cuántas falanges totales poseemos en los dedos de una mano:

a. 14   b. 12   c. 10   d. 8

1288. Sobre la tráquea, es FALSO:

a. Se localiza por detrás del esófago
b. Posee anillos cartilaginosos en su recorrido
c. Tiene aspecto tubular
d. Posee una zona extratorácica y otra intratorácica

1289. Qué hueso del cráneo contiene el órgano vestíbulo-coclear:

a. Occipital
b. Frontal
c. Temporal
d. Parietal

1290. Qué movimientos poseen las articulaciones metatarsofalángicas:

a. Flexoextensión y pronosupinación
b. Rotación y flexoextensión
c. Flexoextensión y lateralidad (abducción-aducción)
d. Sólo flexoextensión

1291. Qué estructura se localiza entre el proceso coronoideo y el cóndilo mandibular (o proceso mandibular) en la zona superior de las ramas de la mandíbula:

a. Cuernos de la mandíbula
b. Escotadura sigmoidea o mandibular
c. Escotadura alveolar o dentaria
d. Gran depresión craneal

1292. Qué forámenes o agujeros del hueso esfenoides están situados lateralmente a la 'silla turca':

a. Ópticos   b. Auditivos
c. Ciegos   d. Esfenoidales

1293. Qué hueso es el más grande del tarso:

a. Astrágalo
b. Calcáneo
c. Cuboides
d. Escafoides

1294. Qué hueso o huesos se interrelacionan directamente con la laringe:

a. Cricoides
b. Temporales
c. Hioides
d. Epiglotis

1295. Qué prominencias o apófisis óseas son las más posteriores de la vértebra tipo vistas en una proyección de perfil:

a. Apófisis articulares inferiores
b. Apófisis transversas
c. Apófisis espinosas
d. Apófisis articulares superiores

1296. Cuál de estos huesos de la pierna NO forma parte de la rodilla:

a. Peroné
b. Fémur
c. Tibia
d. Rótula o patela

1297. Qué estructuras anatómicas de la bóveda del cráneo de un/a recién nacido/a forma la sutura cartilaginosa por osificación incompleta llamada lambda. Huesos:

a. Frontal y parietales
b. Frontal y temporales
c. Occipital y parietales
d. Occipital y temporales

1298. Cuál de estos huesos de la muñeca es el más pequeño:

a. Ganchoso
b. Pisiforme
c. Trapecio
d. Trapezoide

1299. En qué zona del esfenoides están los senos esfenoidales:

a. Alas mayores
b. Su cuerpo
c. Alas menores
d. Alas caudales

1300. En qué hueso del cráneo/cara está la 'silla turca':

a. Mandíbula
b. Esfenoides
c. Palatinos
d. Etmoides

1301 **C**	1326 **D**	1351 **D**	1376 **D**
1302 **B**	1327 **D**	1352 **C**	1377 **B**
1303 **C**	1328 **A**	1353 **C**	1378 **C**
1304 **D**	1329 **B**	1354 **B**	1379 **D**
1305 **A**	1330 **C**	1355 **A**	1380 **D**
1306 **C**	1331 **C**	1356 **C**	1381 **C**
1307 **B**	1332 **A**	1357 **C**	1382 **A**
1308 **C**	1333 **C**	1358 **C**	1383 **B**
1309 **B**	1334 **D**	1359 **C**	1384 **B**
1310 **A**	1335 **B**	1360 **C**	1385 **A**
1311 **C**	1336 **D**	1361 **D**	1386 **A**
1312 **A**	1337 **B**	1362 **B**	1387 **C**
1313 **D**	1338 **C**	1363 **A**	1388 **C**
1314 **C**	1339 **B**	1364 **C**	1389 **C**
1315 **B**	1340 **A**	1365 **B**	1390 **C**
1316 **D**	1341 **D**	1366 **C**	1391 **C**
1317 **A**	1342 **D**	1367 **B**	1392 **C**
1318 **B**	1343 **B**	1368 **C**	1393 **A**
1319 **C**	1344 **A**	1369 **C**	1394 **A**
1320 **A**	1345 **C**	1370 **D**	1395 **C**
1321 **C**	1346 **D**	1371 **A**	1396 **D**
1322 **D**	1347 **C**	1372 **B**	1397 **C**
1323 **A**	1348 **C**	1373 **C**	1398 **C**
1324 **B**	1349 **B**	1374 **C**	1399 **B**
1325 **C**	1350 **C**	1375 **D**	1400 **D**

FALLOS:

1301. Para estudiar las escoliosis y grado de curvatura del raquis se usa la Técnica o Método de:

a. Gaucher
b. Skinner
c. Ferguson
d. Paris

1302. Qué hueso del tarso forma el talón del pie:

a. Astrágalo
b. Calcáneo
c. Cuboides
d. Escafoides

1303. Sobre el hueso occipital, es FALSO:

a. Es impar o único
b. De forma cuadrilátera
c. Situado en la zona anterior de la cabeza
d. Forma la zona posteroinferior del cráneo

1304. El oído medio se comunica con el interno a través de qué orificios:

a. El orificio del antro mastoideo y el orificio de la Trompa de Eustaquio
b. El orificio del antro mastoideo y la ventana redonda
c. La ventana redonda y la ventana cuadrada
d. La ventana redonda y la ventana oval

1305. Qué estructura es la marcada:

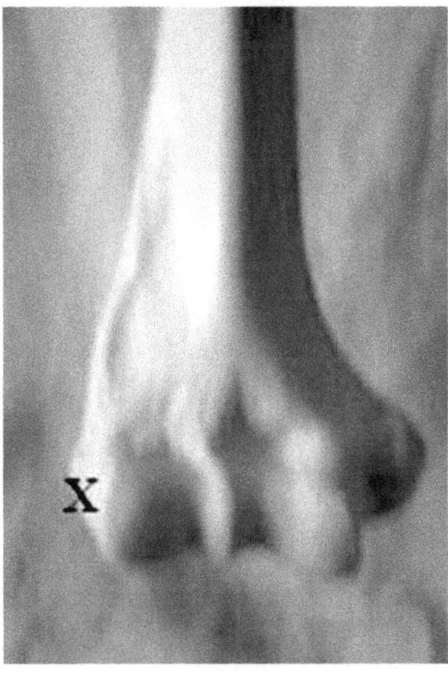

a. Epicóndilo del húmero o epicóndilo externo
b. Epicóndilo interno o epitróclea
c. Tróclea
d. Cóndilo humeral

1306. Con qué estructura ósea se relaciona cranealmente la lámina cribosa del etmoides:

a. El hueso occipital
b. El hueso esfenoides
c. El hueso frontal
d. Los huesos parietales

1307. Medio que convierte el haz de rayos X remanente en imagen radiográfica visible:

a. Tubo de rayos X
b. Pantalla intensificadora
c. Receptor de imagen
d. Tubo de Coolidge

1308. Qué partícula elemental del átomo identifica por su cantidad el elemento químico del que se trata:

a. Electrones
b. Neutrones
c. Protones
d. Positrones

1309. Puede ocasionar en la imagen un inadecuado almacenamiento o manipulación de las películas radiográficas:

a. Generalmente son resistentes y no suele ocurrirles nada
b. Artefactos en la imagen
c. Placas más duras, pero bien definidas
d. Placas más blandas, pero bien definidas

1310. Cuál es la composición de pantallas/placas como receptores de imágenes radiológicas más idóneas, sin perder información diagnóstica:

a. Tierras raras
b. Wolframato cálcico
c. Fluoratos de plomo
d. Cristales de zinc

1311. Primer dedo del pie:

a. Pulgar
b. Pequeño
c. Gordo
d. V

1312. Tipo de películas radiográficas empleadas casi en exclusividad en el cateterismo cardíaco:

a. De cine
b. De duplicación o copia
c. De serigrafía
d. De sustracción

1313. Qué estructura mamaria separa los lóbulos mamarios:

a. Fascia del músculo pectoral mayor
b. Ligamento de Cooper
c. Fascia del músculo pectoral menor
d. El tejido adiposo

1314. Qué estructura es la marcada con una X:

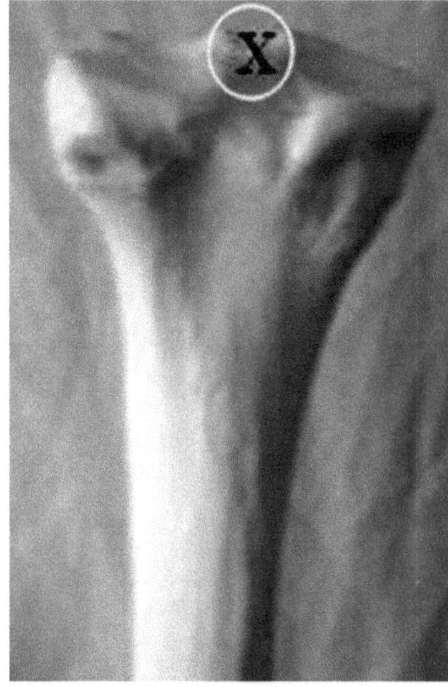

a. Epicóndilo tibial externo
b. Capitel tibial
c. Eminencia intercondílea
d. Apófisis estiloides de la tibia

1315. Prominencia que posee distalmente e internamente el cúbito en su extremo distal:

a. Apófisis coronoides
b. Apófisis estiloides
c. Tubérculo cubital
d. Tuberosidad bicipital

1316. Sobre la mandíbula, es FALSO:

a. Es un hueso impar de la cara
b. Es simétrico
c. Extrauterinamente se constituirá como una sola pieza ósea
d. Intrauterinamente ya se presenta unido en una sola pieza

1317. En la posición radiográfica oblicua anterior derecha el paciente no está ni en prono ni en supino (plano sagital forma 45° con la mesa), y la parte más cerca al chasis es:

a. la anterior y derecha
b. la anterior e izquierda
c. la posterior y derecha
d. la posterior e izquierda

1318. Qué tendón muscular pasa por la corredera o surco bicipital del húmero:

a. Porción corta del bíceps braquial
b. Porción larga del bíceps braquial
c. Origen tendinoso del músculo subescapular
d. Origen tendinoso del dorsal ancho

1319. La 'muesca semilunar' es una depresión que se articula con la tróclea humeral y se denomina también:

a. Cavidad sigmoidea menor
b. Circunferencia articular del cúbito
c. Cavidad sigmoidea mayor
d. Incisura humeral del cúbito

1320. Cuánto mide la laringe (cm):
a. 4,5   b. 7,5   c. 9,5   d. 12,5

1321. Junto con el calcáneo, qué hueso ocupa la zona externa o lateral del tobillo o tarso:

a. Escafoides   b. Talo
c. Cuboides   d. Tercera cuña

1322. La articulación radiocubital inferior sincroniza los movimientos con cuál otra:

a. La de la muñeca
b. La de todo el complejo articular del codo
c. La humerorradial
d. La radiocubital superior o proximal

1323. Qué estructura del propio esfenoides está situada justo por detrás de la 'silla turca':

a. La lámina cuadrilátera
b. La lámina cribosa
c. La lámina perpendicular
d. La lámina piramidal

1324. Qué huesos son los de las mejillas:

a. Pterigoides   b. Cigomáticos
c. Unguis   d. Maxilares

1325. Es una articulación de la muñeca:

a. Radiocarpiana
b. Intercarpiana
c. Ambas
d. Ninguna de las dos

1326. Sobre los metatarsianos, es FALSO:

a. El primero es el dedo gordo, que es el más medial o interno
b. El más corto es el metatarsiano I
c. El más robusto es el metatarsiano I
d. El más largo es el metatarsiano III

1327. De qué zona anatómica es esta placa:

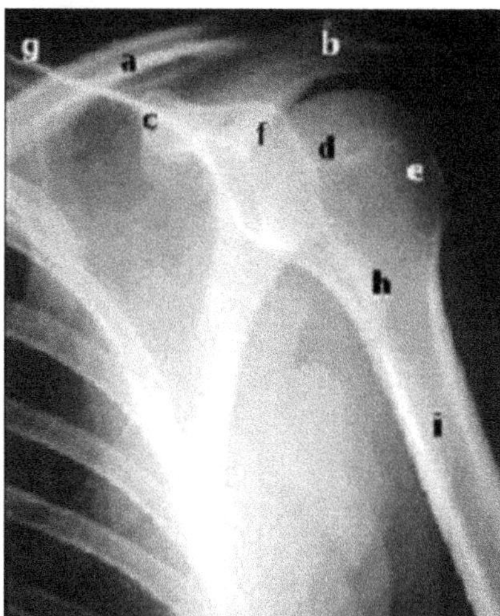

a. Falanges mano derecha
b. Falanges mano izquierda
c. Hombro derecho
d. Hombro izquierdo

1328. Qué nombre reciben las múltiples cavidades que posee en su espesor la apófisis mastoides del hueso temporal:

a. Celdas mastoideas
b. Forámenes mastoideos periféricos
c. Celdas temporales
d. Antro timpánico

1329. Qué forma geométrica aproximada presentan los parietales:

a. Pirámide   b. Rectángulo o cuadrado
c. Triángulo   d. Circular

1330. Qué forman las superficies articulares situadas caudalmente de las zonas laterales del hueso occipital (o cóndilos):

a. Las suturas metódicas
b. Las suturas metópicas
c. Las articulaciones occipitoatloideas
d. Las articulaciones occipitoesfenoidales

1331. Cómo se forma la plata metálica (o plata atómica) dentro de la red cristalina que posee la placa fotográfica o película post-irradiación:

a. Al unirse el anión plata con un ión liberado producto de la ionización, por atracción electrostática
b. Al unirse protones del ión bromo con electrones liberados de la plata, por atracción electrostática
c. Al unirse el ión positivo de plata con un ión liberado producto de la ionización, por atracción electrostática
d. Al unirse protones del ión yodo con electrones liberados de la plata, por atracción electrostática

1332. Qué cinemática articular posee la articulación de la cadera o coxofemoral:

a. En todas las direcciones del espacio (o tres grados de movimiento)
b. Dos grados de movimiento: flexoextensión y rotación
c. Dos grados de movimiento: flexoextensión y lateralidad
d. Dos grados de movimiento: rotación y lateralidad

1333. La teoría más aceptada, ya que explica mejor la formación de la imagen latente en la película, es la Teoría de:

a. Hounsfield   b. Cormark
c. Gurney-Mott   d. Evelyn-Gürt

1334. De qué estructuras de la cabeza forma parte el hueso etmoides:

a. La boca
b. La boca y el conducto auditivo externo
c. Fosas nasales y del conducto auditivo externo
d. Fosas nasales y fosas orbitarias

1335. Qué parte del raquis generalmente se afecta más de una cifosis. Columna vertebral:

a. Cervical
b. Dorsal o torácico
c. Lumbar
d. Sacrococcígea

1336. Qué tipo de articulación es la tibioperoneal proximal:

a. Sinartrósica pura
b. Anfiartrósica
c. Diartrósica
d. Sinovial

1337. La densidad de la película radiográfica está relacionada con:

a. La capacidad de diferenciar dos tonalidades distintas en una placa
b. El grado de ennegrecimiento en la placa
c. La posibilidad de discriminar con precisión los bordes de un objeto
d. El grado de granulaciones y su grosor que se pueden presentar en la placa

1338. Qué tipo de cambios se dan en la película fotográfica o radiográfica para obtener una imagen latente por acción de la radiación X:

a. Térmicos
b. Eléctricos
c. Químicos
d. Conductivos

1339. La estructura conjuntiva ligamentosa da sostén y forma a la mama, mediante su unión en las fascias musculares es el ligamento:

a. Mamario
b. De Cooper
c. De Riedel
d. De Hush

1340. Bronquios que entran en cada hilio pulmonar:

a. Primarios
b. Secundarios
c. Bronquiolos
d. Bronquios de rama

1341. Qué es falso del hueso vómer:

a. Es un hueso impar
b. Está en la línea media (o plano sagital medio)
c. Es un hueso de la cara
d. Se articula cranealmente con el hueso frontal

1342. La estructura de los huesos temporales que forma las paredes casi en su totalidad anterior, caudal y posterior del conducto auditivo externo es la porción:

a. Petrosa
b. Mastoidea
c. Escama
d. Timpánica

1343. Qué grosor (en mm de Pb o equivalentes a estos) es el más habitual y más operativo para prendas o ropas protectoras empleadas en radiología:

a. 0,1-0,25
b. 0,25-0,50
c. 1-2
d. 3-5

1344. Cuáles son las alas o apófisis del hueso esfenoides caudales o de proyección inferior:

a. Pterigoides
b. Mayores
c. Menores
d. Medianas

1345. Qué estructura anatómica de las siguientes se aloja en la cavidad pélvica:

a. Bazo
b. Riñones
c. El recto
d. Uréteres

1346. Cuántos orificios de comunicación con otras estructuras posee la faringe:

a. 4   b. 5   c. 6   d. 7

1347. Qué estructura es la marcada:

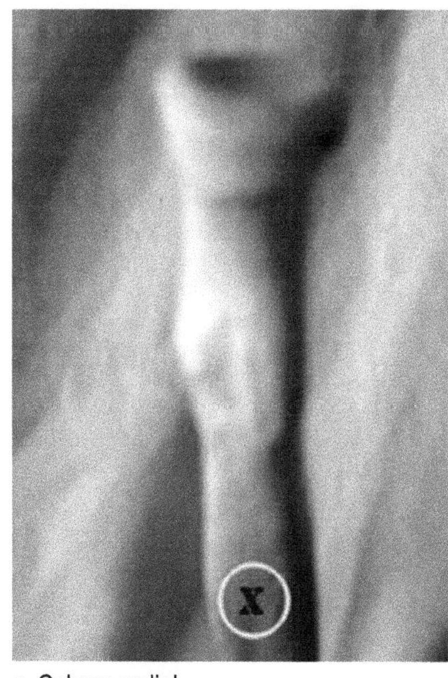

a. Cabeza radial
b. Cuello radial
c. Diáfisis radial
d. Cúpula radial

1348. Qué región topográfica pertenece a los miembros inferiores o hace unión con ellos:

a. Axilar
b. Cubital
c. Inguinal
d. Costal

1349. Huesos que conforman la puntera o antepié:

a. Falanges
b. Falanges y metatarsianos
c. Falanges, metatarsianos, las tres cuñas y el cuboides
d. Falanges, metatarsianos, las tres cuñas, el cuboides y el escafoides

1350. Qué huesos discurren en paralelo:

a. Fémur y tibia
b. Fémur y peroné
c. Tibia y peroné
d. Los tres

1351. Qué región o cuadrante de la cara anterior del abdomen es el marcado con la X:

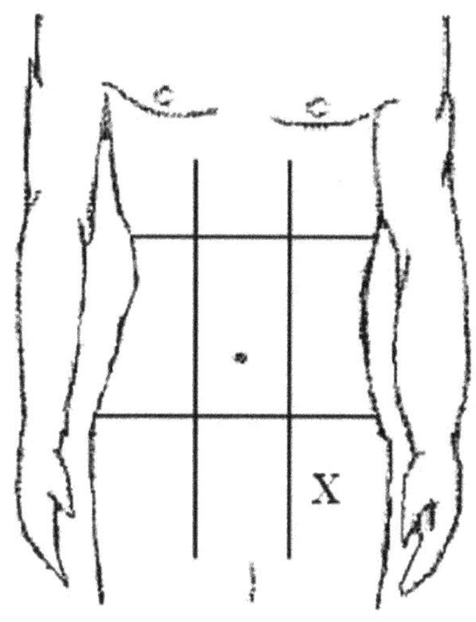

a. Mesogastrio
b. Hipogastrio
c. Hipocondrio izquierdo
d. Fosa ilíaca izquierda

1352. Qué cantidad de radiación (en mGy) no debe sobrepasar mínimamente la carcasa protectora del tubo de rayos X, sin tener en cuenta el haz útil, a la distancia de un metro, cuando éste trabaje a su máxima potencia:

a. 0,01   b. 0,1   c. 1   d. 10

1353. 'Huesos cigomáticos' de la cara, o también:

a. Pterigoides
b. Unguis
c. Malares
d. Fibulares

1354. En relación con la muñeca:

a. Tiene siete huesos carpianos
b. Cada hilera del carpo posee cuatro huesos
c. El hueso grande se denomina así por su gran garfio
d. Se relaciona directamente con las falanges de los dedos

1355. Qué es falso de las películas láser:

a. Posee haluros de plata sensibles a la luz de color azul
b. Son muy sensibles a la luz
c. Deben manipularse en total oscuridad
d. Se emplean para multitud de tamaños de película

1356. Qué filtración mínima deben de poseer los equipos radiológicos (mm de Al):

a. 1   b. 1,5   c. 2,5   d. 3,5

1357. Huesos que conforman la mano:

a. Falanges
b. Carpianos
c. Metacarpianos
d. Tarsianos

1358. Sobre la mama femenina, es FALSO:

a. Se sufre una atrofia o involución de las mismas con la menopausia
b. Poseen tejido adiposo
c. La mama se vuelve poco densa con el embarazo (etapa gravídica) debido a una cierta atrofia de los conductos y alvéolos mamarios por influjo hormonal
d. Desde la pubertad hasta la menopausia las mamas están influidas por determinadas hormonas

1359. Los cóndilos del hueso occipital están en:

a. El cuerpo
b. La porción basilar
c. Las zonas laterales
d. La concha

1360. Qué estructura muscular separa las dos grandes cavidades del tronco:

a. Cúpulas pleurales
b. Embocadura pélvica
c. Diafragma
d. Pectorales

1361. Qué nombre es INCORRECTO de la falange distal de cualquier dedo excepto el primero:

a. Tercera
b. Falangeta
c. Ungueal
d. Última

1362. Qué estructura es la marcada:

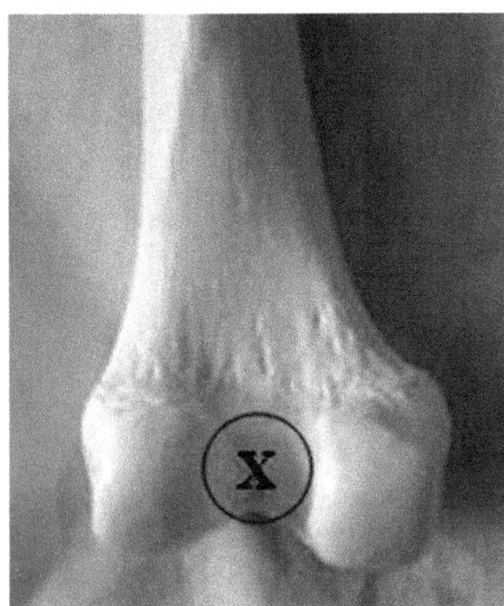

a. Tuberosidad de la tibia
b. Fosa intercondílea del extremo distal del fémur
c. Fosa intercondílea del extremo proximal del fémur
d. Hueco poplíteo

1363. Los orificios por donde pasan los vasos y nervios del mentón a la altura aproximadamente del 1.º y 2.º premolar son los forámenes u 'orificios...

a. mentonianos   b. dentarios
c. alveolares   d. mandibulares

1364. Fontanela del recién nacido constituida por los parietales con el frontal:

a. Fontanela posterior   b. Lambda
c. Bregma   d. Glabela

1365. En qué hueso del cráneo está la crista galli:

a. Esfenoides   b. Etmoides
c. Frontal   d. Occipital

1366. En qué zona del hueso frontal se presenta la sutura metópica o vestigio de la unión intrauterina de dos huesos frontales:

a. La crista galli
b. El nasión
c. La glabela
d. Los laberintos laterales

1367. La exposición poblacional se expresa:

a. como tasa de dosis en mR/mes
b. como tasa de dosis en mSv/año
c. como tasa de dosis en rad/año
d. como tasa de dosis en Gy/año

1368. Las adenoides se localizan en:

a. Orofaringe
b. Faringe laríngea
c. Nasofaringe
d. Faringe esofágica

1369. Qué estructura es la marcada:

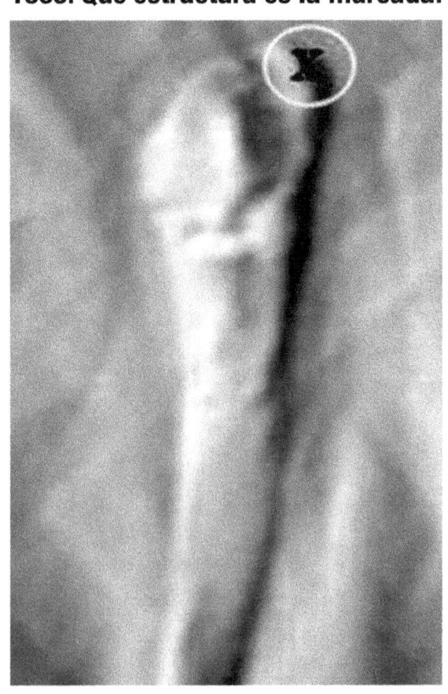

a. Cóndilo externo de la tibia
b. Tuberosidad de la tibia
c. Apófisis estiloides del peroné
d. Cóndilo interno de la tibia

1370. Con qué estructura anatómica se relacionan todos los senos craneofaciales, independientemente de la distancia:

a. Con el conducto auditivo homolateral
b. Con la mucosa bucal
c. Con la cavidad o fosa nasal homolateral
d. Con la faringe

1371. Qué hueso es el primero de la hilera proximal del carpo:

a. Escafoides   b. Pisiforme
c. Ganchoso   d. Trapecio

1372. La gametogénesis femenina se produce durante:

a. La fase intrauterina del primer mes de gestación de la futura niña
b. La fase intrauterina del quinto mes de gestación en adelante de la futura niña
c. La infancia de la niña
d. La pubertad de la niña

1373. Cuántos huesos forman el cráneo:

a. 6   b. 7   c. 8   d. 12

1374. Qué dirección del espacio es sinónimo de anterior:

a. Caudal   b. Distal
c. Ventral   d. Superior

1375. Qué porciones componen a su vez la porción petromastoidea de los huesos temporales:

a. Porción escamosa y petrosa
b. Porción lítica y escamosa
c. Porción mastoidea y lítica
d. Porción mastoidea y petrosa

1376. Qué estructura es la marcada:

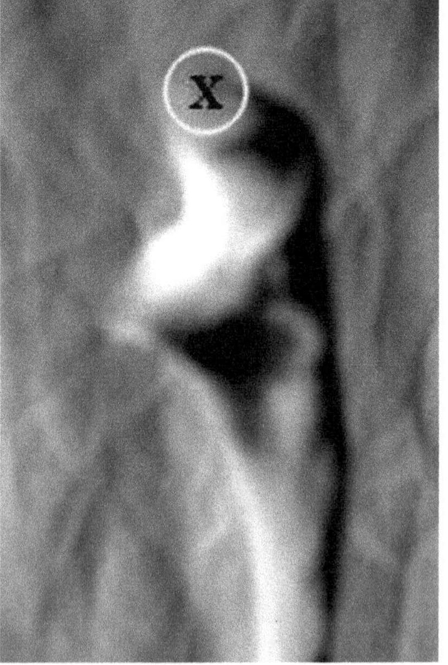

a. Cavidad sigmoidea mayor
b. Cavidad sigmoidea menor
c. Tuberosidad proximal o apófisis coronoides
d. Olécranon

1377. Cuántas vértebras cervicales tiene nuestro raquis:

a. 5   b. 7   c. 12   d. 9

1378. Cuál es el sinónimo de sensibilidad de una película radiográfica:

a. Contraste   b. Resolución espacial
c. Velocidad   d. Resolución geométrica

1379. A qué altura corporal va la línea imaginaria marcada con la flecha:

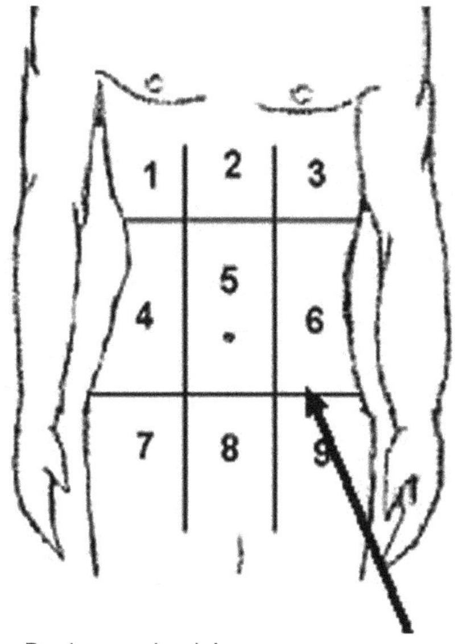

a. Borde superior del sacro
b. Centro de la sínfisis púbica
c. Borde superior de crestas ilíacas
d. Eminencias ilíacas anterosuperiores

1380. Cuál de estos hábitos corporales posee la complexión menor o más fina:

a. Hiperesténico   b. Esténico
c. Hipoesténico   d. Asténico

1381. La radiación que atraviesa la coraza o carcasa (protección plomada) del tubo de rayos X es la radiación:

a. Carcasa   b. Frenado
c. Fuga   d. Secundaria

1382. Con qué hueso o huesos forma la mandíbula una articulación diartrósica:

a. Temporales   b. Frontal
c. Maxilares   d. Palatinos

1383. Por debajo de qué temperatura (en °C) como límite deben almacenarse las películas radiográficas:

a. 10   b. 20   c. 25   d. 30

1384. Qué hueso NO forma parte de la articulación del antebrazo con la muñeca:

a. Radio   b. Cúbito
c. Semilunar   d. Escafoides

1385. Qué zona articular del miembro inferior se denomina la mortaja:

a. Zona distal de la articulación tibioperoneal distal
b. Zona proximal de la articulación tibioperoneal distal
c. Zona distal de la articulación tibioperoneal proximal
d. Zona proximal de la articulación tibioperoneal proximal

1386. Una división del abdomen es la de cuatro cuadrantes formados por el corte de dos planos, uno de ellos es un plano transversal, y el otro, con qué plano anatómico coincide:

a. Sagital medio
b. Coronal medio
c. Axial medio
d. Oblicuo medio

1387. Qué huesos de la cara son impares o únicos:

a. Lacrimal, nasal y palatino
b. Maxilar, unguis y vómer
c. Mandíbula y vómer
d. Mandíbula y unguis

1388. La porción prominente de la escama del temporal que se articula con el hueso malar o cigomático de la cara es el Apófisis o proceso:

a. Pterigoideo
b. Clinoide
c. Cigomático
d. Malar

1389. Qué elementos forman la red cristalina causante de la imagen latente al interaccionar la radiación X en la película fotográfica:

a. Iones positivos de plata, de yodo y de bromo
b. Iones negativos de plata, de yodo y de bromo
c. Ión positivo de plata, y negativos de yodo y de bromo
d. Ión positivo de plata y de yodo, y negativo de bromo

1390. Cuántos lóbulos posee el pulmón derecho:

a. 1
b. 2
c. 3
d. Sólo posee segmentos múltiples

1391. Qué forma geométrica presenta la porción petrosa del hueso temporal:

a. Triangular
b. Cuadrada
c. Piramidal
d. Circular

1392. Qué compuestos químicos son los elementos activos de la emulsión homogénea de las películas radiográficas actuales:

a. Gelatina
b. Poliéster
c. Haluros de plata
d. Fosfato de bismuto

1393. Qué estructura ósea alberga el brazo:

a. Húmero
b. Cúbito y radio
c. Radio
d. Cúbito

1394. Qué une al caput humeral con el resto del hueso:

a. Cuello anatómico
b. Cuello quirúrgico
c. Corredera bicipital
d. Línea intertrocantérea

1395. Con qué dosis mínima, única y homogénea de radiación ionizante (rad o rem) se inicia el síndrome gastrointestinal:

a. 50   b. 500   c. 1000   d. 5000

1396. Sobre la faringe, es FALSO:

a. Es una encrucijada anatómica entre aparato respiratorio y aparato digestivo
b. Es una cavidad por encima de la laringe y del esófago
c. Posee tejido linfoide o amígdalas
d. La nasofaringe se comunica anteriormente con la boca

1397. Si se produce una rotación medial de una estructura sobre su eje:

a. se ha producido un cambio de dirección hacia fuera
b. se ha alejado de la línea media
c. ha girado sobre su eje hacia la línea media
d. el antebrazo ha sufrido una pronación

1398. Qué zona articular del húmero es más distal:

a. Epicóndilo   b. Epitróclea
c. Cóndilo   d. Tróclea

1399. Con qué hueso en su zona superior se articula el hueso malar. Con el hueso:

a. Maxilar   b. Frontal
c. Temporal   d. Esfenoides

1400. Qué tamaño NO es frecuente en las películas radiográficas de doble emulsión con dos pantallas de refuerzo:

a. 35 x 35   b. 35 x 43
c. 24 x 30   d. 24 x 45

1401 A	1426 A	1451 C	1476 A
1402 C	1427 C	1452 A	1477 C
1403 B	1428 C	1453 C	1478 A
1404 B	1429 C	1454 C	1479 A
1405 C	1430 A	1455 C	1480 B
1406 A	1431 A	1456 D	1481 A
1407 C	1432 C	1457 D	1482 C
1408 D	1433 B	1458 C	1483 A
1409 A	1434 C	1459 C	1484 B
1410 C	1435 D	1460 B	1485 B
1411 B	1436 C	1461 B	1486 B
1412 C	1437 B	1462 B	1487 C
1413 C	1438 B	1463 B	1488 C
1414 D	1439 A	1464 D	1489 B
1415 B	1440 D	1465 B	1490 A
1416 B	1441 A	1466 A	1491 D
1417 D	1442 A	1467 D	1492 B
1418 C	1443 A	1468 C	1493 C
1419 B	1444 C	1469 D	1494 D
1420 A	1445 B	1470 B	1495 B
1421 C	1446 C	1471 D	1496 A
1422 B	1447 B	1472 C	1497 B
1423 A	1448 A	1473 A	1498 D
1424 A	1449 B	1474 B	1499 D
1425 C	1450 C	1475 B	1500 D

FALLOS:

1401. Qué hueso es el más proximal del tarso:

a. Astrágalo
b. Calcáneo
c. Cuboides
d. Escafoides

1402. Qué estructura ósea prominente del hueso temporal separa a la ventana redonda y ventana oval del oído medio:

a. El tegmen timpánico
b. El antro mastoideo
c. El promontorio
d. El tegmen vestibular

1403. En la física del átomo se observa que, conforme aumenta el número atómico de los elementos, mayor es la cantidad de una partícula elemental en relación con las demás. Cuál:

a. Electrones
b. Neutrones
c. Protones
d. Positrones

1404. Con qué hueso o huesos se articulan por arriba los huesos nasales:

a. Huesos maxilares
b. Hueso frontal
c. Huesos lacrimales
d. Hueso vómer

1405. Cuántas articulaciones propias posee la pierna:

a. Ninguna   b. 1   c. 2   d. 3

1406. Si un miembro superior del cuerpo se separa del mismo o del plano medio, se ha producido una:

a. Abducción
b. Aducción
c. Pronación
d. Supinación

1407. Posición en la que el paciente está tendido boca arriba y los pies más elevados que la cabeza (aproximadamente 45º):

a. Decúbito supino
b. Fowler
c. Trendelenburg
d. Sim

1408. Sobre el raquis o columna vertebral, es FALSO:

a. Protege a la médula espinal
b. Se relaciona a nivel superior con el cráneo
c. Esencialmente la constituyen las vértebras y los discos intervertebrales, que actúan como amortiguadores
d. Vista lateralmente o en el sentido del plano anteroposterior no presenta curvaturas

1409. Los protectores gonadales de escudo de sombra se localizan:

a. En el cabezal del tubo radiográfico, con la ayuda de un localizador luminoso entre tubo/paciente
b. Debajo del Bucky horizontal, con la ayuda de un localizador luminoso para realizar correctamente la técnica, sin que interfiera
c. En contacto con el/la paciente
d. No existe este dispositivo, sólo se usan el de contacto y el protector gonadal colimado

1410. La emulsión homogénea de las películas radiográficas tienen, además de los haluros de plata:

a. Nitrato de celulosa
b. Triacetato de celulosa
c. Gelatina
d. Poliéster

1411. Qué estructura es la marcada:

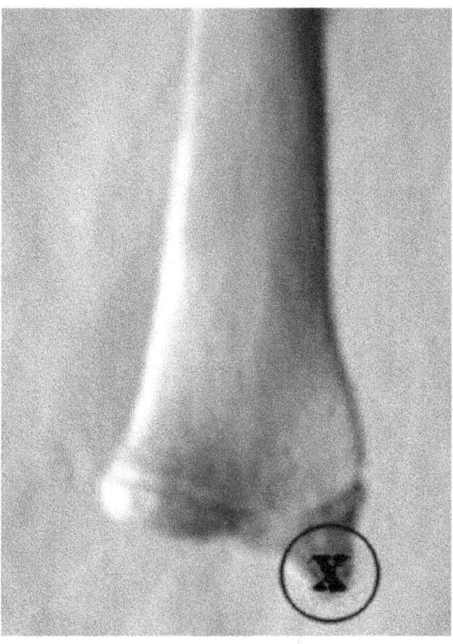

a. Apófisis estiloides del radio
b. Apófisis estiloides del cúbito
c. Tuberosidad bicipital del radio
d. Tuberosidad bicipital del cúbito

1412. Sobre qué material o compuesto de la placa fotográfica se producen los cambios por acción de la radiación X para obtenerse la imagen latente:

a. Base de la película
b. Nitrato de celulosa de la emulsión
c. Halogenuros o haluros de plata de la emulsión
d. Poliéster

1413. Qué estructura es la marcada:

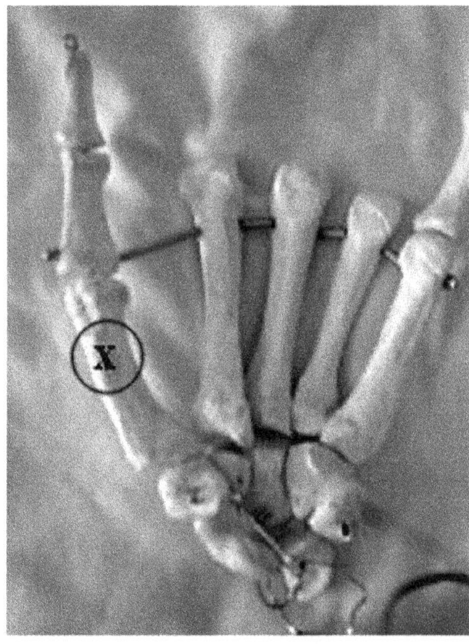

a. Primera falange del dedo meñique
b. Primera falange del dedo pulgar
c. Metacarpiano I
d. Metacarpiano V

1414. Imagen 'latente' de una película radiográfica es aquella que queda:

a. en la película radiográfica tras la exposición al revelado

b. en la persona tras la exposición a los rayos X y se hace visible al procesarla

c. en la película radiográfica tras la exposición a los rayos X y es visible sin procesar

d. en la película radiográfica tras la exposición a los rayos X y es invisible sin procesar

1415. La porción horizontal del hueso frontal está dividida por una incisura o hendidura denominada:

a. Nasal   b. Etmoidal

c. Orbital   d. Auditiva

1416. Espacio comprendido entre ambas pleuras atendiendo al plano sagital medio del tórax:

a. Región supradiafragmática

b. Mediastino

c. Vértex

d. Ápex

1417. Qué dosis (en Sv o Gy) de radiación sobre los testículos produce esterilidad en el varón de forma permanente:

a. 1   b. 2,5   c. 3,5   d. 5

1418. Qué agente o agentes reveladores son los más empleados en el procesado de la placa radiográfica, para tonalidades de grises y negro:

a. Hidróxido sódico y carbonato potásico

b. Sulfito sódico y permanganato potásico

c. Hidroquinona y fenidona

d. Glutaraldehído y agua

1419. Qué articulación propia posee el antebrazo:

a. Intercarpiana

b. Radiocubital inferior

c. Carpiana

d. Humerocubital

1420. Sobre el hueso esfenoides:

a. Forma parte de la base del cráneo

b. Posee forma piramidal

c. No tiene prominencias que surjan desde su cuerpo

d. La cara anterior del cuerpo forma la pared ósea de los conductos auditivos externos

1421. Cuántas articulaciones posee el complejo articular del codo:

a. 1   b. 2   c. 3   d. 4

1422. Cuál es el preservante más habitual del revelador empleado en el procesado de la placa radiográfica:

a. Carbonato potásico

b. Sulfito sódico

c. Fenidona

d. Glutaraldehído

1423. Qué plano está situado en la línea media del cuerpo y lo divide en dos partes, izquierda y derecha:

a. Sagital   b. Transversal

c. Horizontal   d. Coronal

1424. En protección radiológica general es FALSO:

a. Maximizar los tiempos de exposición

b. Alejarse lo más posible de la fuente

c. Emplear la ley del inverso al cuadrado de la distancia para el empleo de blindajes estructurales

d. Usar blindajes no estructurales siempre que sean necesarios

1425. Cómo se denominan las articulaciones de los huesos del cráneo:

a. Roturas   b. Diartrósicas

c. Suturas   d. Bregma

1426. En qué línea o plano se articulan entre sí los huesos nasales:

a. En la línea media (o plano sagital medio)

b. En la línea transversa (o plano horizontal)

c. En la línea curva (o plano parahorizontal)

d. En la línea perpendicular (o plano axial)

1427. En qué zona de los huesos maxilares se localiza el antro de Highmore:

a. La apófisis frontal del maxilar

b. Sus alas

c. El cuerpo

d. La apófisis palatina del maxilar

1428. Cuál de estas cavidades NO se localiza en la gran cavidad torácica:

a. Cavidad pleural

b. Cavidad pericárdica

c. Cavidad peritoneal

d. Mediastino

1429. Qué dedo de la mano NO está bien nombrado:

a. Tercer dedo o medio o corazón

b. Índice o segundo dedo

c. Quinto dedo o pulgar

d. Cuarto dedo o anular

1430. Para qué tipo de receptor de imagen es válida la ley de la reciprocidad. Para las:

a. Películas de exposición directa a los rayos X

b. Películas de exposición indirecta a los rayos X con pantalla intensificadora

c. Pantallas fluoroscópicas

d. Fluoroscopía con intensificador de imagen

1431. En qué direcciones del espacio se mueve la articulación escapulo-humeral:

a. En todas las direcciones del espacio (o tres grados de movimiento)

b. Hace la rotación y flexoextensión

c. Hace la flexoextensión y la lateralidad

d. Hace la rotación y la lateralidad

1432. Una dosis de radiación homogénea sobre una población descrita como DL30/60 significa que mueren:

a. por dosis leve el 30% de individuos en 60 días

b. por dosis leve el 60% de individuos en un mes (30 días)

c. por dosis letal el 30% de individuos en 60 días

d. por dosis letal el 60% de individuos en un mes (30 días)

1433. Qué cantidad de energía (en ev) mínima requiere la radiación X para que al interaccionar con la materia esta se ionice dando un par iónico:

a. 69   b. 34   c. 17   d. 28

1434. Qué estructuras contribuyen a formar los huesos palatinos en la cabeza:

a. Paladar duro (o techo de la boca) y conductos auditivos externos

b. Meato acústico externo y fosas o cavidades nasales

c. Paladar duro (o techo de la boca), cavidades nasales y fosas orbitarias

d. Paladar duro (o techo de la boca), cavidades nasales y conductos auditivos externos

1435. Sobre la laringe:

a. Posee aspecto tubular

b. Más ancha por arriba que por abajo

c. La epiglotis se encuentra en su extremo más caudal

d. Son ciertas a y b

1436. Qué porción ósea se presenta en la imagen:

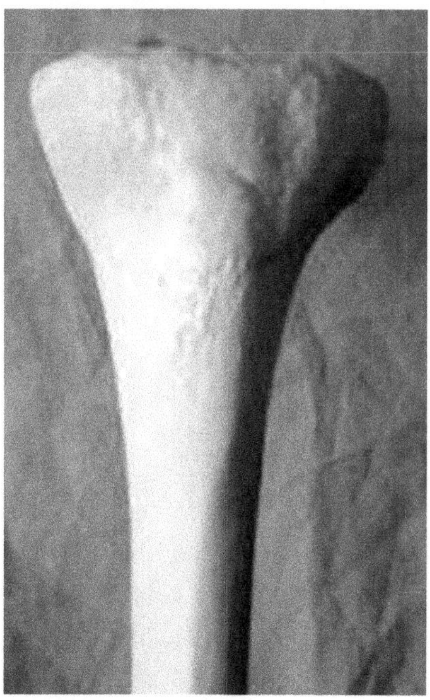

a. Zona proximal del fémur

b. Zona Proximal del peroné

c. Zona proximal de la tibia

d. Zona proximal del húmero

1437. Hueso escafoides del tarso o tobillo, o también:

a. Talo
b. Navicular
c. Cuneiforme
d. Cia

1438. Qué estructura nerviosa del tronco del encéfalo o cerebral se conecta con la médula espinal:

a. Metencéfalo
b. Bulbo raquídeo
c. Mesencéfalo
d. Puente

1439. Soporte de emulsión de la película radiográfica:

a. Base
b. Capa adhesiva
c. Capa absorbente de radiación X
d. Capa absorbente de luz

1440. De qué estructuras de la cabeza forma parte el hueso esfenoides:

a. Las fosas o cavidades nasales
b. Las fosas o cavidades orbitarias
c. El paladar duro
d. Son ciertas A y B

1441. La zona endocraneana de la porción basilar del hueso occipital se relaciona por delante con el hueso esfenoides formando el:

a. Clivus
b. Axterium
c. Nasión
d. Gonión

1442. Qué prominencia ósea es la más craneal y se sitúa en la línea media en el hueso etmoides:

a. Crista galli
b. Apófisis cigomática
c. Concha media
d. Apófisis palatina

1443. Qué estructura es la marcada con una X, situándonos en una vista craneal y anterior de la rodilla (posición anatómica):

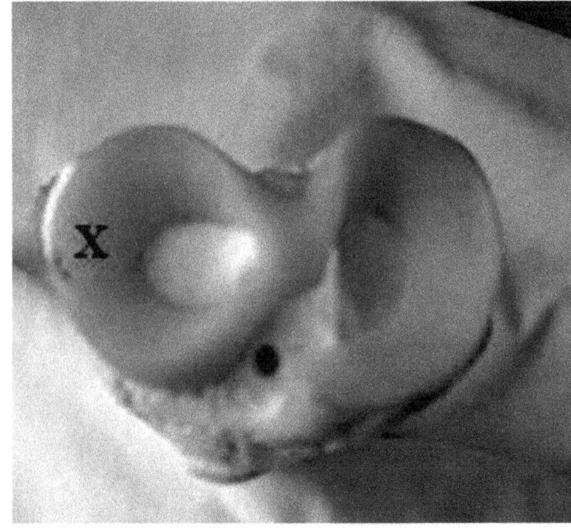

a. Menisco externo rodilla derecha
b. Menisco interno rodilla derecha
c. Menisco externo rodilla izquierda
d. Menisco interno rodilla izquierda

1444. Los huesos malares se articulan lateralmente con los:

a. Maxilares
b. Frontales
c. Temporales
d. Esfenoides

1445. Qué fenómeno se da cuando la interacción de la radiación incide con la red cristalina de la película fotográfica:

a. Aniquilación de la materia
b. Ionización con liberación de electrones
c. Materialización química
d. Excitación cortical de los átomos del cristal

1446. Qué estructura del húmero se ha marcado con una X en esta RM de hombro derecho:

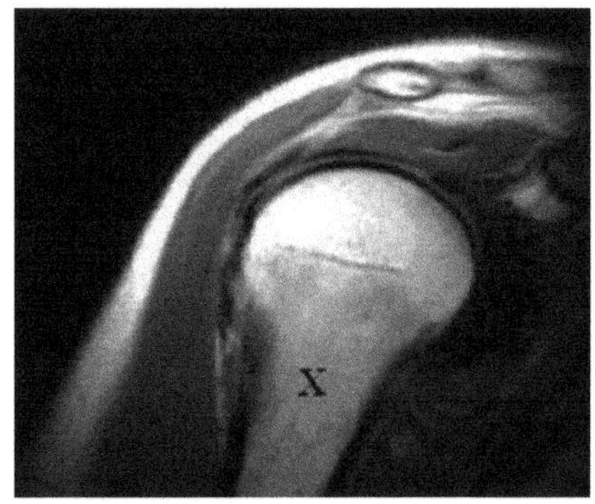

a. Cuello anatómico
b. Caput humeral
c. Cuello quirúrgico
d. Troquíter

1447. Hueso más pequeño del tarso o tobillo:

a. Cuneiforme I
b. Cuneiforme II
c. Cuneiforme III
d. Cuboides

1448. Cuántas cápsulas articulares posee el complejo articular de la rodilla:

a. 1
b. 2
c. 3
d. Tantas como articulaciones la conforman, en total 5

1449. En qué estructuras acaban los bronquiolos terminales:

a. Bronquiolitos finales
b. Sacos aéreos y alveolos
c. Capilares de circuito menor
d. Segmentos terminales

1450. Qué zonas óseas laminadas de los huesos temporales contribuyen a formar parte de la pared lateral del cráneo. Porción:

a. Petrosa
b. Mastoidea
c. Escamosa
d. Timpánica

1451. 'Plano coronal medio' o también:

a. Sagital
b. Transversal
c. Frontal
d. Horizontal

1452. Qué huesecillo del oído medio se relaciona íntimamente con la membrana timpánica o tímpano:

a. Martillo
b. Yunque
c. Lenticular
d. Estribo

1453. Qué huesos o partes óseas configuran la articulación de la cadera:

a. Zona distal del fémur y acetábulo del coxal
b. Zona proximal del fémur y acetábulo del cóccix
c. Zona proximal del fémur y acetábulo del coxal
d. Zona distal del fémur y rótula

1454. Qué senos de los siguientes se relacionan con la silla turca:

a. Etmoidales
b. Maxilares
c. Esfenoidales
d. Frontales

1455. Qué efecto de estos, tras irradiar a una madre gestante, consideras estocástico (sin dosis umbral) en los niños producto de la concepción:

a. Anomalías congénitas específicas del día de la irradiación con dosis de 100 mSv
b. Muerte prenatal o aborto en la preanimación con dosis de 150 rad
c. Carcinogénesis de la infancia (o enfermedad maligna)
d. Muerte prenatal o aborto durante el primer mes con dosis de 2 Sv

1456. Qué huesos del cráneo son pares:

a. Frontal y occipital
b. Parietal, occipital y temporal
c. Frontal, occipital y temporal
d. Temporal y parietal

1457. Qué apófisis o procesos forman las alas menores del hueso esfenoides:

a. Clinoideos posteriores
b. Palatinos
c. Pterigoideos
d. Clinoideos anteriores

1458. Respecto al estudio digestivo superior, indique la FALSA:

a. El esofagograma se realiza con contraste baritado de forma rutinaria
b. Ante la sospecha de rotura o perforación esofágica se debe realizar con contraste hidrosoluble yodado
c. Ante la sospecha de fístula esofagobronquial se hará siempre con contraste hidrosoluble
d. El contraste hidrosoluble yodado puede provocar edema agudo de pulmón

1459. Un tubo de RX utilizado en radiología digital debe poseer una capacidad térmica:

a. Inferior a 1 MUC (Mega unidad de calor)
b. 0,1 MUC
c. Superior a 1 MUC
d. Ninguna es correcta

1460. Longitud de onda de los Rayos X que son de utilidad en el diagnóstico por imagen :

a. Entre 10 y 0,005 nm
b. Entre 0,6 y 0,006 nm
c. Entre 10 y 5 nm
d. Entre 5 y 1 nm

1461. El ángulo de Böhler permite evaluar:

a. Las fracturas supracondíleas de húmero
b. Las fracturas de calcáneo
c. La displasia de cadera en el adulto
d. El hallux valgus

1462. Respecto a la nefropatía inducida por contrastes yodados:

a. El factor de riesgo más importante es la hipertensión arterial
b. La medida más efectiva para la prevención es la hidratación del paciente
c. La administración intraarterial es menos nefrotóxica que la endovenosa
d. La dosis alta de contraste no aumenta el riesgo de nefrotoxicidad

1463. La porción horizontal del hueso etmoides también se denomina:

a. Escama
b. Lámina cribosa
c. Porción escamosa
d. Porción timpánica

1464. ¿Cuál de las siguientes conversiones de medida de radiación del sistema tradicional al S.I. es correcta?

a. 1 rad = 0.01 Sv
b. 1 rem = 0.01 Gy
c. 1 rad = 10 mSv
d. 1 mSv = 0.1 rem

1465. La energía del haz de rayos X:

a. Está determinada por la diferencia del potencial en el generador
b. Depende de la diferencia de potencial en el generador, de la filtración inherente y de la filtración añadida
c. Es siempre 80 kV
d. Depende de diferencia de potencial en el generador y de la corriente de filamento

1466. En la modalidad de radiología digital directa con detector plano, el haz de Rayos X interactúa directamente con un elemento de captura de:

a. Selenio amorfo   b. Bromuro de bario
c. Silicio amorfo   d. Yoduro de sodio

1467. Un equipo de rayos X tiene una tasa de dosis a un metro de 10 mSv/h:

a. La tasa de dosis a 2 metros es aproximadamente 5 mSv/h
b. La tasa de dosis no depende de la distancia
c. La tasa de dosis a 0,5 metros es aprox. 15 mSv/h
d. La tasa de dosis a 2 metros es aprox. 2,5 mSv/h

1468. Respecto a la TC craneal sin contraste, indique la FALSA:

a. Tiene elevada sensibilidad en la detección de hemorragia intracraneal
b. Permite diferenciar con precisión un ictus isquémico de uno hemorrágico
c. No debe realizarse de forma inmediata en pacientes con papiledema
d. La TC debe repetirse de forma inmediata si se produce un deterioro neurológico inesperado

1469. Los siguientes artefactos ecográficos son de ayuda para el diagnóstico, EXCEPTO uno de ellos que puede ser causa de error:

a. El refuerzo acústico posterior
b. La sombra acústica posterior
c. La estela posterior ecogénica en cola de cometa o artefacto en V
d. El artefacto de reverberación

1470. Los efectos genéticos de las radiaciones ionizantes:

a. No son estocásticos
b. Son estocásticos
c. Se manifiestan a partir de un umbral alto de dosis
d. Se manifiestan a partir de un umbral bajo de dosis

1471. Cómo se consigue aumentar la relación señal/ruido en una imagen de Resonancia Magnética:

a. Aumentando el TE
b. Disminuyendo el FOV
c. Disminuyendo el grosor de corte
d. Aumentando el número de adquisiciones /excitaciones (NEX)

1472. NO es un factor de control de la distorsión de la imagen radiográfica:

a. Distancia objeto-receptor
b. Alineación del rayo central
c. Colimación
d. Distancia foco-receptor

1473. La utilización de dosímetros individuales es obligatorio para los trabajadores profesionalmente expuestos a radiaciones ionizantes con categoría:

a. A   b. B   c. C   d. D

1474. En Medicina Nuclear, es FALSO:

a. La imagen en Medicina Nuclear se produce por la detección de la radiación emitida por los radiofármacos administrados previamente al paciente
b. Dado que las gammacámaras son equipos que no emiten la radiación, solo la detectan, el paciente no recibe dosis en una prueba de Medicina Nuclear.
c. Una vez administrado el radiofármaco al paciente, la actividad radiactiva va disminuyendo tanto por decaimiento radiactivo como por eliminación fisiológica
d. Los estudios diagnósticos en medicina nuclear facilitan información funcional o metabólica de los pacientes

1475. Qué estudio estará indicado en un paciente con un tumor primario y una sospecha de compresión medular para planificar el tratamiento:

a. TC
b. RM
c. Radiografía simple
d. Gammagrafía

1476. Respecto a la urografía intravenosa (UIV):

a. Es la técnica de imagen adecuada para valorar el sistema colector renal
b. Aporta valiosa información del parénquima renal
c. Todas las estenosis de uréteres son patológicas, por lo que el relleno incompleto de algunas partes del uréter siempre es anormal
d. Debe incluir desde cúpulas diafragmáticas hasta pubis

1477. Porción del tubo digestivo más radiosensible:

a. El esófago   b. El estómago
c. El intestino delgado   d. El colon

1478. En una exploración de Resonancia Magnética pediátrica, el nivel establecido de SAR para prevenir lesiones por quemadura debe ser inferior a:

a. 0,4 W/kg de media sobre el total del cuerpo
b. 2 W/kg de media sobre el total del cuerpo
c. 4 W/kg en un gramo de cualquier tejido
d. El SAR es independiente del campo magnético

1479. Si en un estudio de RM cráneo realizamos un coronal FLAIR, un coronal IR de cortes finos, un coronal T2 con cortes finos, siendo los coronales perpendiculares al hipocampo y abarcando toda la extensión del cuerpo calloso estaremos siguiendo el 'Protocolo:

a. de Epilepsia
b. de macroadenoma de hipófisis
c. de Esclerosis múltiple
d. de CAIS

1480. La señalización de un trébol amarillo sobre fondo blanco indica que nos encontramos en una zona:

a. Controlada   b. De permanencia limitada
c. Vigilada   d. De libre acceso

1481. Como norma general, en las exploraciones con equipos radioquirúrgicos el tubo de Rayos X debe situarse:

a. En la parte inferior, para reducir la dosis al personal que realiza la intervención
b. En la parte superior, para disminuir la radiación dispersa
c. En la parte inferior, para permitir mayor maniobrabilidad al cirujano
d. Ninguna es correcta

1482. En el efecto Compton, el fotón disperso resultante posee:

a. mayor frecuencia que el fotón incidente
b. menor longitud de onda que el fotón incidente
c. mayor longitud de onda que el fotón incidente
d. Son correctas A y B

1483. En la radiología digital, gráfica que muestra la frecuencia de aparición de una determinada característica del objeto:

a. Histograma
b. Pictograma
c. Curva de densidad
d. Curva característica

1484. NO es un método de reducción de dosis al personal expuesto en procedimientos radioquirúrgicos:

a. Reducir la distancia entre el paciente y el intensificador de imagen
b. Rotar el tubo alrededor del paciente para realizar proyecciones desde diferentes ángulos
c. Uso de fluoroscopia pulsada
d. Minimizar el uso de las lupas (zoom)

1485. La angioplastia transluminal percutánea consiste en:

a. Lisis de un trombo con agentes fibrinolíticos
b. Aumento del diámetro arterial estenosado mediante el inflado de un catéter balón
c. Oclusión de un vaso mediante un material que provoca la interrupción mecánica del flujo
d. Eliminación de las placas de ateromatosis mediante catéteres con sistemas mecánicos

1486. En RM de abdomen: cuáles son las secuencias de desplazamiento químico empleadas en el estudio de las glándulas suprarrenales:

a. T2 TSE
b. T1 en fase y fuera de fase
c. T2 STIR
d. No se emplean ese tipo de secuencias en el estudio de las suprarrenales

1487. Componente que corrige la distorsión y la disminución de intensidad del láser de lectura de un registro de imagen en radiografía computarizada:

a. Fotomultiplicador
b. Fotodetector
c. Óptica de modelado del haz
d. Óptica de obtención del haz

1488. Cuál es la secuencia más interesante para superparamagnéticos (SPIO, USPIO):

a. T1 SE   b. T1 EG
c. T2* EG   d. T2 SE

1489. El artefacto de desplazamiento químico (Chemical Shift) en Resonancia Magnética:

a. Está provocado por el funcionamiento patológico del organismo
b. Se produce en el eje x ó del gradiente de codificación de frecuencia
c. Cuanto menor sea la intensidad del campo magnético más claro es el artefacto en la imagen
d. Está provocado por un fallo en la técnica empleada y no está en relación con la física molecular de los tejidos

1490. En mamografía, sobre la resolución espacial de un sistema, es FALSO:

a. Es directamente proporcional al tamaño del foco
b. Es directamente proporcional a la distancia desde el punto focal al objeto
c. Es inversamente proporcional a la distancia del objeto al detector
d. Si la resolución espacial es reducida se provocan malas definiciones geométricas o borrosidades

1491. 'Telerradiología' es:

a. La radiografía convencional
b. Radiografía digital
c. Fluoroscopia digital
d. Transmisión remota y la visualización de imágenes a grandes distancias

1492. Cuál es la relación entre la matriz, el píxel y el FOV:

a. Cuando aumenta el FOV (campo de visión), el tamaño del píxel es menor
b. Cuando aumenta el tamaño de la matriz, el tamaño del píxel es menor
c. El tamaño del píxel es independiente del tamaño de la matriz
d. El tamaño del píxel es independiente del campo de visión (FOV)

1493. Número de tonalidades de grises que un sistema de imágenes digital puede reproducir:

a. Latitud
b. Densidad óptica
c. Rango dinámico
d. Resolución espacial

1494. La Resonancia Magnética (RM) de mama:

a. Se recomienda RM de mama como método de cribado en mujeres con riesgo bajo o intermedio para cáncer de mama
b. Dada la baja tasa de falsos positivos para el diagnóstico de cáncer de mama se recomienda realizar RM sin correlacionar con mamografía o ecografía
c. Es una prueba sencilla e inocua que no requiere administración de gadolinio
d. La RM es el método más sensible para el diagnóstico de cáncer invasivo y para la detección de focos adicionales

1495. Cuál es el número de TC aproximado para el músculo:

a. 0   b. 50   c. -100   d. 500

1496. Respecto a la colangiopancreatografía por RM, es FALSO:

a. Se basa en secuencias potenciadas en T1
b. Se suelen utilizar secuencias eco del espín rápidas (SSFSE o HASTE) con tiempos de eco muy largos
c. Es una técnica indicada para el diagnóstico de coledocolitiasis
d. No es necesaria la administración de medios de contraste el estudio de los contrastes

1497. Según la nomenclatura internacional empleada en nuestro país, si nos referimos a la pieza dentaria 43 estamos hablando del:

a. Primer molar de hemimaxilar derecho
b. Canino de hemimandíbula derecha
c. Primer premolar de hemimandíbula izquierda
d. Incisivo lateral de hemimaxilar superior izquierdo

1498. En las técnicas de bajo kilovoltaje se usan kilovoltajes bajos...

a. por tratarse de tejidos muy radiosensibles (como la mama)
b. para que llegue más señal al detector al predominar el efecto fotoeléctrico
c. para disminuir el ruido de la imagen
d. para que predomine el efecto fotoeléctrico y así aumentar el contraste

1499. Qué tendón NO está en el compartimento medial del tobillo:

a. Tendón tibial posterior
b. Tendón flexor común de los dedos
c. Tendón flexor largo del primer dedo
d. Tendón tibial anterior

1500. Cuál de estas estructuras es supratentorial:

a. Pedúnculo cerebeloso medio
b. Protuberancia
c. Cuarto ventrículo
d. Hipocampo

1501 B	1526 A	1551 D	1576 B
1502 D	1527 B	1552 B	1577 A
1503 A	1528 B	1553 A	1578 A
1504 D	1529 C	1554 C	1579 B
1505 A	1530 C	1555 A	1580 B
1506 D	1531 A	1556 C	1581 C
1507 A	1532 D	1557 C	1582 A
1508 C	1533 C	1558 C	1583 D
1509 B	1534 D	1559 A	1584 A
1510 B	1535 D	1560 A	1585 B
1511 D	1536 D	1561 C	1586 D
1512 B	1537 C	1562 B	1587 D
1513 C	1538 C	1563 B	1588 A
1514 B	1539 C	1564 B	1589 B
1515 C	1540 D	1565 C	1590 B
1516 D	1541 C	1566 D	1591 A
1517 C	1542 A	1567 A	1592 D
1518 D	1543 C	1568 B	1593 C
1519 B	1544 B	1569 B	1594 A
1520 B	1545 D	1570 B	1595 C
1521 B	1546 C	1571 A	1596 B
1522 A	1547 B	1572 A	1597 D
1523 A	1548 A	1573 C	1598 A
1524 C	1549 C	1574 D	1599 A
1525 C	1550 A	1575 B	1600 B

FALLOS:

1501. Cuál de estos sistemas de imágenes médicas digitales posee un mayor rango dinámico:

a. Radiografía digital
b. Mamografía digital
c. Tomografía computarizada
d. Resonancia magnética

1502. En la proyección lateral de antebrazo, son criterios de evaluación los siguientes, EXCEPTO:

a. Debe incluir la muñeca y el humero distal
b. La superposición del radio y el cubito en su extremo distal
c. La superposición de la cabeza radial sobre la apófisis coronoide
d. No deben superponerse el epicondilo y la epitroclea humeral

1503. Dispositivo existente dentro del generador que transforma la corriente alterna en continua:

a. Rectificador
b. Condensador
c. Autotransformador
d. Compensador de línea

1504. Para realizar en una RM cardiaca un estudio de flujo aórtico con secuencia de contraste de fase, el plano cardiaco sobre el que hay que planificar la línea perpendicular al flujo es:

a. Sagital a 2 cm de la válvula pulmonar
b. Tracto de salida del ventrículo izquierdo
c. Coronal a 2 cm de válvula aórtica
d. Son ciertas B y C

1505. Qué tipo de reconstrucción en TC (Tomografía Computarizada) NO es una reconstrucción tridimensional:

a. Representación multiplanar
b. Proyección de máxima intensidad de proyección (MIP)
c. Proyección de minima intensidad de proyección (MinIP)
d. Representación volumétrica (Volume rendering)

1506. Cuál es el valor normal del ángulo alfa acetabular en la valoración ecográfica de la displasia del desarrollo de la cadera:

a. Menos de 25°
b. Entre 25 y 40°
c. Más de 40°
d. Más de 60°

1507. En radiología digital, es FALSO:

a. El sistema tiene 256 niveles de grises, 0 corresponde a blanco y 256 a negro
b. El sistema de la placa es de fósforo fotoestimulable reutilizable
c. Se adquiere mediante un proceso llamado de conversión analógico digital
d. La conversión analógico digital ocurre cuando la placa expuesta es barrida con láser y el patrón de luz es convertido en información digital

1508. Qué núcleo de osificación del pie aparece más tarde:

a. Astragalo
b. Calcáneo
c. Escafoides
d. Cuboides

1509. Respecto a la calidad de imagen en TC. Indique la FALSA:

a. La resolución espacial de una imagen de TC está limitada por el tamaño del píxel
b. El tamaño del píxel es un parámetro fijo que no varía con el cambio del FOV ni con el tamaño de la matriz
c. Un tamaño menor del detector da como resultado una resolución espacial mejor
d. La resolución espacial en TC se expresa en MTF (Función de Transferencia de Modulación)

1510. En un sistema digital de imágenes, a mayor frecuencia espacial:

a. Menor resolución espacial
b. Mayor resolución espacial
c. Menor es la resolución de contraste
d. Mayor es la resolución de contraste

1511. Cuando los electrones procedentes del cátodo inciden en el ánodo:

a. Se produce rayos X monoenergéticos
b. Rebotan y regresan al ánodo, produciéndose de esta forma los rayos X
c. Se produce un aumento del número de electrones por la interacción con los átomos del ánodo
d. Se generan tres efectos físicos: generación de calor, radiación característica y radiación de frenado

1512. Cuál de estos términos NO define una característica radiográfica de una fractura:

a. Impactación
b. Sustitución
c. Acabalgamiento
d. Recurvatum

1513. En la imagen radiográfica, cociente entre la distancia del receptor de imagen a la fuente y la distancia entre la fuente y el objeto:

a. Borrosidad del punto focal
b. Grado de distorsión
c. Factor de magnificación
d. Ninguna es cierta

1514. Respecto a la RX simple de abdomen indique la FALSA:

a. En los flancos se puede ver la grasa properitoneal
b. El luminograma colónico se reconoce por la presencia de válvulas conniventes
c. El ciego a veces se reconoce por la acumulación de heces representado por un punteado gaseoso irregular
d. El borramiento de la línea de los psoas indica patología retroperitoneal

1515. Respecto a la biopsia de mama:

a. La biopsia percutánea guiada por imagen tiene una correlación con la biopsia quirúrgica de 70%
b. La biopsia percutánea es más barata pero no evita la cirugía en lesiones benignas
c. Los marcadores histopatológicos ER, PR, HER 2, Ki 67 son los factores predictivos más relevantes y decisivos para planificar el tratamiento del cáncer de mama
d. Todas las repuestas son correctas

1516. En un corte axial del cerebro ¿qué estructura limita con el brazo anterior de la capsula interna?

a. Tálamo
b. Cabeza del núcleo caudado
c. Núcleo lenticular
d. Son correctas B y C

1517. En relación a los estudios de casos y controles:

a. Son un procedimiento epidemiológico descriptivo prospectivo
b. Son poco utilizados por su larga duración y elevado coste
c. La medida que permite cuantificar la asociación entre la causa y efecto se llama 'odds ratio'
d. No son útiles para las enfermedades raras

1518. Cuál de estos tipos de radiaciones ionizantes no tiene su origen en el núcleo del átomo:

a. Radiación Alfa
b. Rayos Gamma
c. Radiación Beta
d. Rayos X

1519. El efecto fotoeléctrico supone:

a. La dispersión de fotones
b. La absorción de fotones por el medio
c. La materialización de energía
d. Es independiente del material

1520. Tiempo que necesita el generador de un equipo de radioscopia para encender el tubo de Rayos X y alcanzar los valores seleccionados de KV y mA:

a. Tiempo de respuesta
b. Tiempo de interrogación
c. Tiempo de exposición
d. Tiempo de reproducción

1521. Respecto a las vértebras, es FALSO:

a. A excepción del atlas y axis tienen como elementos comunes el cuerpo, apófisis espinosa, apófisis transversas y articulares, dos láminas y dos pedículos
b. El agujero transverso es una particularidad de las vértebras dorsales
c. Los pedículos de las vértebras superior e inferior forman parte de los márgenes óseos del foramen de conjunción
d. Los nervios raquídeos emergen de la medula espinal y pasan por los agujeros de conjunción

1522. Existe una gran variedad de sondas en cuanto a forma, tamaño y frecuencia de los haces de ultrasonidos que emiten:

a. Las sondas de mayor frecuencia proporcionan mayor definición, pero menor profundidad usándose para el estudio ecográfico de las estructuras superficiales
b. Las sondas de menor frecuencia tienen menor definición y facilitan el estudio de tejidos superficiales
c. Las sondas de mayor frecuencia proporcionan mayor definición y facilitan el estudio de tejidos más profundos
d. Ninguna es correcta

1523. Cómo se puede disminuir el TA (Tiempo de Adquisición) de una imagen de RM sin que su resolución se vea afectada:

a. Utilizando un FOV rectangular
b. Aumentando el TR
c. Aumentado el número de adquisiciones o excitaciones
d. Aumentando el TE

1524. Principal factor de control de la densidad óptica radiográfica:

a. mA
b. kVp
c. mAs
d. Distancia foco-receptor

1525. Qué efecto es muy importante a la hora de construir los tubos de rayos X para los mamógrafos:

a. Edison
b. Cuper
c. Talón
d. Filtro

1526. Al emplear una rejilla radiográfica de índice elevado:

a. Se incrementa la dosis de radiación necesaria sobre el paciente
b. Se disminuye la dosis de radiación necesaria sobre el paciente
c. No influye en la dosis de radiación necesaria para el paciente
d. Aumenta la radiación dispersa que alcanza el receptor

1527. La función log10 x Io/It es:

a. El coeficiente de atenuación de la capa hemirreductora
b. La densidad óptica de la imagen radiográfica
c. La carga electrostática del haz de Rayos X
d. La tasa de semidesintegración

1528. En materia de medidas de prevención en pediatría:

a. Se debe de usar un mAs más alto con respecto al Kv con el fin de evitar la radiación de baja intensidad
b. El tiempo de exposición debe ser bajo para prevenir el movimiento (repetición de exploraciones)
c. La colimación ha de ser amplia, ya que un pequeño movimiento del niño puede ocasionar que el área de estudio quede fuera de campo (repetición de exploración)
d. Son ciertas B y C

1529. Indique la FALSA:

a. El VII y VIII par pasan por el conducto auditivo interno
b. Los pares IX, X y XI salen del cráneo por el agujero rasgado posterior
c. La carótida externa recorre el interior del seno cavernoso
d. El quiasma óptico se sitúa por encima de la hipófisis

1530. Respecto a los procedimientos sobre la vía biliar:

a. Las estenosis posquirúrgicas deben ser tratadas mediante la colocación de prótesis metálicas, ya que suelen recurrir
b. El drenaje externo-interno es aquel cuyo extremo distal se aloja en el confluente biliar
c. El tratamiento percutáneo transhepático está especialmente indicado en pacientes con lesiones en el confluente biliar
d. En pacientes con colangitis, dada la gravedad de cuadro, no es imprescindible que los parámetros de coagulación estén en rango normal

1531. Qué contraste está contraindicado por riesgo de Fibrosis sistémica nefrogénica en pacientes con insuficiencia renal grave:

a. Gadodiamida
b. Loperamida
c. Gadobutrol
d. Ácido gadotérico

1532. Capacidad de un equipo de Rayos X de producir una salida constante de radiación para diferentes combinaciones de mA y tiempo de exposición:

a. Reproducibilidad de la exposición
b. Reproducibilidad del rendimiento
c. Valor constancia
d. Linealidad de la exposición

1533. Cuál de estas acciones debe ser evitada por aumentar la irradiación en el estudio radiológico de una deformidad de columna:

a. Obtener radiografías de 30 x 90 cm en proyección lateral
b. Obtener radiografías de 30 x 90 cm en proyección posteroanterior
c. Obtener radiografías de 30 x 90 cm en proyección anteroposterior
d. Utilizar el pico de velocidad de crecimiento como medida de la maduración esquelética

1534. Con qué energías fotónicas predomina el efecto Compton:

a. Menos de 50 keV
b. Entre 50 y 70 keV
c. Entre 71 y 99 keV
d. A partir de 100 keV

1535. Respecto a la formación de imágenes por rayos X, es FALSO:

a. En la absorción fotoeléctrica se absorbe por completo el fotón incidente y se incrementa el contraste en la imagen
b. En la dispersión Compton se producen fotones de menor energía que salen dispersados en diferentes direcciones
c. La creación de pares es un tipo de interacción que no se produce en Radiodiagnóstico ya que se requieren altas energías, por encima de 1,02 MeV
d. Cuanto mayor sea la densidad de material atravesado, mayor número de interacciones y por tanto mayor número de fotones llegan a la imagen

1536. Sobre los efectos que provocan los medios de contraste yodados en mujeres embarazadas y durante la lactancia, es FALSO:

a. Los contrastes yodados atraviesan la barrera placentaria, por lo que el tiempo medio de permanencia del medio de contraste en el feto es largo
b. La depresión de la glándula tiroidea es el efecto adverso más importante de los contrastes yodados sobre el feto
c. Si la madre tiene una alteración de la función renal es probable que la exposición fetal al yodo sea mayor
d. Tras la administración del contraste yodado, la madre deberá interrumpir la lactancia al menos 24 h siguientes, debido a la alta probabilidad de toxicidad directa o reacción alérgica en el bebé

1537. El manguito rotador del hombro:

a. Está formado por los músculos supraespinoso, infraespinoso y redondo mayor
b. La RM es el único método de imagen que permite la valoración precisa del manguito
c. El fenómeno del ángulo mágico es un artefacto de señal donde el tendón presenta un ángulo de 55° en relación al campo magnético
d. La radiografía simple y la ecografía no superan a la RM en la valoración de calcificaciones en el tendón

1538. Métodos para las proyecciones axiales de rótula:

a. Proyección inferosuperior: flexión de la rodilla a 90° en decúbito prono
b. Método de Settegast: flexión de la rodilla a 45° en decúbito supino
c. Método de Hughston: flexión de la rodilla a 45° en decúbito prono
d. No se deben realizar ambos lados con fines comparativos

1539. Respecto a la densidad radiográfica de la mama, ES FALSO:

a. La única manera de determinar la densidad radiológica y el patrón parenquimatoso es la mamografía
b. La capacidad de la mamografía para detectar pequeños cánceres está reducida en la mama densa
c. La ganancia o pérdida de peso no influye en el cambio de la densidad mamográfica
d. El tejido de mayor atenuación de la mama son las estructuras fibrosas

1540. La TC-perfusión cerebral:

a. Es una técnica en desuso
b. La inyección de contraste debe realizarse por vía arterial
c. No puede obtenerse de forma simultánea con una angio-TC
d. Permite realizar una aproximación a la extensión de la penumbra isquémica

1541. La proyección mamográfica OML:

a. Incluye la región axilar hasta el pliegue supramamario
b. El término oblicuo se refiere a la posición del paciente, no al plano de compresión
c. La LPP (línea posterior del pezón) debe estar a 1 cm de la LPP de la proyección CC
d. El pezón ha de proyectarse perpendicularmente al haz de rayos para diferenciarlo de una masa subareolar

1542. En las colecciones intraabdominales:

a. El drenaje percutáneo es la primera opción invasiva
b. Solo se realiza drenaje si han fallado las técnicas quirúrgicas
c. Se suelen utilizar tubos de drenaje de gran calibre
d. A las 48 horas de colocación del drenaje éste debe de retirarse

1543. Cuál de estos sistemas es imprescindible en una base de datos radiológica:

a. HIS y RIS
b. RIS y PACS
c. PACS, HIS Y RIS
d. Cualquiera de ellos

1544. En la radiología computarizada, proceso por el que se obtiene la imagen radiológica a partir de la imagen latente:

a. Termoluminiscencia
b. Luminiscencia fotoestimulable
c. Absorción fotoeléctrica
d. Conversión fotoeléctrica

1545. Sobre la médula espinal:

a. El cono medular en posición anatómica está a nivel de S1
b. La cola de caballo está formada por los nervios torácicos y lumbares
c. En un corte axial: la sustancia gris medular está en la periferia y la sustancia blanca en posición central
d. Ninguna de las tres

1546. En la articulación de la rodilla en su posición lateral:

a. El rayo central debe estar siempre perfectamente perpendicular a la placa y nunca se debe angular
b. El rayo central siempre se debe angular 25° en dirección craneal desde la vertical con la placa
c. Se deberá angular para que se superpongan ambos cóndilos femorales, uno encima del otro en la imagen radiológica
d. El rayo central siempre se debe angular 15° en dirección craneal desde la vertical con la placa

1547. Cuando se produce un shock cardiovascular, tras la administración de un medio de contraste yodado, qué fármaco de los que se citan a continuación es el más esencial:

a. Corticoides
b. Adrenalina
c. Antihistamínicos
d. Los tres

1548. Sobre los efectos de la irradiación sobre el embrión y el feto, es FALSO:

a. El producto de la concepción es más resistente a la radiación cuanto más inmaduro es
b. La Fase de preimplantación: va desde la fecundación hasta el momento justo antes de anidar y comprende prácticamente los 10 primeros días
c. En Fase de preimplantación es frecuente la muerte prenatal o aborto
d. Fase de organogénesis: va desde el día 11 hasta el 41 (6ª semana); en ella se van a formar los distintos tejidos y órganos que componen el sujeto y las células inician su diferenciación. Si la radiación actúa durante esta fase (con dosis entre 50 a 150 mSv) se van a generar anomalías congénitas

1549. Qué unidad radiológica se emplea para medir la energía de los RX:

a. Roentgen
b. Rad
c. Electrón-Voltio
d. Rem

1550. En la proyección de cadera AP, si se pretende visualizar el trocánter mayor, el pie del miembro a explorar deberá estar colocado en...

a. Inversión
b. Posición neutra
c. Eversión
d. Lateral externo

1551. En radiología intervencionista el tipo de radiación presente es:

a. Directa
b. Dispersa
c. De fuga
d. De los tres tipos

1552. El daño de los cromosomas inducido por la radiación se analiza durante la:

a. Anafase
b. Metafase
c. Profase
d. Telofase

1553. Qué es un radionúclido:

a. Un elemento inestable que emite radiación. Los que se emplean en medicina nuclear son los que emiten radiaciones gamma
b. El elemento inestable que al unirse con un radiofármaco emite radiación para la detección y obtención de imágenes
c. Un elemento inestable que se estabiliza al unirse a un radiofármaco para formar la detección y obtención de imágenes en la gammagrafía
d. Un elemento inestable que al unirse con un radiofármaco emite radiaciones beta

1554. Respecto a los efectos de la irradiación sobre la piel, es FALSO:

a. Se pueden producir radiodermitis
b. Se pueden producir ampollas
c. Es raro que produzcan cáncer de piel
d. Se puede producir eritema

1555. Medio de contraste utilizado en una dacriocistografía:

a. Contraste yodado en base oleosa
b. Yodado
c. Se realiza con suero fisiológico
d. Contraste baritado

1556. En la placa AP de ambas caderas se verán ambos trocánteres...

a. en la rotación interna de la cadera
b. con la rotación externa
c. con la rotación neutra con las puntas de los pies mirando hacia arriba
d. Ninguna de las respuestas es correcta

1557. Los escáneres en los que el generador de rayos X gira mientras que los detectores permanecen fijos se denominan de Generación:

a. III   b. I   c. IV   d. II

1558. Para realizar una arteriografía pulmonar es necesario puncionar:

a. La arteria humeral
b. La vena humeral
c. La arteria femoral
d. La vena cava

1559. La histerosalpingografía es la técnica indicada para el estudio de:

a. Úteros y trompas de Falopio
b. Útero y vejiga urinaria
c. Trompas de Eustaquio
d. Vejiga urinaria

1560. El uso de contrastes vía intravenosa en ecografía:

a. Consiste en microburbujas de gas
b. Sólo deben utilizarse si existen antecedentes de alergia a contraste intravenosos
c. Presentan yodo en su composición
d. Todas las respuestas son verdaderas

1561. Tipos de fenómenos en que se divide la luminiscencia:

a. fluorescencia y destellos
b. dispersión y penetrabilidad
c. fosforescencia y fluorescencia
d. fosforescencia y resplandor

1562. El TC se considera superior a la RM:

a. En el examen rutinario del encéfalo
b. En la detección de granulomas pulmonares calcificados
c. En distinguir mejor entre las sustancias gris y blanca
d. En el estudio de la fosa posterior

1563. En una radiografía AP pura de tobillo, en la que se sospecha de una fractura del maléolo del peroné deberemos situar el tobillo:

a. sobre la placa con la línea media del primer dedo perfectamente vertical al chasis y el pie en flexión dorsal
b. con una rotación interna de unos 15º quedando equidistantes a la placa ambos maléolos y el pie en flexión dorsal
c. con una rotación interna de 15º pero llevaremos el pie en flexión palmar para ver bien el maléalo externo
d. con una rotación interna de 45º pero llevaremos el pie en flexión palmar para ver bien el maléolo externo

1564. Tipo de contraste usado en el TC:

a. Contraste baritado
b. Contraste yodado hidrosoluble
c. Contraste ferromagnético
d. Ninguno de los tres

1565. Respecto al átomo, es FALSO

a. El átomo es la unidad más pequeña posible de un elemento químico
b. Los átomos suelen formar grupos llamados moléculas
c. El protón es una partícula subatómica con carga positiva y una masa que es menor que la masa de un electrón
d. El electrón tiene una carga eléctrica negativa y una masa que es menor que la masa del protón

1566. La información del consentimiento informado NO precisa incluir:

a. Riesgos frecuentes
b. Beneficios que se esperan alcanzar
c. Consecuencias previsibles de la realización del procedimiento
d. Bibliografía del procedimiento

1567. Una radiografía demasiado oscura:

a. Tiene una densidad óptica alta
b. Es el resultado de una falta de exposición
c. Tiene una densidad óptica baja
d. Son correctas B y C

1568. En la Flebografía renal, la cateterización se realiza, generalmente:

a. A través de una arteria del miembro superior hasta llegar a la vena renal
b. A través de una vena del miembro superior hasta llegar a la vena renal
c. A través del conducto urinario, uréter y hasta la vena renal
d. Realizando una Punción lumbar hasta la vena renal

1569. En la mamografía, distancia foco-placa aproximada:

a. un metro   b. 45 cm
c. más de 45 cm   d. 10 cm

1570. Ante la sospecha de patología de la articulación temporomandibular en su lado derecho se nos solicita realizar radiografías para su estudio. Las realizaremos:

a. del lado de la lesión con boca abierta y cerrada
b. de ambos lados con boca abierta y cerrada
c. de ambos lados con la boca cerrada sin forzar la articulación del enfermo
d. del lado contrario de la lesión con boca abierta y cerrada

1571. El borde superior de las órbitas está formado por:

a. El frontal   b. El parietal
c. El occipital   d. El temporal

1572. En un tubo intensificador de imagen el elemento fosforescente de salida suele estar constituido por:

a. Cristales de sulfuro de cadmio y cinc
b. Metal de cesio y antimonio
c. Cristales de yoduro de cesio
d. Cristales de fluoruro de litio

1573. En una exploración ecográfica para estudio ginecológico se debe tener la vejiga de la enferma a máxima repleción, porque:

a. se debe visualizar bien las paredes de la vejiga, sobre todo en su parte posterior
b. comprime todo el sistema ginecológico, viendo una estructuración mucho más uniforme
c. la utilizaremos de ventana ecográfica y así tendremos una mejor información al tener una mejor señal de retorno
d. Ninguna de las tres

1574. Dónde puede haber contraindicaciones si utilizamos contraste para la prueba:

a. Ancianos
b. Insuficiencia renal
c. Reacciones alérgicas a los mismos
d. Son ciertas B y C

1575. Para realizar una tomografía computarizada TC, el paciente debe estar en ayunas al menos cuántas horas antes:

a. 24   b. 8   c. 12   d. 16

1576. Para que el escáner trabaje con precisión, la respuesta del detector siempre debe estar calibrada de manera que el cero corresponda a:

a. El aire   b. El agua
c. La sangre   d. La grasa

1577. Quién y en que año invento la tomografía computarizada:

a. Hounsfield en 1970
b. Potter Bucky en 1965
c. Snook en 1975
d. Coolidge en 1972

1578. Un material clínico que para su uso exige estar desinfectado pero no es imprescindible su esterilización, pertenece al grupo de los materiales denominados, por su peligrosidad infectiva:

a. Semicrítico   b. Crítico
c. No crítico   d. Ninguna de las tres

1579. La intensidad del campo magnético del equipo de RM se mide en:

a. Hertzios   b. Tesla
c. Voltios   d. Amperios

1580. El polígono de Willis está formado por:

a. Las dos venas cerebrales centrales, las dos venas cerebrales medias y las dos venas cerebrales posteriores, unidas todas por las comunicantes
b. Las dos arterias cerebrales anteriores, unidas o no por la arteria comunicante anterior y las dos arterias cerebrales posteriores, siendo completadas con las arterias comunicantes posteriores, que van desde las cerebrales medias a las posteriores
c. Las dos venas cerebrales anteriores, las dos venas cerebrales posteriores y las dos venas comunicantes
d. Las dos arterias cerebrales anteriores, las dos arterias cerebrales medias y las dos arterias cerebrales posteriores, unidas todas por las comunicantes

1581. La xilografía se realiza para:

a. Divertículos y cálculos
b. Fístulas
c. Ubicación de estenosis, cálculos, fístulas y divertículos
d. En el recto

1582. Es un indicador de que la radiografía de tórax no está rotada:

a. La relación de la articulación esternoclavicular con las apófisis espinosas de las vértebras dorsales
b. La colocación de ambas escápulas
c. La alineación de las apófisis transversas de las vértebras dorsales
d. Todas las respuestas son correctas

1583. NO es un factor que controle a la distorsión:

a. Dirección del rayo central
b. Alineamiento del rayo central□placa
c. Alineamiento de la zona a estudio□placa
d. Todos los factores anteriores controlan la distorsión

1584. Cuando se produce una irradiación del organismo, afectará sobre todo:

a. a las células indiferenciadas y a las que se encuentran en periodo de división y maduración
b. a todas las células diferenciadas e indiferenciadas
c. a las células diferenciadas que se encuentran en situaciones de estabilidad
d. A todas ellas por igual

1585. Los detectores de centelleo son dispositivos sensibles a:

a. Radiación X
b. Radiación X y Gamma
c. Radiación X, Gamma y Beta
d. Radiación Beta

1586. Es contraindicación absoluta efectuar un estudio por R.M:

a. Ser portador de VIH
b. Con empastes dentales
c. Con prótesis oculares
d. Con marcapasos

1587. Las técnicas Doppler de ultrasonidos tienen su indicación principal en:

a. Estudio articular
b. Pacientes poco colaboradores
c. Colecistitis
d. Estudio de los vasos

1588. El infarto cerebral aparece en TC como una imagen:

a. Hipodensa   b. Hiperdensa
c. Isodensa   d. Peridensa

1589. Cuál de estas células sanguíneas se considera menos sensible a la radiación:

a. Linfocitos   b. Hematíes
c. Granulocitos   d. Plaquetas

1590. Si utilizamos contrastes yodados vía intravenosa (i.v.), tendremos en cuenta que:

a. Si un individuo ha sido sometido a exploraciones previas por contraste yodado i.v. sin sufrir efectos adversos excluye que se produzca una reacción generalizada grave en la siguiente inyección
b. La gran mayoría de las reacciones adversas aparecen en los primeros 20 minutos tras la administración del contraste
c. Siempre se utilizan en bolo rápido (más de 3 ml/seg)
d. Las tres son verdaderas

1591. En el inicio de una exploración gastroduodenal en la que le hemos suministrado al enfermo una papilla de sulfato de bario y no vemos perfectamente las paredes de la mucosa, deberemos:

a. preguntar al enfermo si ha hecho la preparación que se le ha mandando para poderse realizar esta exploración
b. seguir con el estudio, ya que puede ser debido a la patología del propio enfermo
c. suminístrale más papilla de bario, pues probablemente necesite una mayor dosis para visualizar bien todas las estructuras
d. Todas las respuestas son correctas

1592. Relacionado con el contraste, deberemos decirle al paciente que:

a. Puede sentir calor
b. Puede tener cierto sabor metálico
c. Que se elimina por orina
d. Las tres son correctas

1593. En un estudio de enema opaco, cuáles son las partes del colon que se deben visualizar:

a. Colon ascendente, transverso y descendente, ángulo esplénico y hepático, y ciego
b. Colon transverso, ascendente y descendente, recto y sigma
c. Colon ascendente, transverso y descendente, ángulo esplénico, ángulo hepático, ciego y sigma
d. Colon transverso, ciego y recto

1594. Que es matriz de imagen:

a. Conjunto de celdas puestas en columna y en fila
b. Elemento fosforescente del tubo
c. Elemento de imagen
d. Elemento radiactivo

1595. Son efectos tardíos de la radiación los que se presentan al cabo de cuántos meses:

a. 2   b. 4   c. 6   d. 9

1596. Cuáles son las vías por las que podemos introducir un contraste baritado:

a. Vía oral
b. Vía oral, intestinal y rectal
c. Vía oral, intestinal, rectal e intravenosa
d. Vía parenteral

1597. Bajo que término general suelen agruparse las exploraciones vesicales:

a. Cistouretrografía   b. Pielografía
c. Colangiografía   d. Cistografía

1598. En una emulsión de alto contraste de la película radiográfica, los granos de halogenuro de plata:

a. son de pequeño tamaño y uniformes
b. son de mayor y diferente tamaño
c. son de pequeño y diferente tamaño
d. son de mayor tamaño y uniformes

1599. Es característico de los imanes superconductores:

a. Alcanzar potencias de campo altas
b. Consumo de potencia alto
c. Grandes dimensiones y pesados
d. Las tres opciones anteriores son correctas

1600. Unidad radiológica para medir la energía de los rayos X:

a. Rem   b. Electrón-Voltio
c. Rad   d. Roentgen

1601 D	1626 C	1651 B	1676 C
1602 B	1627 D	1652 A	1677 B
1603 A	1628 B	1653 A	1678 B
1604 A	1629 A	1654 B	1679 B
1605 A	1630 C	1655 A	1680 D
1606 D	1631 A	1656 B	1681 D
1607 B	1632 C	1657 A	1682 C
1608 B	1633 A	1658 C	1683 A
1609 B	1634 B	1659 A	1684 A
1610 D	1635 D	1660 D	1685 B
1611 C	1636 B	1661 D	1686 A
1612 C	1637 A	1662 A	1687 C
1613 B	1638 A	1663 D	1688 B
1614 A	1639 B	1664 C	1689 C
1615 D	1640 C	1665 B	1690 D
1616 A	1641 B	1666 D	1691 C
1617 C	1642 B	1667 D	1692 B
1618 C	1643 B	1668 C	1693 B
1619 B	1644 B	1669 A	1694 B
1620 A	1645 D	1670 D	1695 B
1621 B	1646 C	1671 B	1696 B
1622 D	1647 B	1672 B	1697 C
1623 A	1648 B	1673 A	1698 C
1624 D	1649 D	1674 A	1699 B
1625 C	1650 A	1675 A	1700 C

FALLOS:

1601. La densidad óptica disminuye cuando aumenta cuál de los siguientes factores:

a. mAs
b. kVp
c. Tiempo de revelado
d. Densidad de masa

1602. La seriorradiografía no se puede utilizar en un estudio de:

a. Angiografía
b. Mamografía
c. Enema opaco
d. Urografía

1603. Cuál de estas células sanguíneas es menos sensible a la radiación:

a. Hematíes
b. Linfocitos
c. Plaquetas
d. Granulocitos

1604. En la proyección de cadera AP, si se pretende visualizar el trocánter mayor, el pie del miembro a explorar deberá estar colocado en...

a. Inversión
b. Posición neutra
c. Eversión
d. Lateral externo

1605. La radiación de fuga de la carcasa protectora del tubo de rayos X a 1 metro de distancia del foco no deberá superar:

a. 100 mR/h
b. 10 mR/h
c. 200 mR/h
d. 20 mR/h

1606. Señale la correcta:

a. El control primario del contraste radiográfico radica en la tensión de pico
b. La tensión de pico afecta a la densidad radiográfica
c. El control primario de la densidad radiográfica depende de la corriente instantánea
d. Las tres son correctas

1607. Cociente entre el número de fotones de luz que se producen en el elemento fosforescente de salida y el número de fotoelectrones que se producen en el elemento fosforescente de entrada de un tubo intensificador de imagen:

a. Ganancia de brillo
b. Ganancia de flujo
c. Ganancia de reducción
d. Ganancia de fosforescencia

1608. Bajo qué termino general suelen agruparse las exploraciones vesicales:

a. Cistouretrografía
b. Cistografía
c. Colangiografía
d. Pielografía

1609. Qué marcador externo se utiliza en RM cuando queremos estudiar una zona determinada:

a. Cápsulas de vitamina D
b. Cápsulas de vitamina E
c. Cápsulas de vitamina A
d. Un pequeño trozo de plomo

1610. NO es un factor que controle a la distorsión:

a. Dirección del rayo central
b. Alineamiento del rayo central-placa
c. Alineamiento de la zona a estudio-placa
d. Los tres controlan la distorsión

1611. Sobre el efecto Compton, es FALSO:

a. Se produce entre rayos x de moderada energía y electrones de la capa externa del átomo
b. La probabilidad de que ocurra suele disminuir al aumentar la energía del rayo x
c. La probabilidad de que ocurra depende del número atómico del átomo blanco
d. Da lugar a la ionización del átomo blanco

1612. En RM qué esquema del pulso de RF estaría representado en esta secuencia spin-eco:

a. 90°, 90°, 90°,...
b. 180°, 180°, 180°,...
c. 90°-180°, 90°-180°,...
d. 180°-90°,180°-90°,...

1613. 'Tiempo de relajación t1' o también:

a. Relajación transversal
b. Relajación espín-malla
c. Relajación espín-espín
d. Ninguna de las anteriores

1614. Qué proyección realizaremos para visualizar la tuberosidad mayor de perfil en la cara lateral del humero:

a. Hombro AP con rotación externa del húmero
b. Hombro AP con rotación neutra del húmero
c. Hombro AP con rotación interna del húmero
d. Hombro axial inferosuperior

1615. En el hipocondrio derecho está en:

a. La cabeza del páncreas y el hígado
b. El ciego y el apéndice
c. El hígado y el colon transverso
d. El hígado

1616. En la proyección PA de maxilar inferior para la demostración del cuerpo del maxilar:

a. El rayo central es perpendicular a la placa
b. El rayo central va angulado aproximadamente 30 grados en sentido cefálico
c. El rayo central va angulado aproximadamente 30 grados en sentido caudal
d. Ninguna de las tres es correcta

1617. Respecto a la intensificación del contraste en imagen digital es verdad que:

a. El uso de una ventana estrecha disminuye el ruido de la imagen

b. El uso de una ventana estrecha permite visualizar una parte mayor de escala de grises

c. El ancho de ventana abarca la gama de densidades dentro de una imagen

d. Las tres son correctas

1618. NO es una característica de la angiografía por sustracción digital respecto a la angiografía con película:

a. La resolución de contraste mayor

b. La disponibilidad inmediata de los resultados

c. La utilización de volúmenes totales de medio de contraste más altos

d. Coste más bajo

1619. ¿Cuál de las siguientes sustancias pasa de verse de color negro en T1 a blanco en T2?

a. grasa

b. agua

c. músculo

d. hueso

1620. En qué proyección de muñeca el extremo del chasis, a nivel de los dedos, estará elevado 20 grados:

a. En la Axial PA (Método de Stecher)

b. En la Oblicua Axial PA Método de Clements/Nakayama

c. En la Tangencial (inferosuperior) –Método de Gaynor/Hart–

d. En la Tangencial (superoinferior) –Método de Gaynor/Hart–

1621. En el revelado automático la tasa de renovación del fijador del sistema de rellenado es:

a. 60-70 ml por 35 cm de película

b. 100-110 ml por 35 cm de película

c. 60-70 ml por 50 cm de película

d. 100-110 ml por 50 cm de película

1622. En la sialografía de parótida las proyecciones habituales son:

a. Axial y Lateral

b. Intraoral y Lateral

c. Axial y Tangencial

d. Tangencial y Lateral

1623. Dosis limitante recomendada en las manos en cualquier periodo de un año para una persona profesionalmente expuesta:

a. 50 rem

b. 75 rem

c. 30 rem

d. 15 rem

1624. Entre los factores físicos que afectan a la radiosensibilidad está:

a. Efecto del oxigeno

b. Agentes químicos

c. Recuperación

d. Fraccionamiento y protracción

1625. Es una película de doble emulsión:

a. La película de duplicación

b. La película mamográfica

c. La película intraoral

d. Ninguna es correcta

1626. En la proyección oblicua anteroposterior de columna cervical el rayo central:

a. Estará angulado aproximadamente 15º en sentido caudal

b. Se dirigirá hacia la segunda vértebra cervical

c. Estará angulado aproximadamente 15º en sentido cefálico

d. Son correctas B y C

1627. Qué sustancia química se considera una sustancia radioprotectora:

a. Metotrexato

b. Vitamina K

c. Piramidina

d. Cisteamina

1628. Qué célula germinal es mas radiosensible:

a. Espermatocito

b. Espermatogonia

c. Espermátide

d. Espermio

1629. En la proyección PA de colon sigmoide, relleno de bario, para que no haya superposición de las asas sigmoideas el rayo central se dirigirá:

a. 40º aproximadamente en sentido caudal

b. 25º aproximadamente en sentido cefálico

c. Perpendicular a la placa

d. Ninguna de las tres

1630. Rango de compresión correcto, ya sea manual o automático, en la realización de una mamografía estándar:

a. 1 a 5 Kg

b. 6 a 10 Kg

c. 11 a 18 Kg

d. 19 a 25 Kg

1631. Átomo que posee el numero atómico y el número de protones distinto y el mismo número de masa atómica:

a. Isóbaro

b. Isótopo

c. Isótono

d. Isómero

1632. Para mostrar los detalles del maleolo externo y de la porción distal de la articulación tibioperonea qué posición radiográfica realizaremos:

a. Tobillo anteroposterior

b. Tobillo lateral

c. Tobillo oblicuo interno

d. Tobillo oblicuo axial anteroposterior

1633. Depósito de energía producido por la exposición a la radiación en un paciente:

a. Dosis absorbida

b. Dosis equivalente

c. Exposición

d. Actividad

1634. En un tubo intensificador de imagen el elemento fosforescente de salida suele estar constituido por:

a. Cristales de fluoruro de litio

b. Cristales de sulfuro de cadmio y cinc

c. Cristales de yoduro de cesio

d. Metal de cesio y antimonio

1635. El ruido en la TC depende de...

a. el grosor de la sección

b. el dosis que recibe el paciente

c. la eficacia de los detectores

d. Las tres son correctas

1636. Unión de los huesos parietales, la sutura escamosa y el ala mayor del esfenoides:

a. Lambda

b. Pterión

c. Asterión

d. Bregma

1637. Señale la correcta:

a. Los receptores de imagen rápidos tienen ruido alto y resolución baja

b. La resolución alta exige ruido bajo y receptores de imagen rápidos

c. El ruido bajo acompaña a los receptores de imagen lentos y resolución baja

d. Todas las opciones anteriores son correctas

1638. En relación con el grosor de corte en RM, es FALSO:

a. Un corte fino proporciona más señal de RM que uno grueso

b. Los cortes más gruesos pueden ofrecer imágenes con menos granularidad

c. Es posible que lesiones pequeñas queden ocultas por tejidos adyacentes en los cortes más gruesos

d. El grosor de corte se debe ajustar en función del tipo de lesión a estudio

1639. Qué efecto de la radiación en los seres humanos se considera precoz:

a. Leucemia

b. Depresión hematológica

c. Cáncer pulmonar

d. Ninguna de tres es correcta

1640. La masa del protón es:

a. 9,109 x 10-27 Kg
b. 9,109 x 10-31 Kg
c. 1,673 x 10-27 kg
d. 1,673 x 10-31 Kg

1641. La ampliación que haremos será mayor:

a. si el objeto está cerca de la película
b. si el objeto está alejado de la película
c. si la distancia foco-película es amplia
d. si el objeto está cerca del foco

1642. La longitud de onda:

a. aumenta al aumentar la frecuencia de la radiación electromagnética
b. disminuye al aumentar la frecuencia de la radiación electromagnética
c. no aumenta ni disminuye con la frecuencia de la radiación electromagnética
d. Ninguna de las tres

1643. El daño de los cromosomas inducido por la radiación se analiza durante la:

a. Anafase
b. Metafase
c. Profase
d. Telofase

1644. En RM las sustancias paramagnéticas que se utilizan:

a. No cambian la intensidad de la señal de los tejidos donde están localizadas
b. Acortan tanto el T1 como el T2 de los tejidos
c. Se visualizan directamente en la imagen de resonancia magnética
d. Acortan sólo el T1 de los tejidos

1645. Posición en la que el paciente esta en decúbito supino mirando al tubo de rayos X con el lado derecho levantado 45º

a. Oblicua anterior derecha (OAD)
b. Oblicua anterior izquierda (OAI)
c. Oblicua posterior derecha (OPD)
d. Oblicua posterior izquierda (OPI)

1646. Por la radiografía qué es FALSO del revelado extendido:

a. Aporta mayor contraste
b. Aporta menor dosis al paciente
c. Se recomienda para películas de doble emulsión
d. La duración es de tres minutos

1647. En la radiografía oblicua de columna lumbar aparece el signo del perro escocés. Con qué se corresponde el ojo del perro:

a. Apófisis transversa
b. Pedículo
c. Apófisis espinosa
d. Apófisis articular superior

1648. Para que el escáner trabaje con precisión, la respuesta del detector debe estar calibrada de manera que el cero corresponda a…:

a. El aire
b. El agua
c. La sangre
d. La grasa

1649. Quién y en qué año inventó la tomografía computarizada:

a. Potter Bucky, 1965
b. Snook, 1975
c. Coolidge, 1972
d. Hounsfield, 1970

1650. En la proyección AP de cóccix el rayo central se dirigirá con una angulación...

a. caudal de 10° centrado en un punto situado 5 cm. por encima de la sínfisis púbica
b. cefálica de 10° centrado en un punto situado 5 cm. por debajo de la sínfisis púbica
c. cefálica de 15° centrado en un punto situado 5 cm. por debajo de la sínfisis púbica
d. caudal de 15° centrado en un punto situado 5 cm. por encima de la sínfisis púbica

1651. La relación dosis-respuesta para las cataratas inducidas por radiación parece ser de tipo…

a. lineal con umbral
b. no lineal con umbral
c. no lineal sin umbral
d. lineal sin umbral

1652. En el espectro electromagnético, después de los rayos X, cuáles les siguen inmediatamente por su mayor longitud de onda:

a. Ultravioleta
b. Rayos gamma
c. Infrarrojos
d. Microondas

1653. Para mostrar ambos arcos cigomáticos realizaríamos qué posición radiográfica:

a. Submento-vertical (basal completa)
b. Oblicua (posición de Rhese)
c. Oblicua (posición de Stenver)
d. Lateral (posición de Law)

1654. En la proyección PA de senos paranasales -posición de Caldwell- visualizamos los senos:

a. frontales y esfenoidal
b. frontales y etmoidales
c. maxilares
d. esfenoidal y etmoidales

1655. En la proyección axilar para la cola axilar:

a. Se aumentará la exposición en alrededor de 2 Kvp
b. Se disminuirá la exposición en alrededor de 2 Kvp
c. Se mantendrá la misma exposición que para la oblicua de mama
d. Se mantendrá la misma exposición que para la cráneo caudal de mama

1656. El método de Ottonello de vértebras cervicales…

a. Se denomina también 'lateral del nadador'
b. Borra la sombra mandibular para visualizar la primera y segunda vértebra cervical
c. Se realiza dirigiendo el rayo central a la cuarta vértebra cervical con un ángulo cefálico de 15 a 20 grados
d. Las tres son correctas

1657. Qué dosis de radiación aproximada puede producir esterilidad temporal:

a. 200 rad
b. 100 rad
c. 50 rad
d. 10 rad

1658. Cualquier plano que atraviese el cuerpo formando ángulo recto con su eje longitudinal se conoce como plano:

a. sagital medio
b. coronal medio
c. horizontal
d. oblicuo

1659. La TC se considera superior a la RM:

a. En la detección de granulomas pulmonares calcificados
b. En distinguir mejor entre las sustancias blanca y gris
c. En el estudio de la fosa posterior
d. En el examen rutinario del encéfalo

1660. La borrosidad del punto focal es escasa cuando:

a. La distancia objeto-imagen (DOI) es pequeña
b. La distancia foco-imagen (DFI) es grande
c. Ninguna de las dos
d. Ambas son verdaderas

1661. Qué dispositivo de detección y medida de radiación se usa para control personal, es sensible y posee rango limitado:

a. Detector de centelleo
b. Contador proporcional
c. Dosímetro termoluminiscente
d. Dosímetro fotográfico

1662. Si se desea mostrar el detalle del hígado en TC, qué ventana típica ajustaríamos:

a. Ancho 175 / centro 45
b. Ancho 3500 / centro 500
c. Ancho 1200 / centro 50
d. Ancho 400 / centro 50

1663. En la proyección axial AP de clavícula, el haz de rayos X central:

a. Es perpendicular a la película
b. Es paralelo a la clavícula
c. Tiene angulación caudal
d. Tiene angulación cefálica

1664. El superrecubrimiento es un elemento de la película radiográfica que:

a. Mantiene la forma y tamaño de la película
b. Asegura que la emulsión se adhiere uniformemente a la base
c. Protege la emulsión
d. Da rigidez a la película

1665. Qué gradientes se conocen por convención gradientes codificadores de frecuencia:

a. Gradientes 'y'
b. Gradientes 'x'
c. Gradientes 'z'
d. Gradientes 'x' y 'z'

1666. En una operación especial planificada no podrán intervenir:

a. Las personas profesionalmente expuestas que hayan recibido en los doce meses anteriores una dosis superior al límite anual
b. Las mujeres en condiciones de procrear
c. Los menores de 18 años
d. No podrá intervenir ninguno de los anteriores

1667. Cuál es la razón principal para efectuar una radiografía de abdomen en decúbito lateral con rayo horizontal:

a. Por comodidad del técnico
b. Por movilidad del paciente
c. Se realizaran por 'norma' a cualquier paciente
d. Para demostrar presencia de aire libre y niveles de liquido

1668. El conducto cístico habitualmente une la vesícula al:

a. Conducto hepático derecho
b. Conducto hepático izquierdo
c. Conducto hepático principal
d. Duodeno

1669. La función de una parrilla ideal es:

a. Dejar pasar la radiación primaria y detener la radiación secundaria (dispersa)
b. Dejar pasar la radiación primaria y la secundaria
c. Detener la radiación primaria y dejar pasar la radiación dispersa
d. Detener la radiación primaria y secundaria

1670. Qué es PACS:

a. Un lenguaje estándar de ordenador
b. Un lenguaje usado por matemáticos
c. Un sistema de multiprogramación
d. Un sistema de archivo y comunicación de imágenes

1671. Acción encaminada a eliminar todo tipo de microorganismos y sus esporas de cualquier objeto mediante métodos físicos o químicos:

a. Asepsia
b. Esterilización
c. Desinfección
d. Antisepsia

1672. Salvo variantes anatómicas, cuántas cisuras presenta el pulmón derecho:

a. 1
b. 2
c. 3
d. 4

1673. Llamamos 'relación de parrilla' o 'índice de parrilla':

a. A la relación entre la altura de las laminillas y la distancia entre dos de ellas
b. A la relación entre el ancho de las laminillas y la distancia entre dos de ellas
c. A la relación entre el ancho de la parrilla y el grosor de la misma
d. A la relación entre la separación de las laminillas y su número por mm2

1674. Cuántas arterias coronarias principales nutren el corazón:

a. 2
b. 5
c. 4
d. 6

1675. Qué músculo tiene su origen en la apófisis transversa de los cuerpos vertebrales L1 a L5 y se inserta en el trocánter menor:

a. Psoas mayor
b. Psoas menor
c. Iliaco
d. Cuadrado lumbar

1676. Al tomar la tensión arterial por el pulso de la arteria radial, cuándo se mide la tensión diastólica:

a. Al notar el latido arterial
b. Al dejar de notar el latido arterial
c. No se puede medir con esa técnica
d. Cuando cambia la fuerza del latido arterial

1677. Cómo se denomina el catéter dirigido hacia la arteria pulmonar para diagnosticar el fallo ventricular derecho o izquierdo:

a. Newton
b. Swan-Ganz
c. Pigtail
d. Ninguna de las tres

1678. En una proyección medial oblicua del pie, la superficie plantar debe formar un ángulo con el chasis de:

a. 15°
b. 30°
c. 45°
d. 60°

1679. En la radiografía de muñeca, los interespacios carpianos se demuestran mejor en:

a. PA
b. AP
c. Oblicua
d. Axial

1680. Modo más eficiente de evitar la radiación dispersa:

a. Aumentar el kilovoltaje
b. Aumentar el miliamperaje
c. Aumentar el grosor del objeto
d. Disminuir el tamaño del ampo de radiación

1681. En un aparato portátil de rayos X para quirófano es necesario:

a. Que tenga intensificador de imagen
b. Que utilicemos radioscopia intermitente
c. Que el operador esté situado, como mínimo, a 2 metros del haz
d. Todas las respuestas son correctas

1682. En ecografía, 'anecoico' significa:

a. Que produce muchos ecos
b. Que produce pocos ecos
c. Que no produce ecos
d. Que produce más o menos ecos dependiendo del transductor escogido

1683. En la proyección PA de la mano, el rayo central ha de dirigirse perpendicularmente a la:

a. Tercera articulación metacarpofalángica
b. Segunda articulación metacarpofalángica
c. Primera articulación metacarpofalángica
d. Región del escafoides

1684. El filtro adicional de los tubos de rayos X de los mamógrafos es de:

a. Molibdeno
b. Plomo
c. Tungsteno
d. Aluminio

1685. Para introducir una sonda nasogástrica las maniobras siguientes son correctas EXCEPTO una:

a. Lubricar el extremo distal de la sonda
b. Extender ligeramente la cabeza con el fin de cerrar la vía aérea
c. Indicar al paciente que trague a la vez que seguimos haciendo progresar la sonda
d. Comprobar que la sonda se encuentra en el lugar deseado

1686. La señalización reglamentaria de una zona controlada donde sólo existe riesgo de irradiación externa es:

a. Un trébol verde sobre fondo blanco bordeado de puntas radiales
b. Un trébol azul sobre fondo blanco bordeado de puntas radiales
c. Un trébol rojo sobre fondo blanco bordeado de puntas radiales
d. Un trébol gris azulado sobre fondo blanco bordeado de puntas radiales

1687. Cuál de estos medicamentos NO es necesario en un carro de parada:

a. Suero bicarbonatado 1/6 molar
b. Diazepan
c. Ranitidina
d. Novocaína

1688. Para el estudio de sacro y con el enfermo en decúbito supino, hacia dónde se angula el tubo:

a. Cráneo-caudal
b. Caudo-craneal
c. No es necesaria angulación
d. El sacro nunca se explora en decúbito supino

1689. La penumbra de una imagen disminuye:

a. Al separar el objeto de la película radiográfica
b. Al disminuir la distancia foco-objeto
c. Al emplear los focos más finos posibles
d. Al disminuir la distancia foco-película

1690. Qué es la epífisis de los huesos:

a. El canal medular
b. El cuello de los huesos
c. La parte intermedia de los huesos
d. La extremidad de los huesos

1691. Una proyección de codo lateral se consigue con una flexión de la articulación de:

a. 45°   b. 75°   c. 90°   d. 120°

1692. Cuál es la posición de SIMS:

a. Decúbito prono con miembros inferiores flexionados
b. Decúbito lateral izquierdo con rodilla derecha flexionada por encima y delante de la rodilla izquierda
c. Decúbito supino con pierna flexionada por encima de la pierna izquierda
d. Decúbito lateral derecho con miembros inferiores extendidos y perfectamente alineadas ambas rodillas

1693. La válvula mitral se sitúa normalmente entre:

a. La aurícula derecha y el ventrículo derecho
b. La aurícula izquierda y el ventrículo izquierdo
c. El ventrículo izquierdo y la aorta
d. El ventrículo derecho y la arteria pulmonar

1694. El tendón de Aquiles se inserta en:

a. Sustentaculum Tali del calcáneo
b. Tuberosidad del calcáneo
c. Cuerpo del calcáneo
d. Astrágalo

1695. A efectos de radioprotección, siempre que sea posible en una radiografía de cráneo:

a. Se elegirá la proyección AP
b. Se elegirá la proyección PA
c. Se hará sin parrilla antidifusora
d. Es indiferente hacerlo en AP o PA, siempre y cuando la placa este bien colimada

1696. En películas de alto contraste, el exceso de temperatura en el revelado:

a. Aumenta el contraste dos veces
b. Disminuye el contraste
c. No afecta al contraste
d. El contraste es tres veces mayor

1697. Podemos encontrar un colesteatoma en:

a. el hígado
b. la vesícula
c. el oído
d. el pulmón

1698. Queremos demostrar en una radiografía que el enfermo se ha lesionado los ligamentos del tobillo, qué proyección haremos:

a. AP
b. Lateral
c. AP con stress
d. Axial

1699. La angulación de la rodilla, para realizar una radiografía lateral debe ser de:

a. Menos de 20 grados
b. Entre 20 y 30 grados
c. Más de 40 grados
d. No es necesario angular

1700. Consideración más importante en el cuidado de pacientes inconscientes:

a. Tomar el pulso cada 5 minutos
b. Tomar la tensión arterial.
c. Mantener permeables las vías aéreas
d. Hacer una radiografía de tórax

1701 A	1726 C	1751 B	1776 D
1702 C	1727 B	1752 A	1777 A
1703 C	1728 A	1753 C	1778 B
1704 D	1729 D	1754 B	1779 C
1705 D	1730 C	1755 A	1780 C
1706 B	1731 B	1756 C	1781 D
1707 C	1732 B	1757 C	1782 A
1708 C	1733 D	1758 D	1783 C
1709 B	1734 C	1759 C	1784 C
1710 A	1735 D	1760 B	1785 B
1711 D	1736 D	1761 B	1786 C
1712 A	1737 C	1762 B	1787 B
1713 C	1738 D	1763 D	1788 D
1714 A	1739 B	1764 C	1789 C
1715 B	1740 C	1765 A	1790 B
1716 B	1741 D	1766 A	1791 B
1717 D	1742 D	1767 A	1792 B
1718 D	1743 B	1768 B	1793 A
1719 B	1744 A	1769 A	1794 C
1720 A	1745 D	1770 B	1795 D
1721 A	1746 C	1771 B	1796 C
1722 B	1747 C	1772 A	1797 B
1723 C	1748 D	1773 B	1798 B
1724 A	1749 B	1774 B	1799 D
1725 C	1750 D	1775 D	1800 C

FALLOS:

1701. Si por cualquier motivo el fijador contamina al revelador:

a. Aumenta el velo y disminuye el contraste de la película
b. Disminuye el velo y aumenta el contraste de la película
c. Solamente aumenta el velo
d. Solamente disminuye el contraste

1702. La placa simple de nasofaringe debe realizarse:

a. En apnea
b. Durante una respiración profunda a través de la boca
c. Durante una respiración profunda a través de la nariz
d. En respiración profunda a través de la boca y la nariz

1703. En lo que se refiere a la T.C:

a. La primera generación tenía cuatro detectores y movimiento único de traslación
b. La segunda generación es la más utilizada en la actualidad
c. La tercera generación el ángulo de giro del tubo y detectores de rayos X es de 360 grados
d. En la cuarta generación solo se mueven los detectores

1704. La compresión que se utiliza en mamografía tiene por objeto:

a. Igualar la diferencia de grosor anteroposterior
b. Reducir el grosor de la mama
c. Que la mama tenga una densidad más homogénea
d. Las tres cosas

1705. En la radiografía simple de abdomen se debe ver:

a. La sínfisis del pubis
b. Los cuellos femorales
c. El diafragma
d. Son correctas A y C

1706. Qué es la nefrostomía percutánea:

a. La resección del riñón por vía percutánea
b. La punción de la pelvis renal con fines diagnósticos y terapéuticos
c. La misma prueba que la pielografía retrógrada
d. Ninguna de las anteriores

1707. La glándula tiroides tiene una radiosensibilidad:

a. Alta
b. Baja
c. Intermedia
d. Muy alta

1708. Para hacer una radiografía de pelvis, centramos el haz de rayos X:

a. En la cuarta vértebra lumbar
b. En la quinta vértebra lumbar
c. En la línea media, a mitad de distancia entre los niveles de las espinas iliacas anterosuperiores y del borde superior de la sínfisis del pubis
d. A nivel de las crestas iliacas

1709. Para el estudio inicial del cráneo en un recién nacido:

a. TAC
b. Ultrasonidos
c. Resonancia magnética
d. Cualquiera de los métodos mencionados

1710. El nervio motor ocular común penetra en la orbita a través:

a. De la hendidura esfenoidal
b. De la hendidura esfeno-maxilar
c. Del agujero óptico
d. Del agujero oval

1711. Para limitar la radiación dispersa es obligado:

a. Diafragmar
b. Utilizar alto kilovoltaje si estuviera indicado
c. Utilizar bajo kilovoltaje si estuviera indicado
d. Son correctas A y C

1712. Una pantalla de refuerzo con cristales más pequeños mejora la:

a. Resolución de la imagen
b. Velocidad
c. Latitud
d. Fosforescencia

1713. El esófago se divide en:

a. Cervical y torácico
b. Cervical y abdominal
c. Cervical, torácico y abdominal
d. Torácico y abdominal

1714. Para ver el fundus gástrico lleno de aire, cuál de estas proyecciones es la adecuada en una instalación con el chasis debajo del tablero:

a. Oblicua anterior derecha
b. Oblicua posterior izquierda
c. Lateral izquierda
d. Oblicua anterior izquierda

1715. La angioplastia transluminal percutánea es un procedimiento para:

a. Tratar hemorragias
b. Dilatar o recanalizar áreas estenóticas u ocluidas
c. Disolver trombos
d. Tapar malformaciones arteriovenosas

1716. La espina bífida oculta consiste en:

a. la herniación de las meninges
b. un fallo en los elementos posteriores de una o más vértebras que no se unen entre sí
c. la herniación de las meninges y una parte de la médula espinal
d. Todas las respuestas son correctas

1717. Un nivel hidroaéreo en un seno maxilar se puede ver:

a. En sinusitis aguda
b. En sinusitis crónica
c. Después de un trauma facial
d. Son correctas A y C

1718. Distancia mínima foco-película en una mamografía:

a. 10 cm
b. 20 cm
c. 30 cm
d. 60 cm

1719. La dosimetría individual en una instalación radiactiva deberá efectuarse por:

a. El supervisor de la instalación
b. Entidades autorizadas por el CSN
c. Entidades autorizadas por la Junta de Energía Nuclear
d. Empresas con experiencia en dosimetría personal

1720. Un quiste hidatídico no complicado se manifiesta en tomografía computerizada con densidad:

a. Líquida y una pared fina
b. Sólida y una pared fina
c. Líquida y una pared gruesa
d. Sólida y una pared gruesa

1721. En el oído interno podemos distinguir tres partes:

a. El vestíbulo, los conductos semicirculares y el caracol
b. Martillo, yunque y estribo
c. Membrana timpánica, células mastoideas y estribo
d. Los tres conductos semicirculares

1722. Cuando en una placa PA de tórax apreciamos una neumonía que 'borra' el borde cardiaco derecho, dónde se encuentra localizada:

a. En língula
b. En lóbulo medio
c. En segmento apical del lóbulo inferior derecho
d. En lóbulo inferior derecho

1723. El ruido cuántico o moteado de la imagen:

a. Aumenta la resolución espacial
b. Aumenta la resolución en contraste
c. Disminuye la resolución en contraste
d. No afecta a la resolución en contraste

1724. En el caso de que se produzca un shock cardiovascular por administración de contraste iodado, qué fármaco de los que se citan a continuación es más esencial:

a. Adrenalina
b. Antihistamínicos
c. Corticoides
d. Los tres

1725. Cuál de estos tejidos es más susceptible a las radiaciones ionizantes:

a. graso
b. adiposo
c. linfoide
d. muscular

1726. En el lavado higiénico de las manos, diga es FALSO:

a. Prelavado con agua y jabón 30 segundos
b. Aclarado con agua abundante
c. Cepillado de manos en forma detenida 4 minutos
d. Secado con papel desechable o chorro de aire caliente

1727. Cómo se denominan los efectos biológicos que no tienen dosis umbral y son siempre graves una vez producidos:

a. No estocásticos
b. Estocásticos
c. Deterministas
d. No probabilísticos

1728. La proyección de Caldwell para estudiar los senos frontales y etmoidales anteriores se obtiene apoyando:

a. la frente y la nariz sobre la mesa e inclinando el haz de rayos X 15 grados cráneo-caudal
b. la nariz y el mentón sobre la mesa e inclinando el haz de rayos X 15 grados cráneo-caudal
c. la frente y la nariz sobre la mesa e inclinando el haz de rayos X 15 grados caudo-craneal
d. la nariz y el mentón sobre la mesa e inclinando el haz de rayos X 15 grados caudo-craneal

1729. A los departamentos de rayos X llegan muchos enfermos diabéticos, qué síntomas de los siguientes pueden ser señal de hipoglucemia:

a. Piel fría, sudorosa y húmeda
b. Nerviosismo e irritabilidad
c. Visión borrosa
d. Los tres

1730. Qué tipo de artificio se utiliza para disipar el calor producido en el tubo de rayos X:

a. Ánodo fijo
b. Ánodo incrustado
c. Ánodo giratorio
d. Ánodo en aceite

1731. Desinfección es el proceso de eliminación de:

a. todos los microorganismos
b. los organismos patógenos
c. los organismos saprofitos
d. los gérmenes aerobios

1732. El feocromocitoma asienta más frecuentemente en:

a. Mediastino
b. Suprarrenal
c. Órgano de Zuckerkandl
d. Vejiga

1733. Valor medio en unidades Hounsfield (UH) para la grasa en tomografía computerizada:

a. Cero UH
b. Más doscientos UH
c. Menos mil UH
d. Menos cincuenta UH

1734. Qué es la radiación de fuga:

a. La que proviene directamente de la fuente
b. La fracción del haz útil que emerge de un medio después de que el haz incidente lo atraviese
c. La que emerge de los blindajes de protección del tubo de rayos X
d. La del cambio de dirección del haz por reducción de su energía

1735. El extremo lateral de la clavícula se articula con:

a. La apófisis coracoides
b. La cara latero-superior de la escápula
c. La extremidad superior del húmero
d. El acromion

1736. De qué depende el contraste radiográfico:

a. De los miliamperios
b. Del tiempo de exposición
c. Del producto miliamperios/segundo
d. Del kilovoltaje

1737. En una radiografía del fémur en proyección lateral, la pierna debe estar con respecto al fémur:

a. Hiperextendida
b. Completamente estirada
c. Ligeramente flexionada
d. Es indiferente

1738. El profesional de una unidad portátil de rayos X: Deberá llevar dosímetro:

a. No, porque puede usar pantallas para protegerse
b. Si, colocado encima del delantal
c. No, porque el CSN no lo recomienda
d. Si, colocado debajo del delantal

1739. El Rad y el Gray miden lo mismo, pero el Gray es:

a. 1.000 veces más
b. 100 veces más
c. 100 veces menos
d. 200 veces menos

1740. Si queremos realizar una radiografía del surco bicipital, se pensaría en:

a. La rodilla
b. La escápula
c. La superficie anterior del húmero
d. La primera vértebra dorsal

1741. En el estudio de urografía excretora se comprimen a veces los extremos distales de los uréteres para:

a. Retrasar el flujo de la orina hacia la vejiga
b. Asegurar un relleno adecuado de las pelvis renales y los cálices
c. Que la vejiga se rellene pronto
d. Son correctas A y B

1742. Para que en una placa de tórax las clavículas estén situadas por encima de los vértices, qué proyección se utilizará:

a. PA
b. AP axial
c. Lordótica
d. Son correctas B y C

1743. Para visualizar la glándula parótida debemos introducir el contraste por el conducto de:

a. Santorini
b. Stenon
c. Volff
d. Warton

1744. En la Zona 'controlada' no es improbable recibir dosis superiores a qué proporción de los límites anuales:

a. 3/10
b. 2/10
c. 4/10
d. 5/10

1745. En equipos de rayos X la intensidad eléctrica se mide en:

a. Voltios
b. Ohmios
c. Vatios
d. Miliamperios

1746. En la placa PA de tórax la mayor parte del borde cardiaco derecho esta formado por:

a. La aorta descendente
b. El ventrículo derecho
c. La aurícula derecha
d. La arteria pulmonar

1747. Un nicho ulceroso gástrico es:

a. Un defecto de repleción
b. Una zona de estenosis
c. Una imagen que sobresale de la pared gástrica
d. Una imagen polipoidea

1748. Para ver los agujeros de conjunción derechos en una placa de columna cervical, hay que colocar al paciente en:

a. Lateral
b. AP
c. Oblicua posterior derecha
d. Oblicua posterior izquierda

1749. La técnica de Seldinger se basa en la utilización de:

a. Agujas de punción especiales
b. Agujas de punción y guías especiales
c. Catéteres especiales
d. Agujas y catéteres especiales

1750. Para evitar errores en traumatología, qué regla hay que seguir cuando se trata de hacer una radiografía a un niño:

a. Realizar siempre al menos dos proyecciones ortogonales
b. Visualizar siempre las articulaciones supra y subyacentes
c. Practicar siempre placas comparativas con el lado opuesto ante la menor duda
d. Las tres

1751. Qué gérmenes cree que son más sensibles al peróxido de hidrógeno:

a. Los aerobios   b. Los anaerobios
c. Los mixtos   d. Los saprofitos

1752. Llamamos tiempo de relajación T1:

a. Al tiempo de relajación longitudinal
b. Al tiempo de relajación transversal
c. Al tiempo de relajación horizontal
d. Al tiempo de relajación oblicua

1753. Primera barrera de protección que encuentra un haz de radiación emitido por un tubo de rayos X:

a. Los diafragmas
b. La pared a la que va dirigida el haz primario
c. La carcasa del tubo de rayos X
d. La ventana del puesto de operador

1754. Que órgano se utiliza como ventana para el estudio del riñón derecho mediante ecografía:

a. Páncreas
b. Hígado
c. Bazo
d. Vesícula biliar

1755. La consecuencia más importante de la teoría de 'quantum' de Plank es:

a. La energía del fotón es directamente proporcional a su frecuencia
b. La energía del fotón es inversamente proporcional a su frecuencia
c. La energía del fotón es inversamente proporcional a la velocidad
d. El fotón no es energético

1756. Hacemos la proyección PA de tórax a 1,80 metros de distancia para:

a. aumentar la ampliación y reducir la nitidez
b. reducir la ampliación y reducir la nitidez
c. reducir la ampliación y aumentar la nitidez
d. aumentar la ampliación y aumentar la nitidez

1757. En qué se expresa la potencia de un tubo de diagnostico:

a. En kilovoltios
b. En miliamperios
c. En kilovatios
d. En miliamperios/segundo

1758. La arteria gastroduodenal es rama de la arteria:

a. Esplénica
b. Mesentérica superior
c. Gástrica izquierda
d. Hepática

1759. Qué es un píxel:

a. Un elemento de volumen
b. Un componente del espesor de corte
c. Un área cuadrangular de la matriz de la imagen
d. Son correctas A y C

1760. Punto de centraje en una radiografía transtorácica de húmero:

a. Cabeza del húmero sano
b. A través de la axila sana
c. La línea media del costado
d. Todas las respuestas son falsas

1761. La apófisis xifoides está:

a. En la porción superior del esternón
b. En la porción inferior del esternón
c. En la porción media del esternón
d. No pertenece al esternón

1762. Una radiografía AP de antebrazo se realiza con el codo en ángulo de 180 grados y:

a. La mano en posición prono
b. La mano en posición supino
c. La mano en semipronación
d. La mano en semisupinación

1763. La primera vértebra cervical se caracteriza por:

a. Tener un cuerpo delgado
b. Tener un cuerpo plano
c. Tener un cuerpo globuloso
d. No tener cuerpo

1764. La secuencia spin eco consta de:

a. Un pulso de 90° y otro de 90°
b. Un pulso de 180° y otro de 90°
c. Un pulso de 90° y otro de 180°
d. Un pulso de 180° y otro de 180°

1765. NO debemos utilizar bario:

a. Cuando exista sospecha de perforación de colon
b. En un paciente con ileostomía
c. Cuando se sospeche reflujo gastro-esofágico
d. Cuando el paciente sea muy estreñido

1766. Las rejillas en mamografías hacen que la cantidad de radiación que recibe el paciente:

a. Aumente aproximadamente al doble
b. Disminuya aproximadamente a la mitad
c. Aumente aproximadamente cuatro veces
d. Disminuya aproximadamente cuatro veces

1767. Un tumor neurogénico hay que buscarlo en:

a. Mediastino posterior
b. Mediastino medio
c. Mediastino anterior
d. Pericardio

1768. En un enema opaco, para visualizar el ángulo esplénico en mesa con chasis debajo, se coloca al paciente en posición:

a. PA
b. Oblicua posterior derecha
c. Oblicua posterior izquierda
d. Lateral izquierda

1769. En el efecto Compton:

a. La absorción de la energía del fotón es parcial
b. La irradiación al paciente es mayor que en el efecto fotoeléctrico
c. No se produce radiación dispersa
d. El contraste de la imagen es alto

1770. Cuando los pacientes pasan de la silla de ruedas o de la camilla a la mesa de rayos X, la bolsa de recogida de orina debe mantenerse:

a. Por encima del nivel de la vejiga urinaria del paciente
b. Por debajo del nivel de la vejiga urinaria del paciente
c. A la misma altura que la vejiga urinaria del paciente
d. Es indiferente la altura

1771. La proyección más correcta para estudiar la unión recto-sigmoidea en un enema opaco es colocar al paciente en:

a. Decúbito supino, rayo central inclinado 30-40 grados en dirección caudal
b. Decúbito prono, rayo central inclinado 30-40 grados en dirección caudal
c. Decúbito prono, rayo central inclinado 30-40 grados en dirección craneal
d. Decúbito supino sin inclinación del rayo central

1772. La posición del paciente, con sospecha de luxación de la articulación acromioclavicular, debe ser:

a. Erecta
b. Decúbito supino
c. Decúbito prono
d. Cualquiera de las tres

1773. La anchura de corte de una imagen obtenida con TAC viene determinada por:

a. La mancha focal utilizada del tubo de rayos X
b. La apertura de los colimadores
c. El tamaño del campo de visión
d. La matriz utilizada

1774. En un niño, la cantidad de contraste endovenoso a inyectar depende:

a. De la edad
b. Del peso
c. De la patología del niño
d. De que haya o no comido

1775. La achalasia del cardias es una enfermedad del:

a. Corazón
b. Tercio superior del esófago
c. Tercio medio del esófago
d. Esófago distal

1776. Si sabemos que una vértebra lumbar se compone de dos partes, el cuerpo y el arco, cuántas apófisis tiene el arco vertebral:

a. 5   b. 6   c. 3   d. 7

1777. Material fotoconductor utilizado por las cámaras con tubo Vidicón:

a. Selenio
b. Azufre
c. Plomo
d. Plata

1778. La falta de contacto íntimo entre las pantallas de refuerzo y la placa radiográfica, produce en las radiografías una falta de:

a. contraste
b. nitidez
c. absorción
d. velocidad

1779. Fenómeno principal que se aprovecha en radiología cuando utilizamos las pantallas de refuerzo:

a. Fosforescencia
b. Fosforescencia remanente
c. Fluorescencia
d. Fluorescencia semiestable

1780. En los estudios de radiología pediátrica hay un factor de la técnica de exposición que es fundamental:

a. Alto kilovoltaje
b. Bajo miliamperaje/segundo
c. Cortos tiempos de exposición
d. Bajo kilovoltaje

1781. En una radiografía, para el estudio de la odontoides en AP debe mostrarse convenientemente:

a. La odontoides
b. El axis
c. Las articulaciones entre C1 y C2
d. Todas las respuestas son verdaderas

1782. La hipertensión portal se debe esencialmente:

a. A un obstáculo a cualquier nivel del sistema venoso portal
b. A una disminución secundaria del débito portal y ectasia proximal
c. A una hiperplasia nodular focal
d. A un adenoma hepático

1783. En los estudios vasculares, la arteria que se utiliza más frecuentemente para hacer la punción percutánea, es la arteria femoral; sin embargo, hay ocasiones en que no podemos usar dicha arteria. Qué arteria auxiliar se utiliza para hacer la punción:

a. Aorta abdominal
b. Iliaca
c. Axilar
d. Poplítea

1784. El CSN deberá informar de sus decisiones al Congreso y al Senado cada:

a. 3 años
b. Año
c. 6 meses
d. Mes

1785. Con la galactografía se pretende:

a. Identificar un fibroadenoma
b. Identificar una masa intraductal
c. Identificar que existen microcalcificaciones
d. Ninguna de las anteriores

1786. En la radiografía AP de columna lumbar, para delinear los espacios intervertebrales, hay que reducir la lordosis lumbar mediante:

a. Rotación interna de las piernas
b. Rotación externa de las piernas
c. Flexión de caderas y rodillas
d. Extensión de piernas y rodillas

1787. Los efectos genéticos de las radiaciones ionizantes son:

a. No estocásticos
b. Estocásticos
c. De umbral bajo
d. Específicos

1788. En circunstancias normales, los vasos sanguíneos se estudian bien con ultrasonidos porque la sangre es, con respecto a los tejidos que la rodean:

a. Hiperecogénica
b. Isoecogénica
c. Mínimamente ecogénica
d. Anecogénica

1789. Qué es un empiema:

a. Aire en el espacio pleural
b. Rotura de la pleura
c. Líquido infectado en el espacio pleural
d. Sangre en el espacio pleura

1790. En protección radiológica, a qué se refiere el 'valor ALARA':

a. A que la instalación esté protegida según la normativa vigente en cada momento
b. A que las exposiciones a las radiaciones deben ser mantenidas tan bajas como sea razonablemente posible
c. A que debemos limitar siempre el número de estudios radiográficos
d. A que el beneficio de una radiografía debe ser siempre mayor que el daño que produzca

1791. La proyección lateromedial de la mama se realiza para mejorar...

a. el contraste de la zona lateral de la mama
b. la resolución de la zona medial de la mama
c. la resolución de la zona lateral de la mama
d. la definición de la zona lateral de la mama

1792. La primera manifestación de la artritis reumatoide es:

a. Un elevado nivel de ácido úrico
b. Una inflamación de la membrana sinovial que recubre la articulación
c. La calcificación de los tejidos articulares
d. Erosiones de las carillas articulares

1793. La posición prono en urografía descendente NO está indicada para:

a. Rellenar los cálices superiores
b. Rellenar los cálices inferiores
c. Rellenar los uréteres cuando existe hidronefrosis
d. Explorar la región ureteropiélica

1794. Dónde está situado el unguis:

a. En la bóveda craneana
b. En la base del cráneo
c. En la cara
d. En el oído

1795. El mieloma múltiple puede asociarse con:

a. Destrucción ósea
b. Insuficiencia de la médula ósea
c. Insuficiencia renal
d. Con las tres

1796. Cuándo está contraindicada la artrografía de cadera en lactantes:

a. En la enfermedad de Perthes
b. Cuando se sospeche luxación congénita de caderas
c. En artritis séptica
d. En displasia de caderas

1797. Qué recomendación haremos a un paciente tras realizarle una mielografía:

a. Que comience a caminar nada mas salir de la sala de rayos
b. Que tome abundantes líquidos en las próximas 24 horas
c. Que no beba en las próximas 24 horas
d. Que permanezca en decúbito prono 24 horas

1798. A qué se debe la ateroesclerosis:

a. A una insuficiencia renal crónica
b. Al depósito de material graso sobre la pared arterial interna
c. A una trombosis profunda que afecta sobre todo a las extremidades inferiores
d. Ninguna de las respuestas es correcta

1799. Curva que relaciona densidad y exposición en la película radiográfica:

a. Curva de exposición
b. Curva de resolución
c. Curva de modulación
d. Curva característica

1800. El 'Número atómico' es:

a. el número de neutrones en el núcleo
b. el número de nucleones
c. el número de protones en el núcleo
d. el número de electrones orbitarios

1801 A	1826 E	1851 C	1876 C
1802 B	1827 A	1852 C	1877 D
1803 C	1828 B	1853 C	1878 A
1804 B	1829 B	1854 A	1879 B
1805 A	1830 A	1855 D	1880 A
1806 C	1831 D	1856 D	1881 D
1807 C	1832 C	1857 C	1882 A
1808 C	1833 A	1858 B	1883 D
1809 E	1834 A	1859 C	1884 D
1810 C	1835 C	1860 B	1885 B
1811 D	1836 A	1861 A	1886 B
1812 C	1837 A	1862 D	1887 D
1813 B	1838 D	1863 A	1888 B
1814 D	1839 A	1864 C	1889 C
1815 A	1840 C	1865 D	1890 B
1816 D	1841 E	1866 E	1891 C
1817 D	1842 E	1867 A	1892 D
1818 B	1843 D	1868 D	1893 A
1819 A	1844 B	1869 D	1894 A
1820 E	1845 C	1870 A	1895 A
1821 B	1846 A	1871 B	1896 E
1822 D	1847 C	1872 A	1897 A
1823 E	1848 B	1873 D	1898 D
1824 A	1849 A	1874 C	1899 B
1825 E	1850 D	1875 B	1900 B

FALLOS:

1801. En la proyección de base de cráneo submentovertical o basal total la línea infraorbitomeatal...

a. es paralela al chasis
b. formará un ángulo superior de unos 15° con el chasis
c. formará un ángulo inferior de unos 15° con el chasis
d. formará un ángulo de 90° con el chasis

1802. Los medios de contraste en radiología sirven para:

a. diferenciar el tejido ósea de los tejidos adyacentes
b. resaltar estructuras que no presentan diferencias de atenuación de los Rayos X con las que les rodean
c. realizar el diagnóstico diferencial de osteoporosis
d. Ninguna de las tres

1803. Qué entendemos por capa hemirreductora (C.H.R.):

a. La que aumenta la intensidad de la radiación al doble
b. La que reduce la intensidad de la radiación a un cuarto
c. La que reduce la intensidad de la radiación a la mitad
d. La que aumenta la intensidad de la radiación en cuatro veces

1804. Qué misión tiene en un disparo radiográfico el mando de los miliamperios:

a. Controlar la penetración del haz de rayos X
b. Controlar la intensidad del haz de rayos X
c. Controlar el tiempo de exposición
d. Controlar la calidad del haz de rayos X

1805. La energía de los fotones depende:

a. del kilovoltaje pico
b. del miliamperaje
c. del tiempo de exposición
d. De las tres cosas

1806. La radiografía AP de columna dorsal debe centrarse:

a. En manubrio esternal
b. A 5 centímetros caudal al manubrio esternal
c. A 8-10 centímetros caudal al manubrio esternal
d. En apéndice xifoides

1807. Cuántos segmentos tiene el lóbulo superior derecho habitualmente:

a. 4   b. 2   c. 3   d. 6

1808. Línea que pasa por la comisura palpebral externa hasta el centro del conducto auditivo externo en las proyecciones radiológicas:

a. Infraorbitaria
b. Auricular
c. Orbitomeatal
d. Interorbitaria
e. Interorbitomeatal

1809. El ioexol es un contraste:

a. Paramagnético
b. Baritado diluido
c. Yodado iónico
d. Baritado no diluido
e. Yodado no iónico

1810. En el protocolo de programación de estudios radiológicos abdominales, la seriada gastro-duodenal se realizará:

a. Dos días después de un enema opaco
b. Al día siguiente del enema opaco
c. A los ocho días de un estudio de colon
d. Es indiferente
e. En primer lugar, antes de cualquier otro estudio

1811. Los filtros de aluminio a la salida del tubo sirven para:

a. Eliminar los Rayos X de menor longitud de onda
b. Colimar el haz
c. Eliminar radiación dispersa
d. Eliminar los Rayos X de mayor longitud de onda
e. Enfriar el tubo

1812. En el puesto de trabajo de un Técnico Especialista en Radiodiagnóstico, con el negatoscopio apagado, la iluminación ambiental debe ser aproximadamente de:

a. 10 lux
b. 1.000 lux
c. 100 lux
d. 1.00 lux
e. 2.500 lux

1813. El punto de centraje de una radiografía transtorácica de húmero es:

a. La cabeza del húmero sano
b. A través de la axila sana
c. La línea media del costado
d. El haz de Rayos se angula 25~3° en sentido craneal
e. El cuello quirúrgico del húmero sano

1814. Al utilizar pantallas reforzadoras, qué propiedad de los Rayos X aprovechamos el efecto:

a. biológico
b. fotográfico
c. ionizante
d. luminiscente

1815. Una mujer profesionalmente expuesta y embarazada debe tener unas condiciones de trabajo tales que la dosis al feto desde el diagnóstico del embarazo hasta el final de la gestación, NO supere:

a. 1 mSv
b. 5 mSv
c. 50 msv
d. 10 mSv
e. 15 mSv

1816. La acreditación para dirigir u operar instalaciones de radiodiagnóstico la concede:

a. El CIEMAT
b. El Servicio de Física y Protección Radiológica de cada Hospital
c. El Director-Gerente del Hospital
d. El Consejo de Seguridad Nuclear
e. La Sociedad Española de Protección Radiológica

1817. Al realizar un TC con contraste IV, la fase venosa es aproximadamente a los:

a. 5 seg
b. 20 seg
c. 40 seg
d. 70 seg

1818. La cámara multiformato se utiliza para:

a. Realizar fotografías de los estudios de columna vertebral
b. Grabar en la película las imágenes asistidas por ordenador
c. Imprimir los informes radiográficos
d. Introducir los datos del paciente
e. Introducir y programar las técnicas de estudio

1819. La exploración de un enema opaco con bario contraindica la realización el mismo día de:

a. Un TAC abdominal
b. Una ecografía abdominal
c. Una eco-Doppler
d. Una gammagrafía tiroidea
e. Una gammagrafía ósea

1820. En ecografía, cómo se denomina la parte del aparato que se pasa por la piel del paciente:

a. Temporizador
b. Sonda de Nelaton
c. Sonda de Foley
d. Potenciador
e. Transductor

1821. Los ultrasonidos:

a. Tienen carga eléctrica
b. Son ondas de presión
c. Son ondas magnéticas
d. Son radiaciones ionizantes
e. Se propagan en el vacío

1822. En la Proyección de Hirtz:

a. El arco mandibular se proyecta delante de los senos frontales
b. Es la proyección más indicada para estudiar el cráneo en politraumatizados
c. Se estudia bien la calota craneal
d. La línea órbitomeatal forma 105° con el rayo central
e. El rayo central se angula 25° en dirección caudal

1823. El Núcleo atómico se compone de:

a. Protones
b. Electrones
c. Neutrones
d. Protones y electrones
e. Protones y neutrones

1824. Al aplicar una corriente al filamento del cátodo, éste:

a. Se pone incandescente y emite electrones
b. Emite Rayos X
c. Emite luz visible
d. Emite Rayos Gamma
e. Gira

1825. De las propiedades de los Rayos X, cuál es la más importante, sin la cual no podrían usarse para fines médicos:

a. Propagación en línea recta
b. Efecto fotográfico
c. Efecto ionizante
d. Efecto fluorescente
e. Poder de penetración

1826. Las células nerviosas se denominan:

a. Cilindroeje
b. Dendritas
c. Nefronas
d. Axón
e. Neuronas

1827. En la proyección craneocaudal de mamografía:

a. Es importante que el pezón quede centrado
b. Hay que desplazar el pezón del centro de la placa
c. El pezón se coloca según quede puesta la mama sobre el chasis
d. El pezón nunca se debe visualizar
e. La posición del pezón no es importante

1828. Qué angulación daría al tubo de Rayos X para realizar un Schüller para mastoides:

a. 15° caudal
b. 25° caudal
c. 10° caudal
d. 15° craneal
e. 25° craneal

1829. En una pielografía retrógrada, el contraste se administra:

a. vía oral
b. mediante cateterización
c. vía intraarterial
d. vía intravenosa

1830. En relación a la dosis al paciente, al utilizar parrillas antidifusoras:

a. Aumenta
b. Disminuye 2,5 veces
c. No se modifica
d. Disminuye 10 veces
e. Aumenta o disminuye según la región explorada

1831. Cuál de estos mecanismos, NO es de transmisión directa de la infección:

a. Contacto sexual
b. Mordeduras
c. Venopunción
d. Fómites
e. Transmisión vertical (madre-hijo)

1832. Cuál de estas es una densidad radiológica básica:

a. Plomo
b. Hierro
c. Aire
d. Musculoesquelética
e. Hipoecoica

1833. Zona de crecimiento del hueso:

a. Metáfisis
b. Diáfisis
c. Epífisis
d. Retrolistesis

1834. Comité Científico de las Naciones Unidas para el Estudio de los Efectos de las Radiaciones Atómicas:

a. UNSCEAR
b. EUREKA
c. EURATOM
d. OIEA

1835. La fuente de obtención de datos de una tomografía computerizada está producida por:

a. Ultrasonidos
b. Electroimanes
c. Tubo de rayos X
d. Tubo de rayos Gamma
e. Isótopos

1836. Las técnicas Doppler de ultrasonidos tienen su indicación principal en:

a. El estudio de los vasos
b. El estudio articular
c. El estudio músculo-esquelético
d. La colecistitis
e. Pacientes poco colaboradores

1837. Para visualizar la glándula parótida, el contraste se debe introducir por el conducto de:

a. Stenon
b. Santorini
c. Wharton
d. Worms

1838. La distancia foco-piel debe ser:

a. La menor posible compatible con la realización del estudio
b. Siempre 1 metro
c. Es indiferente
d. La mayor posible compatible con la realización del estudio
e. Como mínimo, un metro

1839. Se entiende por tasa de dosis:

a. La relación entre la dosis de radiación administrada y el tiempo en que se administra
b. El cociente dosis absorbida/dosis equivalente
c. El cociente dosis equivalente/dosis efectiva
d. El producto dosis absorbida por dosis efectiva
e. El cociente exposición/dosis absorbida

1840. La unión entre el hueso occipital y los parietales se realiza mediante:

a. Sutura sagital
b. Sutura coronal
c. Sutura lambdoidea
d. Una articulación semimóvil
e. Fontanela posterior

1841. Ante sospecha de rotura vesical, exploración más indicada:

a. Urografía minutada
b. Nefrotomografía
c. Uretrografía
d. Urografía intravenosa
e. Cistografía

1842. Un Voxel es:

a. Una Matriz
b. Un elemento de imagen
c. La unidad de los elementos TC
d. Un paquete de software tridimensional
e. Un elemento de volumen

1843. El filamento catódico en un tubo de Rayos X en Radiología general suele ser de:

a. Cadmio   b. Hierro
c. Cobre   d. Wolframio

1844. La Gadopenamida:

a. Es un citostático
b. Es un producto de contraste utilizado en RM
c. Es un producto de contraste utilizado en TAC
d. Es producto de contraste utilizado en EGD
e. Es un producto de contraste yodado no iónico

1845. Mediante la dacriocistografía se estudia:

a. Glándulas salivares
b. Fosas nasales
c. Sistema de drenaje nasolacrimal
d. Globo ocular
e. Glándulas lacrimales

1846. La emisión de electrones por el cátodo depende:

a. De la temperatura del filamento
b. Del kilovoltaje
c. Del vacío del tubo
d. Del material anódico
e. De la temperatura en el exterior del tubo

1847. La tuberosidad deltoidea se encuentra en:

a. El cúbito
b. La escápula
c. La diáfisis del húmero
d. La epífisis distal del húmero
e. La porción petrosa del temporal

1848. Las ondas de ultrasonidos se miden en:

a. MS
b. MHZ
c. Kv
d. MAs
e. Gauss

1849. En los estudios dimensionales del puesto de trabajo, las zonas de alcance óptimas en los planos vertical y horizontal, serán:

a. Establecidas en función del alcance de las personas de menor altura
b. Establecidas en función del alcance de las personas de mayor altura
c. Establecidas en función del alcance de las personas de mediana altura
d. Es indiferente que el individuo sea alto o bajo
e. No se realiza este tipo de estudio dimensional del puesto de trabajo

1850. Cuando se necesita conocer el espectro energético del haz de radiación se utilizará un:

a. Contador
b. Dosímetro
c. Anticátodo
d. Espectrómetro
e. Densitómetro

1851. Los fotones:

a. Poseen masa, no carga
b. Poseen carga, no masa
c. No poseen masa ni carga
d. Poseen masa y carga
e. Son electrones en movimiento

1852. El espacio subdural se encuentra situado entre:

a. Duramadre y piamadre
b. Aracnoides y piamadre
c. Duramadre y aracnoides
d. Huesos del cráneo y duramadre
e. Entre el tercer y cuarto ventrículos

1853. En caso de contaminación por contacto directo con citostáticos, se debe:

a. Lavar la zona afectada con agua durante 2 minutos
b. Avisar al Consejo de Seguridad Nuclear
c. Lavar la zona afectada con agua y jabón durante un mínimo de 10 minutos
d. Si el contacto es en los ojos, acudir al oftalmólogo sin lavar la zona afectada
e. No es necesario tomar medidas al respecto

1854. 'Células auxiliares y de sostén del sistema nervioso:

a. Neuroglias
b. Neuronas
c. Células neuroconjuntivas
d. Aracnoides
e. Ganglios

1855. El pH del revelador debe ser de:

a. Entre 1 y 2
b. Entre 3 y 6
c. 7
d. Entre 8 y 13
e. Entre 6 y 7

1856. Constituyen los nervios craneales:

a. 15 nervios encefálicos
b. 10 pares de nervios cerebelosos
c. 12 pares de la zona braquial ascendente
d. 12 pares
e. 2 pares motores y 10 sensoriales

1857. Único Organismo español competente en materia de seguridad nuclear y protección radiológica:

a. Ministerio de Industria y Energía
b. CIEMAT
c. Consejo de Seguridad Nuclear (CSN)
d. Centro de dosimetría
e. Gobierno de la nación

1858. En la exploración radiológica con contraste del tubo digestivo se utiliza:

a. Técnica de bajo kilovoltaje
b. Técnica de alto kilovoltaje
c. Técnica de 50 a 70 kilovoltios
d. Técnica de abdomen

1859. Para obtener una imagen de RM son necesarios todos los elementos siguientes, EXCEPTO:

a. Bobinas de gradiente
b. Una antena receptora
c. Un colimador de radiación
d. Un emisor de radiofrecuencia
e. Un imán

1860. Los dosímetros personales de solapa:

a. Son siempre obligatorios para todo el personal de las categorías A y B
b. Miden valores de dosis superficial y profunda
c. Se utilizan a criterio del operador
d. Sólo es obligatorio utilizarlos cuando hay riesgo de exposición en las manos
e. Nunca son obligatorios

1861. Los objetos que produzcan fuerte atenuación de los Rayos X serán:

a. Radioopacos
b. Translúcidos
c. Radiolucentes
d. Densidad aire
e. Densidad grasa

1862. La radiografía de Tórax en decúbito lateral con rayo horizontal se utiliza para valorar:

a. Fracturas costales
b. Infarto de miocardio
c. Fractura de esternón
d. Derrame pleural
e. Hernia de Hiato

1863. La energía intrínseca de la radiación es:

a. Directamente proporcional a la frecuencia de la misma
b. Inversamente proporcional a la frecuencia de la misma
c. Directamente proporcional a la longitud de onda
d. No depende de la frecuencia
e. No depende de la longitud de onda

1864. En un niño, la cantidad de contraste intravenoso a inyectar depende de:

a. La talla
b. La edad
c. El peso
d. La patología del niño
e. Que esté o no en ayunas

1865. El número atómico de los átomos se define por:

a. Numero de protones mas número de neutrones
b. Número de electrones en su corteza
c. Número de neutrones en su núcleo
d. Número de protones en su núcleo
e. Numero de neutrones en su corteza

1866. Dónde se encuentra el bulbo raquídeo:

a. Hemisferios cerebrales
b. Protuberancia
c. Médula espinal
d. Porción posterior del cerebro
e. Tronco cerebral

1867. Cuando un haz de Rayos X pasa a través de un espesor dado de un medio material, a la salida:

a. Tiene menor intensidad
b. Tiene más intensidad
c. Tiene la misma intensidad
d. No lo atraviesa
e. Tiene mayor frecuencia

1868. Los rayos infrarrojos son radiación:

a. no electromagnética
b. electromagnética ionizante
c. ionizante
d. electromagnética no ionizante

1869. El esfenoides se compone de:

a. Cabeza y carillas articulares
b. Cuerpo y lámina
c. Apófisis coronoides y ulna
d. Cuerpo y tres pares de apófisis o alas
e. Cuerpo, senos y alas

1870. Las rejillas Potter-Bucky son:

a. Focalizadas móviles
b. Estáticas paralelas
c. Estáticas convergentes
d. Cruzadas
e. Un filtro adicional en el tubo

1871. El ligamento redondo se inserta en:

a. Trocánter mayor del Fémur
b. Cabeza del Fémur
c. Trocánter menor
d. Cuello quirúrgico del Fémur
e. Cóndilo externo femoral

1872. Fondo de saco 'de Douglas' o también:

a. útero-rectal
b. vesico-sacro
c. próstato-rectal
d. vésico-uterino
e. sacro-rectal

1873. La secreción del páncreas como glándula exocrina es de:

a. Jugos biliares
b. Insulina
c. Glucagón
d. Jugos pancreáticos
e. Glucosa

1874. La mayor incidencia de localización de las infecciones nosocomiales es:

a. Digestivo
b. Respiratorio
c. Urinario
d. Piel
e. Genital

1875. El borde superior de las órbitas está formado por:

a. El parietal
b. El frontal
c. El temporal
d. El nasal

1876. En ecografía, 'anecoico' significa:

a. Que produce más o menos ecos según el transductor utilizado
b. Que produce más o menos interferencias
c. Que no produce ecos
d. Que produce pocos ecos
e. Que produce gran cantidad de ecos

1877. Es contraindicación absoluta efectuar un estudio por RM a un paciente:

a. Portador del VIH
b. Con empastes dentales
c. Con prótesis oculares
d. Con marcapasos
e. Hemipléjico

1878. Los ventrículos cerebrales son:

a. Cuatro
b. Dos laterales
c. Dos ventrículos, anterior y posterior
d. Tres
e. Tres, laterales e inferior

1879. Para el estudio de la próstata con RM se han desarrollado bobinas:

a. Circulares
b. Intrarrectales
c. Mamarias
d. Intravaginales
e. Intrauretrales

1880. Indicar qué órgano se utiliza como ventana para el estudio del riñón derecho mediante ecografía:

a. Hígado
b. Estómago
c. Páncreas
d. Bazo
e. Vesícula biliar

1881. Qué técnica radiográfica se utiliza para demostrarla existencia de un reflujo vesicoureteral:

a. Pielografía minutada
b. Urografía intravenosa
c. Urografía retrógrada
d. CUMS (Cisto-uretrografía miccional seriada)
e. Urografía minutada

1882. A través de la lámina cribosa pasan los nervios:

a. Olfatorios
b. Oftálmicos
c. Raquídeos
d. Acústicos
e. Ciáticos

1883. Qué porcentaje de la energía cinética de los electrones se convierte en Rayos X cuando chocan contra el ánodo:

a. 8-10%
b. 40-50%
c. 90%
d. 1-2%

1884. El eczema alérgico se puede producir por:

a. Lavados y cepillados frecuentes de manos y antebrazos
b. Contacto repetido con productos químicos
c. Contacto repetido con medicamentos y antisépticos
d. Todas las anteriores son correctas
e. Ninguna lo es

1885. La mamografía con Bucky:

a. Nunca se utiliza
b. Mejora la definición
c. Disminuye la definición
d. Aumenta los artefactos por movimiento
e. No modifica la definición

1886. Los trabajadores profesional-mente expuestos que por las condiciones en las que realizan su trabajo es muy improbable que reciban dosis superiores a 3/10 de alguno de los límites anuales establecidos, se clasifican como categoría:

a. A   b. B   c. C   d. D

1887. En un enema opaco, para visualizar el ángulo esplénico en mesa con chasis debajo, se debe colocar al paciente en posición:

a. Lateral izquierda
b. PA
c. AP con angulación caudal 30 grados
d. Oblicua anterior izquierda
e. Oblicua anterior derecha

1888. Es un indicador de que la Radiografía PA de Tórax no está rotada:

a. La colocación de las escápulas
b. La relación de la articulación esternoclavicular con las apófisis espinosas de las vértebras dorsales
c. La alineación de las apófisis transversas de las vértebras dorsales
d. El número de arcos costales por encima del diafragma
e. La visualización de la silueta mediastínica

1889. Efectos biológicos que no tienen dosis umbral y son siempre graves una vez producidos:

a. No estocásticos
b. Indeseables
c. Estocásticos
d. Deterministas
e. No probabilísticos

1890. El líquido cefalorraquídeo se forma en:

a. Discos intervertebrales
b. Los plexos coroideos
c. Las adenoides
d. Apófisis estiloides
e. Cuarto ventrículo

1891. Un contacto defectuoso pantalla-película originará en la imagen resultante:

a. Veladura completa de la película
b. Artefacto por electricidad estática
c. Borrosidad en la zona de mal contacto
d. Velo de borde
e. Ningún efecto

1892. El blindaje de plomo del tubo de Rayos X se hace para:

a. Evitar accidentes en caso de fuga de alta tensión
b. Enfriar el tubo
c. Asegurar el vacío
d. Absorber la radiación no coincidente con el haz de Rayos X que se va a utilizar
e. Eliminar Rayos más blandos del haz

1893. Al atravesar un medio material un haz de Rayos X se producen una serie de interacciones que dan lugar a una pérdida de energía de dicho haz. Esto se llama:

a. Atenuación
b. Efecto fotoeléctrico
c. Dispersión
d. Absorción
e. Efecto Thomson

1894. En la denominada silueta de 'perro escocés' con qué estructura anatómica vertebral se corresponde la 'boca' del perro:

a. Apófisis transversa
b. Apófisis espinosa
c. Agujero de conjunción
d. Lámina
e. Pedículo

1895. Del ventrículo derecho nace:

a. El tronco de la arteria pulmonar
b. Vena cava superior
c. Aorta
d. Vena cava inferior
e. Venas pulmonares

1896. El núcleo de qué elemento produce la señal de RM más potente:

a. Carbono
b. Nitrógeno
c. Oxígeno
d. Calcio
e. Hidrógeno

1897. La resonancia magnética utiliza:

a. Ondas electromagnéticas
b. Radiaciones gamma
c. Ultrasonido
d. Radiaciones ionizantes
e. Rayos X

1898. El soporte de las películas radiográficas está compuesto de:

a. Vidrio
b. Plástico
c. Plomo
d. Poliéster

1899. La difusión de la radiación con cambio en la longitud de onda se conoce como:

a. Efecto Thomson
b. Efecto Compton
c. Efecto fotoeléctrico
d. Efecto luminiscente
e. Efecto uno

1900. En sialografía, qué objeto tiene que el paciente chupe un limón fresco unos minutos antes de la exploración:

a. Al paciente no se le ofrece limón fresco
b. Estimular la secreción salival para facilitar la identificación del conducto de drenaje principal de la glándula
c. Estimular la secreción salival para favorecer la limpieza de la boca
d. Para evitar la secreción de la saliva
e. Para evitar el mal sabor de boca a la hora de introducir el contraste

1901 A	1926 A	1951 A	1976 C
1902 B	1927 A	1952 C	1977 C
1903 E	1928 B	1953 B	1978 C
1904 E	1929 A	1954 A	1979 B
1905 A	1930 B	1955 C	1980 A
1906 C	1931 C	1956 C	1981 A
1907 B	1932 C	1957 A	1982 A
1908 C	1933 E	1958 C	1983 B
1909 B	1934 E	1959 B	1984 B
1910 B	1935 B	1960 A	1985 B
1911 A	1936 C	1961 B	1986 B
1912 C	1937 A	1962 B	1987 B
1913 D	1938 B	1963 C	1988 C
1914 E	1939 C	1964 A	1989 A
1915 B	1940 C	1965 A	1990 B
1916 A	1941 C	1966 B	1991 C
1917 C	1942 A	1967 B	1992 B
1918 B	1943 A	1968 B	1993 C
1919 C	1944 A	1969 B	1994 C
1920 D	1945 B	1970 C	1995 B
1921 A	1946 A	1971 A	1996 C
1922 E	1947 A	1972 A	1997 C
1923 E	1948 C	1973 C	1998 B
1924 A	1949 B	1974 A	1999 B
1925 B	1950 C	1975 A	2000 C

FALLOS:

1901. A las zonas controladas sólo pueden acceder trabajadores de Categoría:

a. A   b. B   c. C   d. D

1902. La tensión eléctrica necesaria para alimentar el tubo de Rayos X se obtiene mediante un sistema de transformadores y rectificadores denominado:

a. Intensificador de imagen
b. Generador
c. Cuadro eléctrico
d. Bucky
e. Ánodo

1903. La proyección PA de Tórax se hace a 1,80 m de distancia para:

a. reducir la ampliación y reducir la nitidez
b. aumentar la ampliación y aumentar la nitidez
c. aumentar la ampliación y reducir la nitidez
d. reducir la nitidez
e. reducir la ampliación y aumentar la nitidez

1904. El feocromocitoma asienta más frecuentemente en:

a. Hígado
b. Vejiga
c. Órgano de Zuckerkandl
d. Mediastino
e. Suprarrenal

1905. La intensidad del campo magnético de un equipo de RM se mide en:

a. Tesla
b. Voltios
c. Amperios
d. Hertzios
e. Megahertzios

1906. En un adulto, la cantidad de contraste yodado que se administra por vía intravenosa es de:

a. 5 ml/Kg
b. 0,5 ml/Kg
c. 1 a 3 ml/Kg
d. 5 a 7 ml/Kg
e. 4 a 8 ml/Kg

1907. Se entiende por Cadena Epidemiológica:

a. Estado de bienestar físico, psíquico y social
b. Conjunto de factores que determinan la transmisión de la enfermedad
c. Capa externa y epitelial de la dermis
d. Enfermedad infecciosa colectiva que aparece en un territorio limitado, durante un tiempo determinado
e. Al agente causal

1908. El ánodo debe estar construido con:

a. Elementos con bajo punto de fusión
b. Elementos radiactivos
c. Elementos con alto punto de fusión
d. Elementos gaseosos
e. Aceite

1909. Al chocar contra el ánodo, la mayor parte de la energía cinética de los electrones se convierte en:

a. Rayos X   b. calor
c. sonido   d. luz visible

1910. Si es necesario realizar una radiografía del canal bicipital se pensará en:

a. La escápula
b. Superficie anterior de la cabeza humeral
c. Superficie laterointerna de la diáfisis humeral
d. Articulación acromioclavicular
e. El fémur

1911. La energía perdida por atenuación:

a. Corresponde a la suma de energía absorbida y energía de radiación difusa
b. Es siempre la mitad de la energía del haz incidente
c. Es igual a la energía absorbida
d. Es igual a la energía de dispersión
e. Es igual a energía absorbida menos energía de dispersión

1912. Los nervios pares craneales forman parte de:

a. Sistema nervioso central
b. Médula espinal
c. Sistema nervioso periférico
d. Cerebelo
e. Bulbo raquídeo

1913. La zona vigilada se identifica con un trébol de color:

a. Amarillo   b. Verde
c. Negro   d. Gris azulado

1914. Una película mono capa una pantalla de refuerzo se utiliza generalmente en:

a. Radiología digestiva con contraste
b. Ecografía
c. Radiología torácica
d. Angiografía
e. Mamografía

1915. En la Proyección oblicua posterior derecha de la columna cervical se visualizan los agujeros de conjunción:

a. Del lado derecho
b. Del lado izquierdo
c. Del lado derecho e izquierdo
d. La apófisis odontoides
e. Sólo en caso de traumatismo se visualizan

1916. Se denomina parásito a:

a. Organismo que vive a expensas del huésped produciéndole perjuicio
b. Microorganismo que vive a expensas del huésped sin producir cambios en él
c. Germen que vive a expensas del huésped y éste se beneficia de su presencia
d. Ninguna de las anteriores es cierta
e. La radiación más blanda del haz primario

1917. Detector más utilizado en do-simetría individual:

a. Contador Geiger-Muller
b. Cámara de ionización
c. Película fotográfica
d. Centelleo
e. Biológico

1918. En la placa PA de Tórax la mayor parte del borde cardíaco derecho está formado por:

a. Aorta descendente
b. Aurícula derecha
c. Ventrículo derecho
d. Arteria pulmonar
e. Venas cavas

1919. La anchura de corte de una imagen obtenida con TAC viene determinada por:

a. La matriz utilizada
b. La ventana utilizada
c. La apertura de los colimadores
d. El tamaño de campo de visión
e. La mancha focal utilizada del tubo de rayos X

1920. La unidad de exposición es:

a. Rad
b. Rem
c. Gray
d. Culombio por Kg (ClKg)

1921. Si queremos visualizar los maxilares superiores, las órbitas y el tabique nasal óseo, utilizaremos la Proyección:

a. Waters
b. Towne o semiaxial
c. Hirtz o axial
d. Caldwell
e. Schüller

1922. La exploración del intestino delgado con bario termina:

a. Cuando el bario ha llegado al recto
b. Cuando el bario ha llegado al duodeno
c. Cuando el paciente ha ingerido toda la papilla
d. Cuando han pasado dos horas
e. Cuando se observa bario en el ciego

1923. Unidad de medida de dosis equivalente:

a. Gray
b. Rad
c. Culombio/Kg
d. Roentgen
e. Sievert

1924. En una 'Zona de libre acceso':

a. es muy improbable recibir dosis superiores a 1/10 de los límites anuales de dosis
b. no es improbable recibir dosis superiores a 1/10 de los límites anuales de dosis, siendo muy improbable recibir dosis superiores a 3/10 de dichos límites
c. no es improbable recibir dosis superiores a 3/10 de los límites anuales de dosis
d. existe el riesgo de recibir en una exposición única, dosis superiores a los límites anuales de dosis

1925. Los citostáticos pueden producir accidentes de riesgo:

a. Físico
b. Químico
c. Radiactivo
d. Biológico
e. Psíquico

1926. Las películas para Radiología convencional tienen:

a. Doble emulsión sensible
b. Una emulsión sensible
c. Ninguna emulsión
d. Triple emulsión sensible
e. Cuádruple emulsión sensible

1927. 'Intersección entre las suturas sagital y coronal':

a. Bregma
b. Dregma
c. Lambda
d. Digma

1928. Realizaremos una fistulografía para visualizar:

a. las vías biliares
b. el origen y extensión de las fístulas y trayectos fistulosos
c. los conductos salivares
d. el Wirsung
e. las fisuras anales

1929. De los siguientes materiales, cuál tiene el mayor número atómico efectivo:

a. Plomo
b. Agua
c. Aluminio
d. Cobre

1930. La ionización supone:

a. Paso de un electrón de un nivel de la corteza a otro superior, más lejano al núcleo
b. Escape de un electrón del átomo
c. Paso de un electrón de un nivel de la corteza a otro más próximo al núcleo
d. Escape de un protón del átomo
e. Escape de un neutrón del átomo

1931. Las rejillas antidifusoras se colocan:

a. Entre el tubo y el paciente
b. Dentro del tubo
c. Entre el paciente y la placa
d. Por detrás de la placa
e. Dentro del chasis

1932. Cuál NO se visualiza en la placa simple de abdomen en decúbito supino:

a. Aire
b. Columna vertebral
c. Uréteres
d. Riñones
e. Pelvis

1933. La hidroquinona es un componente fundamental de:

a. Parrillas antidifusoras
b. Pantallas de refuerzo
c. Soporte de película radiográfica
d. Líquido fijador
e. Líquido revelador

1934. Sin tener en cuenta la cisura interhemisférica, las dos grandes cisuras del cerebro reciben el nombre de:

a. Silvio y Pablo
b. Derecha e izquierda
c. Epéndimo y Rolando
d. Rolando y acueducto de Silvio
e. Rolando y Silvio

1935. Cuando deseamos gran número de cortes finos o imágenes en múltiples planos en resonancia magnética, qué alternativa tenemos:

a. La técnica sagital
b. La técnica tridimensional
c. La técnica convencional

1936. En radiología pediátrica es conveniente acostumbrarse a utilizar los protectores gonadales, tanto en niños como en niñas, excepto:

a. Cuando el niño tiene más de 7 años
b. Cuando le moleste al niño o niña
c. Cuando no deje visualizar la zona a explorar

1937. El cardias actúa como esfínter entre:

a. Esófago y estómago
b. Estómago y duodeno
c. Duodeno e intestino delgado

1938. Los rayos X se producen en el:

a. Cátodo
b. Ánodo
c. Filtro

1939. En el estudio de una paciente con tumoración palpable de la mama:

a. Se inicia el estudio con mamografía
b. Se inicia el estudio con esografia
c. La elección de la técnica depende de la edad de la paciente

1940. Es una contraindicación absoluta para efectuar una resonancia magnética:

a. Llevar empastes dentarios
b. Llevar suturas metálicas
c. Llevar marcapasos

1941. La proyección PA de muñeca con flexión (lateralización o inclinación) cubital, se utiliza para visualizar:

a. El pisiforme
b. El astrágalo
c. El escafoides

1942. Para estudiar los huesos sesamoideos de la primera articulación metatarsofalángica realizaremos:

a. Proyección lateral modificada y axial de pie
b. Proyección oblicua básica
c. Proyección anteroposterior

1943. Proyecciones utilizadas habitualmente en mamografía:

a. Cráneo-caudal y oblicua medio lateral
b. Cráneo-caudal y lateral
c. Caudo-craneal y oblicua medio lateral

1944. Sustancias que absorben más radiaciones ionizantes que su entorno:

a. Radioopacas
b. Radiotrasparentes
c. Fluorescentes

1945. En pacientes que no toleran la bipedestación, qué proyección realizaría para demostrar un neumoperitoneo:

a. Estudio en Trendelemburg
b. Decúbito lateral izq. con rayo horizontal
c. Decúbito prono con rayo horizontal

1946. La ecografía utiliza:

a. Ultrasonidos
b. Radiaciones ionizantes
c. Campos magnéticos

1947. Estudiaremos mejor el parénquima pulmonar en una radiografía de tórax con:

a. un alto kilovoltaje
b. un alto miliamperaje
c. bajo kilovoltaje y tiempo de disparo largo

1948. La proyección oblicua medio lateral se obtiene angulando la columna (tubo portachasis):

a. Angulación fija establecida en 30º
b. Angulación fija establecida en 60º
c. Angulación variable, dependiendo de la constitución de la paciente

1949. Para lograr el sinclitismo en los cóndilos del fémur (superposición de las estructuras óseas) en la radiografía lateral de rodilla realizada en decúbito lateral, la dirección del haz debe ser:

a. Vertical (perpendicular a la placa)
b. Ascendente (craneal)
c. Descendente (caudal)

1950. Cuando se emplea la exposimetría automática hay que seleccionar:

a. El tiempo de exposición
b. El miliamperaje
c. El kilovoltaje

1951. La proyección magnificada se utiliza para visualizar:

a. Microcalcificaciones
b. Quistes
c. Asimetrías

1952. Para el estudio de la edad ósea existen diversos métodos, siendo el habitual en los niños:

a. Lateral de cráneo, centrada en silla turca
b. Pelvis AP, incluyendo ambas crestas iliacas
c. Mano y carpo PA, no dominante

1953. La resonancia magnética utiliza:

a. Radiación ionizante
b. Un campo magnético y frecuencias de radio
c. Ultrasonidos

1954. Para el estudio inicial de cráneo en un recién nacido escogeremos:

a. Ultrasonidos
b. Tomografía computerizada
c. Resonancia magnética

1955. Los tubos de rayos X utilizan:

a. Corriente alterna de alta tensión
b. Corriente de impulsos de alta tensión
c. Corriente continua de alta tensión

1956. Cuál de estos parámetros influye menos en el tiempo total de adquisición de una secuencia:

a. Matriz
b. Número de excitaciones (NEX)
c. Campo de visión (FOV)

1957. Para ver la interlínea de la articulación tibio-peroneo-astragalina, incluyendo las porciones interna y externa, el tobillo se coloca con el pie en:

a. Rotación interna
b. Rotación externa
c. Neutro (perpendicular a la placa)

1958. En general, todo tipo de proyecciones radiológicas referidas al abdomen se realizan:

a. En inspiración profunda
b. En aspiración normal
c. En apnea

1959. Radiografía móvil:

a. Son aparatos que se utilizan solamente en radiografía pediátrica
b. Son generadores móviles de rayos X. Se emplean fundamentalmente para la radiografía en la habitación del paciente y también se utiliza en el quirófano
c. Es un amplificador de imagen

1960. Las técnicas de alto kilovoltaje se utilizan habitualmente para:

a. Estudio del tórax
b. Mamografía
c. Estudio de las partes blandas

1961. La proyección de cavum es:

a. Lateral de cráneo y columna cervical
b. Lateral de cuello y vías aéreas superiores
c. Lateral de mastoides y senos

1962. La velocidad de propagación de los rayos X es:

a. Superior a la de la luz
b. Igual a la de la luz
c. Inferior a la de la luz

1963. Para un mismo paciente, con idéntica técnica y distancia foco película, la radiografía AP de tórax muestra diferencias con la PA en:

a. En AP, la situación de ambos diafragmas se invierte con respecto a la PA
b. En AP no se ve la imagen de gas en la cámara gástrica subdiafragmática
c. En AP el tamaño de la silueta cardiaca es mayor que en PA

1964. Cómo realizaría una radiografía de tórax en un paciente con sospecha de neumotórax:

a. Inspiración
b. Espiración
c. Lordótica

1965. Con qué proyección visualizamos la base del cráneo:

a. Hirtz o submentovertical
b. Lateral de cráneo
c. Cráneo en posición anterior

1966. La galactografía es una técnica que consiste en ver los galactóforos de la mama mediante:

a. ecografía
b. contraste y mamografía
c. mamografía sin empleo de contraste

1967. Nombre genérico de los huesos de la muñeca:

a. metacarpianos
b. carpianos
c. pisiformes

1968. La estimación de la dosis que puede recibirse en una zona vigilada debe efectuarse:

a. Con dosímetro individual
b. Con dosimetría de área
c. Con mediciones periódicas

1969. Contraste utilizado habitualmente en resonancia magnética:

a. Sulfato de bario
b. Gadolinio-DTPA
c. Compuestos yodados

1970. El estudio del colon con contraste se denomina:

a. Tránsito intestinal
b. Gastrografía
c. Enema opaco

1971. El procesado de una película radiográfica sigue este orden:

a. Revelado, fijado, lavado y secado
b. Fijado, revelado, lavado y secado
c. Revelado, lavado, fijado y secado

1972. La compresión localizada:

a. Separa la lesión del resto del parénquima
b. No mejora la compresión
c. Se utiliza para las microcalcificaciones

1973. La ecografía de mama tiene como indicación especial:

a. El estudio de las microcalcificaciones
b. La distinción entre benignidad y malignidad
c. Diferenciación entre tumor sólido y quiste,

1974. Cuál es la misión de las pantallas de refuerzo:

a. Trasformar la radiación X en luz
b. Comprimir la película radiográfica de modo homogéneo
c. Aumentar de forma indirecta el kilovoltaje

1975. Los rayos X son una radiación electromagnética ionizante; la ionización producida por los rayos X consiste en:

a. Arrancar un electrón a un átomo
b. Arrancar un protón del átomo
c. Arrancar un neutrón del átomo

1976. Las radiografías axiales de rótulas (30, 60 y 90 grados) se realizan:

a. Con parrilla fija
b. Con parrilla móvil
c. Sin parrilla

1977. La proyección caudo-craneal es ventajosa en las pacientes con:

a. Mamas de pequeño tamaño
b. Mamas de gran tamaño
c. Pacientes con severa cifosis o anquilosis cervical

1978. Qué es una parrilla:

a. Una bandeja para la colocación del chasis
b. Un filtro de aleación de aluminio y cobre en partes iguales
c. Un dispositivo de láminas de plomo para absorber la radiación dispersa

1979. El efecto Doppler:

a. Es un radioisótopo que emite radiación
b. Se utiliza ampliamente para la determinación de la velocidad de flujo en los vasos sanguíneos
c. Se utiliza para el diagnóstico radiológico de cuerpos extraños

1980. En qué estructura ósea se encuentran las celdillas mastoideas:

a. Temporal   b. Esfenoides   c. Parietal

1981. En los programas de diagnostico precoz de cáncer de mama se utiliza habitualmente:

a. La mamografía
b. La ecografía
c. La resonancia magnética

1982. Para realizar una histerosalpingografía es conveniente disponer de:

a. Prueba de embarazo negativa
b. Pruebas de coagulación normales
c. Analítica general normal

1983. Cuándo se utiliza la posición lateral transtorácica:

a. Para visualizar traumatismos costales
b. Cuando el brazo afectado no puede abducirse para una proyección axial
c. Para descartar patología cardiaca

1984. La sialografía se utiliza para:

a. visualizar la tráquea
b. Exploración de las glándulas y conductos salivares con ayuda de un contraste
c. atlas-axis

1985. La angioplastia trasluminal percutánea es una técnica:

a. De diagnóstico Ecográfico
b. Vascular intervencionista
c. De diagnóstico por resonancia magnética

1986. La cistografía es un estudio radiológico con contraste de:

a. Los conductos hepático y cístico
b. La vejiga urinaria
c. La vesícula biliar

1987. Para el estudio de la columna vertebral completa se utilizan formatos de placa de tamaño especial (30 x 90) y en el estudio inicial de la escoliosis el paciente se coloca en:

a. Decúbito lateral derecho o izquierdo, según la curva de la escoliosis
b. Bipedestación sin calzado
c. Decúbito supino con los brazos sobre la cabeza

1988. Para reducir la dosis de radiación a los pacientes pediátricos:

a. Aumentaremos la distancia foco-placa
b. Utilizaremos aparatos con ánodo fijo
c. Utilizaremos pantallas de tierras raras

1989. Wilhelm Conrad Röntgen descubrió los rayos X en 1895. Por este descubrimiento se le concede en 1901 el premio Nobel de:

a. Física
b. Bioquímica
c. Medicina

1990. El bronquio principal derecho se divide en:

a. Superior e intermedio
b. Superior, medio e inferior
c. Superior e inferior

1991. La técnica de Fischer para el estudio de intestino grueso consiste en:

a. Relleno del apéndice cecal con bario por vía rectal
b. Estudio de colon con aire por vía rectal
c. Estudio del colon con aire y bario, por vía rectal

1992. En la radiografía PA de tórax, el contorno cardiaco izquierdo está formado por:

a. Botón aórtico, aurícula izquierda y ventrículo izquierdo
b. Botón aórtico, infundíbulo pulmonar y ventrículo izquierdo
c. Botón aórtico y ventrículo izquierdo

1993. Senos situados inmediatamente por debajo de la silla turca:

a. maxilares   b. etmoidales   c. esfenoidales

1994. La presencia de artefactos en las placas radiográficas en forma de manchas negras que recuerdan la forma de un relámpago, se debe a:

a. Impresiones digitales
b. Suciedad en las pantallas de refuerzo
c. Descargas electrostáticas

1995. No tener la señalización adecuada en alguna de las zonas consideradas como vigiladas, será una infracción:

a. Leve   b. Grave   c. Muy grave

1996. La dosis absorbida es una magnitud radiológica que representa:

a. La energía depositada por la radiación en la unidad de tiempo
b. La energía depositada por la radiación por unidad de volumen
c. La energía depositada por la radiación por unidad de masa

1997. Los rayos X están constituidos por:

a. Electrones   b. Neutrones   c. Fotones

1998. Cuál de estos valores de Tiempo de Repetición (TR) sería el más adecuado en una secuencia Spin Echo (SE) potenciada en T1:

a. 50 ms   b. 500 ms   c. 5000 ms

1999. La preparación previa a un tránsito intestinal incluye:

a. Ayunas y enemas de limpieza
b. Solamente ayunas
c. Solamente enemas

2000. Cuando el niño no coopera, la radiografía de tórax se realizará:

a. En bipedestación
b. En decúbito prono
c. En decúbito supino

2001 A	2026 A	2051 B	2076 C
2002 B	2027 B	2052 C	2077 C
2003 C	2028 A	2053 C	2078 A
2004 C	2029 B	2054 B	2079 B
2005 C	2030 C	2055 D	2080 B
2006 A	2031 B	2056 D	2081 B
2007 A	2032 B	2057 C	2082 A
2008 C	2033 C	2058 D	2083 B
2009 A	2034 A	2059 A	2084 C
2010 B	2035 A	2060 D	2085 C
2011 A	2036 B	2061 D	2086 A
2012 C	2037 D	2062 A	2087 A
2013 C	2038 A	2063 C	2088 A
2014 C	2039 C	2064 D	2089 A
2015 C	2040 B	2065 B	2090 B
2016 C	2041 D	2066 C	2091 B
2017 A	2042 D	2067 C	2092 B
2018 C	2043 A	2068 B	2093 C
2019 B	2044 C	2069 B	2094 C
2020 A	2045 A	2070 C	2095 B
2021 B	2046 B	2071 D	2096 B
2022 A	2047 C	2072 A	2097 C
2023 C	2048 B	2073 B	2098 B
2024 C	2049 D	2074 C	2099 B
2025 A	2050 C	2075 A	2100 D

FALLOS:

2001. Proyección más adecuada para el tránsito intestinal:

a. Decúbito prono
b. Bipedestación
c. Decúbito supino

2002. Las proyecciones de tórax frontales en decúbito lateral están indicadas en:

a. Escoliosis
b. Para niveles líquidos y neumotórax
c. Vesícula biliar

2003. Si aumenta la intensidad de la corriente en el filamento de un tubo de rayos X:

a. Disminuye la longitud de onda mínima de la radiación
b. Aumenta la energía de cada fotón producido
c. Aumenta la intensidad total de la radiación producida

2004. Contraste más empleado en las exploraciones de aparato digestivo:

a. Yoduro Sódico
b. Sulfato de bismuto
c. Sulfato de bario

2005. El técnico de un equipo portátil de rayos X, debe llevar dosímetro:

a. No, si lleva delantal plomado
b. Sí, encima del delantal plomado
c. Sí, debajo del delantal plomado

2006. Qué glándula importante se aloja en la silla turca:

a. Hipófisis
b. Paratiroides
c. Pineal

2007. Para el estudio discal del espacio lumbosacro con tomografía computerizada, la incidencia de los planos de corte será:

a. Paralelo al disco
b. Perpendicular al disco
c. Perpendicular a la mesa de estudio

2008. Con qué hueso articula el olécranon:

a. La clavícula
b. La tibia
c. El húmero

2009. Qué huesecillos están en la caja timpánica:

a. El martillo, el yunque y el estribo
b. El yunque, el estribo y el trapecio
c. El estribo, el martillo y el semilunar

2010. El filtro del tubo de rayos X tiene como objeto:

a. Disminuir el kilovoltaje
b. Reducir la radiación menos penetrante
c. Disminuir los miliamperios

2011. Para obtener la magnificación de una mamografía aumentaremos:

a. la distancia mama-placa
b. la distancia foco-mama
c. la distancia foca-placa

2012. Los contrastes yodados liposolubles están indicados fundamentalmente en:

a. Urografía
b. Colecistografía
c. Fistulografía

2013. La exploración del intestino delgado con bario termina cuando:

a. No queda bario en el píloro
b. Se observa bario en el recto
c. El bario ha llegado al ciego

2014. Puede una mujer gestante trabajar expuesta a las radiaciones ionizantes:

a. No, en ningún caso
b. Solamente si lleva delantal de protección
c. Si, cuando la dosis total al feto no exceda 1 mSv al término de la gestación

2015. Debe preguntarse a la paciente en edad de procrear si está embarazada, porque en caso afirmativo o simple duda:

a. Está totalmente prohibido realizar cualquier tipo de radiografía
b. Se puede realizar cualquier tipo de radiografía protegiendo al feto con delantales de plomo o láminas plomadas
c. Se pueden realizar radiografías que sean imprescindibles para un diagnostico urgente, previo consentimiento informado y protección del feto, si es posible,

2016. La proyección habitual del abdomen simple en la radiología convencional:

a. Decúbito prono
b. Bipedestación
c. Decúbito supino

2017. Las cisuras pulmonares en el pulmón derecho son:

a. Mayor y menor
b. Superior, media e inferior
c. Superior e inferior

2018. La fluoroscopia digital es...

a. Un método de Compthon
b. Un método de grabado indirecto
c. Un método de digitalización directa
d. Un método de Thierz

2019. Aumentando el kilovoltaje se:

a. Aumenta la absorción de rayos X
b. Disminuye la absorción de rayos X
c. No influye en la absorción de rayos X

2020. Para realizar un estudio de hígado con tomografía computerizada utilizamos habitualmente un grosor de corte de:

a. 1 cm
b. 5 cm
c. 10 cm

2021. Primer estudio que suele obtenerse en el politraumatizado en el contexto del traumatismo múltiple:

a. Anteroposterior de pelvis
b. Lateral de columna cervical
c. Lateral de tórax

2022. El troquíter se proyecta en el límite mas externo de la radiografía del hombro, cuando la radiografía se obtiene en:

a. AP con el miembro superior en rotación externa
b. En axial
c. AP con el miembro superior en rotación interna

2023. La técnica de elección ante la sospecha de rotura intracapsular de una prótesis es:

a. La mamografía
b. La ecografía
c. La resonancia magnética

2024. La proyección correcta para visualizar la articulación temporo-maxilar es:

a. Lateral básica
b. Lateral con 25° en dirección craneal
c. Lateral con 25° en dirección caudal

2025. Con qué proyección estudiaría el cuadrante interno de la mama:

a. Cráneo-caudal con rotación externa
b. Se realizará una ecografía
c. Cráneo-caudal con rotación interna

2026. Las placas fotográficas son más sensibles a la radiación:

a. Luminosa visible
b. Radiación X
c. Radiación gamma

2027. Para ver la mayor superficie de los cuellos femorales en la radiografía de la pelvis, los miembros inferiores deben colocarse en:

a. Posición neutra (miembros en extensión y posición vertical de los pies)
b. Rotación interna (miembros en extensión con aproximación de los dedos de los pies)
c. Rotación externa (miembros en extensión con aproximación de los talones)

2028. Para efectuar una ecografía de vejiga urinaria, el paciente deberá:

a. Ingerir líquido hasta tener la vejiga en la máxima repleción
b. Estar en ayunas
c. Prepararse con enemas de limpieza

2029. Qué tipo de contraste se administra para un estudio de mediastino con tomografía computerizada

a. Ninguno
b. Contraste intravenoso
c. Contraste oral e intravenoso

2030. Para visualizar el conducto de Wirsung en un estudio de tomografía computerizada, lo rellenamos con:

a. Contraste intravenoso
b. Contraste oral
c. Ningún contraste

2031. El movimiento de rotación del ánodo sirve para:

a. Disminuir la radiación dispersa
b. Aumentar la superficie de impacto de los electrones
c. Aumentar el tamaño del foco

2032. En un examen de tomografía computerizada, qué es el 'scout view', también llamado piloto o escanograma:

a. La primera imagen axial obtenida
b. La radiografía digital que se utiliza para planificar los cortes
c. La reconstrucción coronal que se construye uniendo los cortes axiales

2033. Cuando realizamos la mamografía, la compresión provoca:

a. Aumento de la dosis y radiación dispersa
b. Aumento de la dosis y distribución de la radiación dispersa
c. Disminución de la dosis y radiación dispersa

2034. Para realizar una urografía se emplea:

a. Contraste yodado
b. Contraste baritado
c. Contraste paramagnético

2035. Las marcas metálicas sobre la piel, antes de realizar una mamografía, las coloca el/la TER para:

a. Señalizar una lesión de piel (Verruga, nevus, etc.) o cicatriz
b. Señalar un tumor que previamente ha palpado
c. Indicar el punto donde la paciente dice palparse una tumoración

2036. A la primera vértebra cervical se la denomina:

a. Axis
b. Atlas
c. Odontoides

2037. La proyección transbucal está indicada para visualizar:

a. Los dientes
b. La mandíbula
c. La boca
d. El atlas y axis, en AP y la apófisis odontoides

2038. Una de las indicaciones de la colocación de un filtro de vena cava inferior es:

a. Embolia pulmonar recidivante, a pesar de un tratamiento anticoagulante bien realizado
b. Embolia gaseosa pulmonar
c. Embolia cerebral, bien recuperada
d. Ninguna de las anteriores

2039. Al compararlo con una Resonancia Magnética constatamos que el TAC...

a. ...requiere de equipos más caros
b. ...tiene mayor resolución espacial
c. ...es más rápido de realizar
d. ...es más ruidoso

2040. En la flebografía de la extremidad inferior visualizaremos muchas venas del tipo:

a. Capilares
b. Varicosas
c. Arteriales
d. Superficiales

2041. En la exploración de la vesícula y vías biliares observaremos:

a. Colédoco
b. Vesícula
c. Bulbo duodenal
d. Vesícula, colédoco y cístico

2042. Para la realización de una flebografía, u otro estudio angiográfico, el paciente debe:

a. Hacer un ayuno de 1 hora
b. Comer 1 hora antes de la prueba
c. Hacer vida normal
d. Hacer un ayuno entre 6 y 8 horas

2043. La ley del cuadrado de la distancia dice que 'la intensidad de una radiación es inversamente proporcional al cuadrado de su distancia', es decir:

a. Cuanto más alejamos un objeto de la fuente de radiación, la intensidad de la radiación que recibe será menor
b. Cuanto más alejamos un objeto de la fuente de radiación, la intensidad que recibe es mayor
c. Se multiplicará la radiación de salida por cuatro
d. Se multiplicará la radiación de salida por dos

2044. Las cubas de baños en el procesado radiográfico siguen el siguiente orden:

a. Agua-fijador-revelador
b. Revelador-agua-fijador
c. Revelador-fijador-agua
d. Solamente hay una cuba de revelador

2045. Para la realización de un tránsito esófago-gastroduodenal (E.G.D.), es preciso que el paciente:

a. Esté en ayunas entre 6 y 8 horas antes de la prueba
b. Ingiera mucha agua
c. Esté en ayunas media hora antes
d. No es preciso estar en ayunas

2046. El estudio de la vesícula biliar con rayos X ha sido suplido por los estudios mediante ecógrafos. Pero es posible que si no se dispone de ecógrafo y nos piden un estudio de la vesícula biliar tengamos que realizar:

a. Arteriografía
b. Colecistografia
c. Abdomen simple
d. Scanner

2047. En la realización de una urografía:

a. Realizamos una sola placa
b. Realizamos sólo placas miccionales
c. Realizamos una placa simple y, posteriormente a la inyección del contraste, realizamos placas a intervalos de tiempos, finalizando con una placa postmiccional
d. Sólo realizamos la postmiccional

2048. Cuando realizamos un abdomen en decúbito lateral, la finalidad es:

a. Realizar una placa en decúbito lateral
b. Demostrar la presencia de aire libre y/o niveles de líquido en el abdomen
c. Demostrar que los riñones se mueven
d. Realizar una placa lateral de colon

2049. La flebografía es el estudio angioradiográfico de:

a. La arteria aorta
b. Las arterias hepática y vena cava
c. Las arterias pulmonares
d. Las venas de las extremidades inferiores o superiores

2050. Cuál de estas características NO corresponde a los rayos X:

a. Atravesar la materia
b. Impresionar las películas radiográficas
c. Atravesar el plomo
d. Ionizar el aire

2051. Una de las normas de reducir la exposición del paciente a las radiaciones es:

a. Dar mucho tiempo de exposición
b. Colimar la zona a irradiar
c. Usar una buena reveladora
d. Utilizar placas adecuadas

2052. El ánodo:

a. ...es el electrodo cargado positivamente
b. ...atrae aniones
c. Ambas son correctas
d. Ninguna de las dos lo es

2053. Las paredes de las salas donde están ubicadas instalaciones radiográficas están forradas de:

a. Madera
b. Corcho
c. Plomo
d. Cobalto

2054. En una proyección de Waters podemos ver:

a. El duodeno
b. Senos maxilares y tabique nasal
c. El tabique nasal
d. Pelvis renal

2055. Un tubo de rayos X puede estar refrigerado por:

a. aire
b. aceite
c. Agua
d. Las tres son correctas

2056. Una proyección radiográfica en sentido caudal es:

a. Hacia un lado
b. Hacia arriba
c. Hacia la cabeza
d. Hacia abajo

2057. Llamamos linfografía al estudio de:

a. la linfa
b. las vías biliares
c. los vasos linfáticos
d. el esófago

2058. Una de las características físicas de los rayos X es:

a. Su longitud de onda es muy larga
b. Son visibles al ojo humano
c. Pueden fundir metales de bajo peso atómico
d. Su longitud de onda es muy corta

2059. Cuál de estos tejidos es más sensible a las radiaciones:

a. Órganos hematopoyéticos o productores de sangre
b. Pulmón
c. Linfa
d. Ojo

2060. La función de las denominadas parrillas antidifusoras o Potter-Bucky es la de:

a. Sostener las películas
b. Filtrar los electrones
c. Aumentar la radiación difusa
d. Absorber los haces de rayos dispersos y la difusa

2061. En la proyección postero-anterior del tórax, el haz de rayos X penetra por:

a. El pecho
b. El costado izquierdo
c. El costado derecho
d. La espalda

2062. En todas las radiografías de huesos largos se deberá incluir la articulación distal y la proximal:

a. Cierto
b. Falso
c. Solamente cuando queramos descartar lesiones de partes blandas
d. Solamente cuando se tenga seguridad de una fractura

2063. Para realizar una radiografía de columna cervical, cuál de estos chasis utilizaría:

a. 35 x 35
b. 30 x 40
c. 24 x 30
d. 35 x 43

2064. Resultado de multiplicar los miliamperios por el tiempo:

a. Kilovoltios
b. Segundos
c. Kilo electrón voltio
d. Miliamperios de salida o mAs

2065. Un equipo telecomandado, es aquél que:

a. Tiene televisión
b. Los movimientos son múltiples, a distancia y con intensificador de imagen
c. Es portátil
d. Tienen varios tubos de rayos X

2066. En una histerosalpingografía pretendemos visualizar:

a. Las venas del útero
b. Si la mujer esta embarazada o no
c. El útero y las trompas de Falopio
d. Los ovarios

2067. Normalmente los equipos telecomandados disponen de intensificador de imagen, lo que nos permite:

a. Aumentar el tamaño de la imagen
b. Disminuir el tamaño de la imagen
c. Visualizar la parte anatómica que estamos explorando
d. No existe intensificador

2068. En una procesadora automática de placas radiográficas (reveladora), 'sistema automático que permite tener siempre los líquidos de los tanques en óptimas condiciones de uso':

a. Fijador
b. Regeneración
c. Mantenimiento
d. Lavado

2069. Las cinco señales cutáneas en la radiología del cráneo son:

a. Nasión, isquión, trago, acantión y gonión
b. Acantión, gonión, inión, nasión y trago
c. Acantión, gonión, pubis, nasión, e isquion
d. Acantión, gonión, trago, cabida glenoidea y canal semicircular superior

2070. En un tubo de rayos X, al producirse la diferencia de potencial entre el ánodo y el cátodo, los electrones impactan en el:

a. Ánodo y cátodo
b. Cátodo
c. Ánodo
d. Falso, porque no hay electrones

2071. Normalmente la distancia foco/película, para realizar un abdomen es de:

a. 200 cm
b. 150 cm
c. 10 cm
d. 100 cm

2072. Una placa de abdomen en bipedestación sirve para demostrar o visualizar:

a. Niveles hidroaéreos y/o oclusiones
b. Niveles líquidos
c. Ver las siluetas renales
d. Ver la pelvis renal

2073. En la radiología simple de columna, respecto a las proyecciones laterales de columna dorsal:

a. No es necesario incluir cuerpos vertebrales L1 ni L2
b. Se dirige el rayo central perpendicularmente a la altura de T6
c. Se coloca al paciente en decúbito prono con las rodillas extendidas
d. En esta proyección no se ven los agujeros de conjunción dorsales ni las apófisis espinosas

2074. Para la realización del estudio de una flebografía utilizaremos un contraste del tipo:

a. Baritado
b. En papilla
c. Yodado endovenoso
d. Baritado y yodado

2075. En general, podemos decir que con los kilovoltios conseguimos:

a. Dar penetrabilidad a los rayos X
b. Ver la gama de grises
c. radiografiar mejor los pulmones
d. ver mejor los blancos

2076. El Ivalon (polivinilalcohol) es un:

a. émbolo reabsorbible no radiopaco, que se utiliza como agente de embolización arterial
b. émbolo no reabsorbible y radiopaco, que se utiliza como agente de embolización arterial
c. émbolo no reabsorbible ni radiopaco, que se utiliza como agente de embolización arterial
d. agente que se utiliza para la desinfección cutánea, antes de la punción arterial en las exploraciones angiográficas

2077. Para el estudio del tracto superior del aparato digestivo (esófago, estómago, duodeno) el medio de contraste que utilizamos en pacientes que no tengan una perforación es:

a. Enema de bario
b. Contraste yodado por vía endovenosa
c. Papilla de bario por vía oral
d. No precisa ningún tipo de contraste

2078. La borrosidad geométrica o externa de una imagen radiográfica:

a. Aumenta con el foco grueso y disminuye con el foco fino
b. Aumenta utilizando los dos focos
c. Aumenta con el foco fino y disminuye con el foco grueso
d. Los focos de los tubos no intervienen en los efectos de borrosidad

2079. En un equipo telecomandado, el 'seriador' nos permite:

a. Estos equipos no disponen de seriador
b. Realizar varios disparos dividiendo la placa radiográfica
c. Realizar sólo dos disparos por placa
d. Realizar sólo un disparo por placa

2080. Normalmente la distancia foco/película para realizar un tórax es de:

a. 220 cm
b. 180 cm
c. 120 cm
d. 100 cm

2081. En general, podemos decir que con los miliamperios conseguimos:

a. Ennegrecerla
b. Dar intensidad a los rayos X
c. Poder radiografiar mejor los pulmones
d. Podemos ver mejor los blancos

2082. Al utilizar pantallas de refuerzo conseguimos:

a. Disminuir el tiempo de exposición y la radiación
b. Aumentar el tiempo de exposición
c. Ennegrecer las películas
d. Colorear las películas

2083. En una persona adulta, si hemos de realizarle una placa de abdomen, utilizaremos un chasis y película del siguiente formato:

a. 24 x 30
b. 35 x 43
c. 120 x 90
d. 35 x 35

2084. Una de las normas de protección activa para el paciente frente a las radiaciones es:

a. Decirle que no respire
b. Dar muy poco tiempo de exposición
c. Proteger las gónadas con protectores
d. No hacerle las radiografías

2085. El contraste que se utiliza para el estudio del sistema urinario es:

a. Sólido, en pastillas
b. Sulfato de bario
c. Líquido, con molécula de yodo
d. Aire

2086. La incidencia o proyección de Schüller sirve para visualizar:

a. La articulación temporomaxilar
b. La articulación escápula-humeral
c. El agujero oval
d. Las fosetas de Pacchioni

2087. En el cátodo del tubo de rayos X, la carga es:

a. Negativa
b. Positiva
c. No tiene carga
d. Negativa

2088. Al realizar una placa radiográfica es importante, en general:

a. Colocar una marca que indique el lado derecho
b. No es necesario
c. Solamente se identifica en las placas en bipedestación
d. Tan solo en las urografías

2089. Entendemos por distancia foco-película la distancia que existe entre:

a. El punto focal del tubo de rayos X y la película
b. El punto focal del tubo de rayos X y el paciente
c. La luz de centraje y la película
d. La luz de centraje y el paciente

2090. Nos piden una placa de la articulación coxofemoral derecha en abducción. Cómo se sitúa el muslo y pierna derecha respecto a la línea longitudinal imaginaria que separa ambas extremidades inferiores:

a. Junto a esta línea
b. Separada de esta línea
c. Por encima de esta línea
d. En flexión

2091. La preparación previa del paciente al que se le ha de realizar una sialografía será:

a. Dieta líquida las 12 horas anteriores
b. Dieta rica en grasas los dos días anteriores a la exploración para que dilate las glándulas salivares
c. Dieta absoluta (no comer nada) doce horas antes de la exploración
d. No deberá realizar ninguna precaución ni preparación

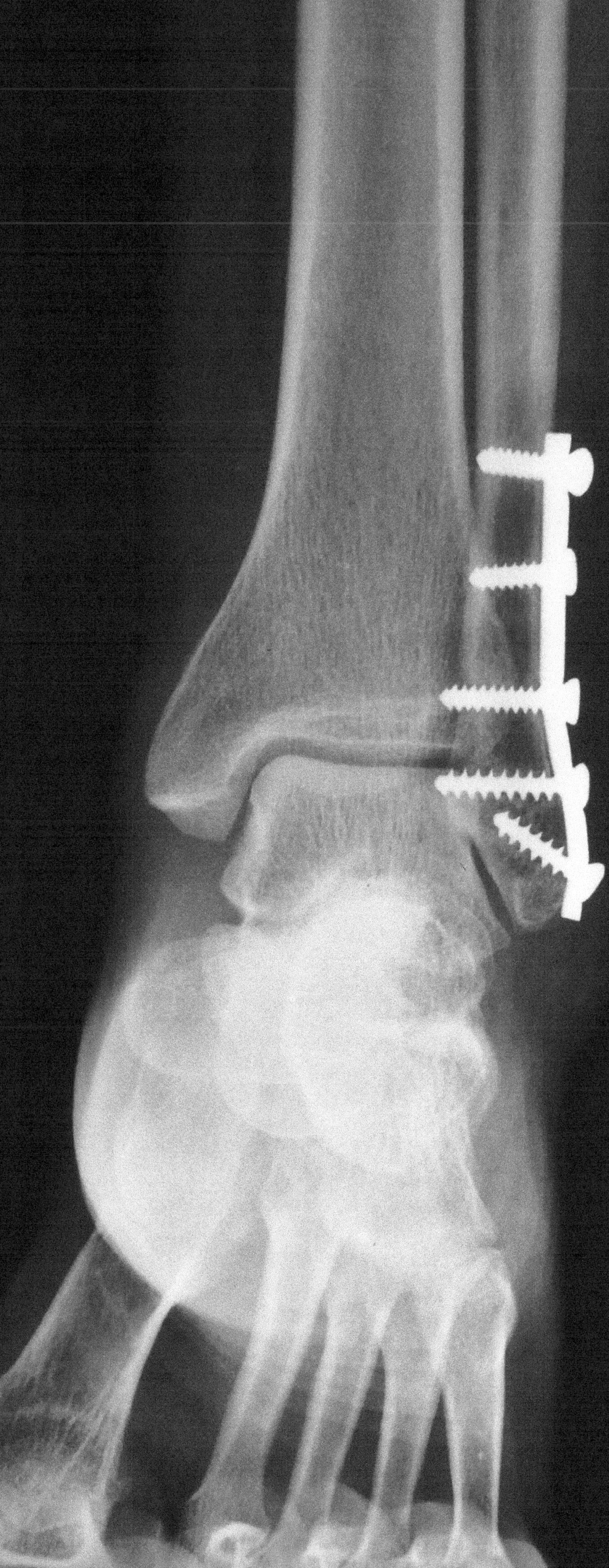

2092. En una proyección lateral de cráneo visualizamos:

a. Clinoides anterior, clinoides posterior, mastoides, seno esfenoidal, rasgados posteriores, conducto auditivo externo y techo de las órbitas

b. Clinoides anterior, clinoides posterior, mastoides, seno maxilar, conducto auditivo externo, techos de las órbitas y seno frontal

c. Agujero oval, rasgados posteriores, clinoides anterior, clinoides posterior, arco cigomático y yugum

d. Agujero oval, redondo mayor, redondo menor, atlas y mastoides

2093. En la histerosalpingografía se utilizará contraste:

a. Yodado liposoluble   b. Baritado

c. Yodado hidrosoluble   d. Aire

2094. Las láminas que están en el interior de las parrillas antidifusoras son de:

a. Hierro   b. Aluminio

c. Plomo   d. Bario

2095. En la uretrografía retrógrada se ve:

a. el uréter   b. la uretra

c. la vejiga urinaria   d. ambos uréteres

2096. 'Procesador de luz de día' es:

a. Equipo que utiliza luz convencional para el fijado de las placas

b. Equipo automático que permite descargar y cargar automáticamente las películas, revelándolas, sin tener que utilizar el cuarto oscuro

c. Equipo automático que sólo trabaja con la luz diurna

d. Equipo automático que permite cargar y descargar las placas, pero no su revelado

2097. Para la realización de un escáner o TAC de laringe con contraste, el paciente debe de:

a. Aguantar la respiración

b. Estar en ayunas 1 hora

c. Estar en ayunas de 6 a 8 horas

d. Debe de comer antes de la exploración

2098. Entendemos por identificar una placa radiográfica a:

a. Interpretarla

b. Poner datos del paciente

c. Poner letra I, de izquierda

d. Poner la letra D, de derecha

2099. Una de las propiedades de los rayos X es que:

a. Ionizan el gas que atraviesan

b. Pueden ionizar el gas que atraviesan

c. No lo pueden ionizar

d. No pueden atravesar el gas

2100. En un servicio de urgencias, el traumatólogo nos pide una placa del tercio proximal del fémur. Qué parte anatómica de este hueso saldrá en la placa:

a. Cóndilos femorales

b. Parte media de las diáfisis del fémur

c. Articulación de la rodilla

d. Cabeza y cuello del fémur

2101 **A**	2126 **A**	2151 **C**	2176 **C**
2102 **A**	2127 **B**	2152 **B**	2177 **C**
2103 **A**	2128 **B**	2153 **A**	2178 **A**
2104 **D**	2129 **D**	2154 **A**	2179 **C**
2105 **C**	2130 **C**	2155 **B**	2180 **B**
2106 **A**	2131 **B**	2156 **C**	2181 **A**
2107 **D**	2132 **A**	2157 **A**	2182 **B**
2108 **A**	2133 **C**	2158 **A**	2183 **B**
2109 **B**	2134 **B**	2159 **D**	2184 **B**
2110 **D**	2135 **B**	2160 **C**	2185 **B**
2111 **D**	2136 **B**	2161 **B**	2186 **D**
2112 **B**	2137 **C**	2162 **A**	2187 **A**
2113 **B**	2138 **C**	2163 **B**	2188 **A**
2114 **B**	2139 **B**	2164 **A**	2189 **C**
2115 **A**	2140 **B**	2165 **B**	2190 **D**
2116 **B**	2141 **B**	2166 **A**	2191 **C**
2117 **A**	2142 **A**	2167 **B**	2192 **D**
2118 **C**	2143 **B**	2168 **A**	2193 **C**
2119 **A**	2144 **D**	2169 **B**	2194 **C**
2120 **D**	2145 **C**	2170 **A**	2195 **A**
2121 **C**	2146 **B**	2171 **C**	2196 **C**
2122 **A**	2147 **C**	2172 **C**	2197 **B**
2123 **C**	2148 **D**	2173 **D**	2198 **A**
2124 **C**	2149 **D**	2174 **C**	2199 **C**
2125 **A**	2150 **D**	2175 **A**	2200 **D**

FALLOS:

2101. Un paciente en posición decúbito supino está:

a. Estirado boca arriba
b. Estirado boca abajo
c. Apoyado sobre el lado derecho
d. En flexión

2102. Cuando realizamos un estudio de la rótula, las proyecciones axiales las haremos en la mayoría de los casos:

a. 30º, 60º y 90º
b. 15º, 30º y 45º
c. 90º, 45º y 30º
d. No existe la proyección axial

2103. Una placa en 'carga' de ambos pies se utiliza para:

a. Estudio de los pies planos
b. Estudio del escafoides
c. Estudio de los metatarsianos
d. Ver la carga que pueden soportar

2104. La preparación previa a la realización de un enema opaco será:

a. Ayunas de 6 horas
b. Ayunas de 6 horas, un enema la noche anterior y un enema el día de la exploración
c. Ayunas de 2 horas, un enema los 6 días anteriores a la exploración y un enema el día de la exploración
d. Dieta sin residuos los 3 días anteriores a la exploración, enema de limpieza el día anterior, enema de limpieza el día de la exploración y ayunas de 12 horas

2105. Para visualizar las glándulas salivales o cualquier alteración que exista en ellas o sus conductos excretores, realizaremos una:

a. Ortopantografía
b. Pielografía ascendente
c. Sialografía
d. Flebografía

2106. Al utilizar una caja de películas radiográficas cuya fecha de caducidad está próxima a cumplirse:

a. Las películas tendrán más velo base
b. Las películas no tendrán velo base
c. El tiempo de almacenaje no interviene en el fenómeno de aumento del velo base
d. No la podremos utilizar porque estarán veladas las placas

2107. Las luces que utilizaremos en un laboratorio de revelado, o cuarto oscuro, serán del tipo inactíneas, preferentemente de color:

a. Verde
b. Azul
c. Violeta
d. Roja

2108. Una placa de tórax estándar, debe reunir los siguientes requisitos:

a. Máxima inspiración y abarcar los vértices y bases pulmonares
b. Máxima inspiración y sólo las bases pulmonares
c. Sólo las bases y los vértices
d. La inspiración no es importante

2109. Una proyección radiográfica en sentido craneal o cefálico es:

a. Hacia un lado
b. Hacia arriba
c. Hacia abajo
d. Anterior

2110. En el hombre una dosis de radiación sobre los testículos le puede causar una esterilidad permanente a partir de cuántos cgreys:

a. 100   b. 250   c. 1.000   d. 500

2111. El amperímetro mide:

a. La variación de la corriente
b. Los voltios de la corriente
c. Los Kv
d. La intensidad de la corriente

2112. La colimación para obtener una radiografía localizada nos obliga a:

a. Disminuir los valores de la exposición, respecto a la radiografía en su conjunto
b. Aumentar los valores de la exposición, respecto a la radiografía en su conjunto
c. Acercar al paciente al tubo de rayos X
d. Separar al paciente del tubo de rayos X

2113. La vértebra C1 se encuentra a nivel de:

a. Gonion
b. Punta mastoidea
c. Cartílago tiroides
d. Manubrio esternal

2114. Una técnica de 50 Kv es:

a. De alto kilovoltaje
b. De bajo kilovoltaje
c. De voltaje ideal para tórax
d. De voltaje ideal para angiógrafos

2115. Puntos de referencia cutáneos en el estudio del cráneo:

a. Inion, acantión, trago, nasión y gonión
b. Ilion, acantión, trago, nasión y gonión
c. Trago, ilion, traquium, nasión y mentón
d. Acantio, goniómetro, nasión, inion y trago

2116. Qué ocurre con un mal contacto película-pantalla de refuerzo:

a. Aumenta el contraste
b. Disminuye el contraste
c. La película sale velada
d. La película queda mal impresa

2117. En una afectación del III par craneal qué incidencia es la más adecuada:

a. Cara alta y hendidura esfenoidal
b. Peñascos en las órbitas
c. Transbucal y Stenvers
d. Perfil y Towne

2118. La proyección de Caldwell o incidencia de cara alta es específica para la visualización de:

a. Agujero rasgado posterior y canal óptico
b. Mastoides, agujeros rasgados posteriores y fosetas de Pacchioni
c. Senos frontales y etmoidales
d. Martillo y yunque

2119. Con el NERO se pueden verificar:

a. los valores seleccionados (mAs, Kv, tiempo)
b. el estado del tubo de rayos X
c. el estado del generador de rayos X
d. La calidad y la densidad óptica de la película radiográfica

2120. La dosis umbral para la glándula tiroides es de cuántos grey:

a. 10   b. 30   c. 2   d. 5

2121. Las rayas en una película radiográfica pueden ser debidas a:

a. Respiración del paciente
b. Apnea insuficiente del paciente
c. Interacción del revelador con el fijador
d. Interacción del agua y secado

2122. Se obtiene la misma densidad, aunque distinto contraste:

a. Si se sube 15 % los Kv y se divide por dos los mAs
b. Si se sube el 15 % los mAs y se divide por dos los Kv
c. Si se sube 20 % los mAs y no se tocan los Kv
d. Ninguna de las tres

2123. El kilovoltaje es:

a. La diferencia de distancia entre el ánodo y el cátodo
b. La diferencia de potencial entre ánodo / cátodo
c. La diferencia de potencial entre cátodo y ánodo
d. La distancia entre generador y cátodo

2124. Qué indica un trébol verde con fondo blanco y puntas radiales:

a. Zona vigilada
b. Zona de permanencia limitada
c. Zona controlada, riesgo de irradiación externa
d. Zona controlada, riesgo de contaminación

2125. El objetivo del baño del revelador es:

a. Reducir los halogenuros de plata latente a plata metálica
b. Reducir los halogenuros de plomo latente a plomo liquido para poderlo recuperar
c. Potenciar los halogenuros de plata metálica a plata latente
d. Potenciar el plomo latente a plomo líquido

2126. La radioscopia es una técnica:

a. En que la radiación se convierte en luz visible en tiempo real
b. La radiación nunca es posible verla en tiempo real
c. En que la radiación se convierte en luz detrás de una pantalla fluorescente
d. La radioscopia es una técnica en que el paciente se separa del tubo de rayos X hasta un máximo de 250 cm

2127. Las barreras o blindajes en una sala de rayos X:

a. Son los guantes plomados
b. Es cualquier material interpuesto entre el tubo de rayos X y el personal de la instalación
c. Son las protecciones de plomo de las paredes
d. Es cualquier material, interpuesto entre el tubo de rayos X y el paciente

2128. Dónde se centra una radiografía simple para observar cálculos en vesícula biliar:

a. Hipocondrio izquierdo
b. Hipocondrio derecho
c. En el cuadrante superior derecho
d. En el cuadrante inferior derecho

2129. En un tubo de rayos X, al producirse una diferencia de potencial entre el ánodo y el cátodo, los electrones son atraídos por su carga negativa, impactando en el:

a. Cátodo
b. Ánodo y cátodo alternativamente
c. Falso, porque los electrones no tienen carga negativa
d. Ánodo

2130. Es posible visualizar un tumor de cráneo en una exploración de TAC:

a. Sólo en cortes axiales
b. Sólo en cortes coronales
c. En axiales y coronales
d. Sólo en estudios angiográficos

2131. El antivelo del baño del revelador es:

a. Sulfato sódico
b. Bromuro potásico
c. Carbonato cálcico
d. Hiposulfito sódico

2132. Sobre la importancia de un lavado de placa correcto:

a. Evitar la presencia de restos de sustancias químicas que con el tiempo alterarían la imagen
b. El aclarado de la placa radiográfica
c. Carece de importancia pues tras el baño de fijador la imagen no se altera
d. La de limpiar todas las cubas de la procesadora

2133. Para visualizar el ángulo inferior de la escápula y verlo desplazado de las costillas qué proyección realizaremos:

a. PA. De hombro con los brazos a lo largo del cuerpo
b. Axial de hombro
c. Axial de escápula
d. Hiperlordótica de tórax en AP

2134. Qué proyección realizaremos para visualizar la uretra prostática durante un CUMS (cistouretrografía seriada miccional):

a. Lateral
b. Oblicua
c. Oblicua en sedestación
d. Lateral en sedestación

2135. Para reducir la dosis absorbida a un paciente es conveniente usar una técnica:

a. mAs altos y Kv bajos
b. mAs bajos y Kv altos
c. mAs y Kv lo más parejos posibles
d. No la podemos reducir

2136. La consola de control de la RM tiene como finalidad:

a. Controlar al paciente
b. Controlar al ordenador
c. Controlar al electroimán
d. Ponerse en contacto con el TAC más cercano para la transmisión de datos

2137. En qué proyección de cráneo veremos: silla turca, mastoides, techo de las órbitas, seno frontal y seno esfenoidal:

a. Guillen
b. Stenvers
c. Lateral
d. Towne

2138. Usaremos las protecciones gonadales:

a. En mujeres
b. En cualquier paciente que esté en edad fértil
c. En todos los pacientes en edad fértil, siempre que no se comprometa la obtención de la imagen radiográfica
d. En mujeres en edad fértil, siempre que no se comprometa la obtención de la imagen radiográfica

2139. Las rejillas (Bucky), mal alineadas:

a. Dejan pasar mejor la radiación
b. Atenúan más la radiación
c. Dispersan los fotones
d. Dispersan los electrones

2140. Unas manchas amarillas en la placa radiográfica pueden ser a causa de:

a. Entrada de luz en el cuarto oscuro
b. Revelador oxidado
c. Película radiográfica caducada
d. Revelador frío

2141. Los efectos somáticos:

a. Son hereditarios
b. Sólo se expresan en la persona que ha recibido la radiación
c. Se expresa en la persona que ha recibido la radiación y en su descendencia directa
d. Son efectos psicológicos y por lo tanto no hay daño celular

2142. El Ph del revelador es:

a. Alcalino Ph 10
b. Ácido Ph 10
c. Base Ph 7
d. Base Ph 6

2143. La proyección de Stenvers sirve para ver:

a. Canal óptico
b. Conducto auditivo interno
c. Agujero rasgado posterior
d. Hendidura esfenoidal

2144. En el intensificador de imágenes, cuando el tamaño del campo es menor:

a. La dosis que recibe el paciente es menor
b. No varía la dosis
c. Se ve peor la imagen
d. La dosis que recibe el paciente es superior

2145. Dos de los componentes que se encuentran en el líquido revelador son:

a. Agua y un álcali
b. Un álcali y un activador
c. Un reductor y un antivelo
d. Un activador y agua

2146. El líquido fijador actúa:

a. Eliminando el revelador
b. Eliminando los granos de yodo-bromuro de plata, que no se han reducido a plata metálica durante el revelado
c. Fijando los granos de yodo-bromuro de plata que no se han reducido a plata durante el revelado
d. Antes del lavado

2147. La punta xifoidea se encuentra a nivel de:

a. Cresta iliaca derecha
b. Cartílago tiroides
c. D. 10
d. Punta mastoidea

2148. En un paciente con sospecha de neumotórax, además de la placa de frente de tórax, es conveniente realizar:

a. Una broncografía
b. Una placa de perfil de tórax
c. Una placa de frente en máxima inspiración
d. Una placa de tórax en máxima espiración

2149. Si deseamos una placa con mucho contraste:

a. Bajamos los mAs
b. Subimos los Kv
c. Bajamos el tiempo
d. Bajamos los Kv

2150. Un velado químico NO se produce por:

a. Temperatura del revelador demasiado alta
b. Temperatura del revelador demasiado baja
c. Mala composición del revelador
d. Contaminación del revelador con otras sustancias

2151. La distribución de las cubas en una procesadora automática sigue el siguiente orden:

a. Agua-fijador-revelador
b. Revelador-agua-fijador
c. Revelador-fijador-agua
d. Fijador-agua-revelador

2152. Los cortes axiales en una exploración con TAC se corresponden con el plano:

a. medio sagital
b. transversal
c. medio coronario
d. antero posterior

2153. Cuando hablamos de calidad del haz de rayos X nos referimos a:

a. La energía de los fotones
b. La distribución de los electrones
c. La dispersión de los fotones
d. La convergencia de los fotones

2154. La técnica radiográfica puede variar de un aparato de rayos X a otro dependiendo de:

a. el generador
b. el tubo de rayos X
c. la corriente eléctrica
d. De las tres cosas

2155. Los equipos móviles son aparatos:

a. Con generador de 4 válvulas rectificadas
b. Con generador monofásico
c. Con generador monofásico de 2 válvulas
d. Con generador trifásico

2156. La colangiografía postoperatoria se realiza para comprobar además de la permeabilidad del tracto biliar:

a. Las suturas intrahepáticas
b. La permeabilidad del duodeno
c. La presencia o no de cálculos residuales en el colédoco
d. Ninguna de las tres

2157. Ante la sospecha de una perforación intestinal en un paciente con cuadro de abdomen agudo, la exploración radiográfica indicada es:

a. Abdomen en decúbito supino
b. Abdomen en decúbito prono
c. Abdomen en decúbito lateral izquierdo
d. Abdomen en trendelenburg

2158. El NERO (Noninvasive Evaluator of Radiation Outputs), consta de:

a. Un detector y una unidad de control
b. Una cámara de ionización
c. No existe
d. Una cámara de ionización para medir la radiación que pueda recibir el paciente

2159. En un tubo de rayos X, cuando se aceleran los electrones a través del filamento de Tungsteno, se genera:

a. 100 % de rayos X
b. 50 % de rayos y 50 % de calor
c. 100 % de calor
d. 99 % de calor y 1 % de rayos X

2160. Si el haz de radiación esta mal alineado, puede el paciente recibir más radiación:

a. No, sólo saldrá la imagen distorsionada
b. No
c. Si, puede recibir más cantidad de radiación
d. No tiene ninguna relación la alineación del tubo de rayos X con la cantidad de radiación que pueda recibir el paciente

2161. En una procesadora, al final del recorrido de la película, ésta pasa por la fase de:

a. Reciclado
b. Secado
c. Fijado
d. Lavado

2162. Los rayos X se originan:

a. Al incidir los electrones de alta velocidad sobre una materia y ser frenados rápidamente
b. Al chocar el ánodo contra el cátodo
c. Al conectar ánodo y cátodo
d. Al incidir los electrones de muy baja velocidad y ser frenados rápidamente

2163. Cuál de estos productos puede usarse en el baño del fijador para eliminar la plata:

a. Carbonato cálcico
b. Tiosulfato de sodio
c. Sulfato sódico
d. Bromuro potásico

2164. Un componente del baño del revelado es:

a. Carbonato cálcico
b. Hiposulfito sódico
c. Endurecedor de la gelatina
d. Permanganato

2165. Los rayos X se encuentran dentro del espectro de las ondas lumínicas por ello decimos que son ondas:

a. eléctricas
b. electromagnéticas
c. de choque
d. hertzianas

2166. El agente reductor en el baño del revelado es:

a. Hidroquinona en sinergismo con el metal o fenidona
b. Hidroquinona con Oxibromuro
c. Ácido acético mas agua
d. El agente reductor se encuentra en el baño de fijado

2167. En las exploraciones radiográficas en las que sea preciso administrar un contraste, ya sea por vía oral o endovenosa, exceptuando el intestino grueso, es conveniente que el paciente:

a. Se mantenga en ayunas dos horas antes de la prueba
b. Se mantenga en ayunas entre ocho y seis horas antes de la prueba
c. No es preciso ayuno
d. Tan sólo debe hacer ayuno de líquidos

2168. En una placa de abdomen en decúbito lateral izquierdo el centrado de la placa lo realizamos dirigiendo el rayo horizontalmente y perpendicularmente al punto medio de la película entre:

a. Las crestas iliacas
b. Por debajo de las crestas
c. La apófisis xifoides
d. El mediastino

2169. En ecografía, cómo se llama la parte del aparato que se pasa por la piel del paciente:

a. Sonda de Foley
b. Transductor
c. Potenciador
d. Sonda de Nelaton

2170. Para visualizar las articulaciones cigapofisarias de la columna lumbar haremos una proyección:

a. Oblicua
b. Lateral
c. AP
d. Cualquiera de las tres

2171. Para la realización de una placa de columna cervical pediremos al paciente que se quite:

a. Las cadenas del cuello y el reloj
b. Los pendientes (sólo en mujeres)
c. Todos los elementos metálicos que lleve (cadenas, horquillas, pendientes, etc.)
d. Si el metal es plata, no es necesario retirarlos

2172. El voltímetro mide:

a. Los mAs
b. La variación de la corriente
c. Los Kvp
d. La intensidad de la corriente

2173. Para la realización de un estudio de colon en un adulto utilizamos chasis:

a. 24 x 30
b. 30 x 40
c. 30 x 90
d. 35 x 43

2174. Unas manchas oscuras en la película pueden ser debidas a:

a. Gotas de fijador en la película antes de ser revelada
b. Suciedad en la armadura (pantalla de refuerzo)
c. Gotas de revelador en la película antes de ser revelada
d. No es posible que salgan manchas oscuras

2175. La incidencia de Chausse III sirve para visualizar:

a. Canales semicirculares, vestíbulo y antro
b. Conducto auditivo interno y agujero rasgado posterior
c. Mastoides y órbita
d. No existe está incidencia

2176. Sobre los efectos estocásticos:

a. Son aleatorios y deterministas
b. Son no aleatorios y deterministas
c. Al aumentar la dosis aumentan las probabilidades de que aparezcan
d. La probabilidad de que ocurran depende de la zona de impacto

2177. Diferencia en la realización de un enema opaco entre un paciente intervenido de una afección en el colon y que es portador de un estoma respecto a otro que no ha sido intervenido quirúrgicamente:

a. No existe diferencia alguna
b. Al intervenido se le administra gastrografín. Al otro, no
c. El intervenido no debe de realizar preparación intestinal previa
d. Al intervenido se le introduce la papilla de bario a través del estoma y al no Intervenido por vía rectal

2178. Es característico de los rayos X su capacidad de:

a. ionizar los gases o efecto ionizante
b. acelerar los electrones
c. destruir los enlaces hidróxidos
d. Ninguna de las tres

2179. En una proyección de túnel carpiano colocamos al paciente:

a. Con la pierna flexionada y el rayo entre los dos cóndilos maleolares
b. Con la pierna flexionada y el rayo entre los dos cóndilos maleolares y el rayo 25º craneal
c. Con la mano en flexión dorsal y el rayo 45º distales centrado en la muñeca
d. Con la mano en flexión palmar y el rayo 10º distales

2180. En la radioscopia, cuándo utilizamos una técnica de 100 Kv, los mAs serán:

a. De 50 a 60
b. De 1 a 4
c. No variarán de 30 a 40
d. De 10 a 25

2181. Qué es la regla de los 10 días:

a. Cualquier exploración efectuada con rayos X. Debe realizarse en los diez días siguientes al comienzo de la regla
b. Cualquier exploración efectuada con rayos X. Se ha de realizar después de 10 días del comienzo de la regla
c. Cualquier persona que quiera quedar embarazada debe esperar diez días después de cualquier exploración con rayos X
d. Solamente se puede hacer una exploración con rayos X. Cuando la paciente presente un retraso de 10 días en la regla

2182. Las normas básicas de protección radiológica son:

a. Distancia y plomo
b. Distancia, tiempo y blindaje
c. Blindaje y tiempo
d. Tiempo, blindaje y ausencia de mAs

2183. Los mAs, son el resultado de:

a. multiplicar mA x Kv y dividirlo por el tiempo
b. multiplicar mA x el tiempo
c. dividir mA x el tiempo
d. dividir mA x Kv y multiplicarlo por el tiempo

2184. La pantalla fluorescente que se utiliza en el intensificador de imágenes es de:

a. Yoduro de cal
b. Yoduro de cesio
c. Permanganato potásico
d. Oxibromuro de molibdeno terbio

2185. En una proyección de columna lumbar, cuando queremos hacer una OAD colocamos al paciente:

a. Oblicuo 45º con el lado derecho de cara al tubo de rayos X
b. Oblicuo 45º con el lado derecho de cara a la placa radiográfica
c. Oblicuo 45º y el rayo entra por el lado derecho
d. Son ciertas A y C

2186. Qué diferencia existe entre los escudos de contacto y los de sombra:

a. Ninguna
b. El escudo de sombra es de vinilo plomado y los de contacto no
c. No se pueden diferenciar
d. El escudo de sombra se coloca a la salida del cabezal y el de contacto sobre la zona a proteger

2187. Qué ventajas presentan las pantallas de tierras raras y en general todas las pantallas de refuerzo:

a. Reducen la dosis a la que se expone el paciente
b. Permiten aumentar el tiempo de exposición y mejorar la imagen
c. Mejorar las imágenes de los estudios de imagen digital
d. Tan solo reducen las dosis las pantallas de tierras raras

2188. En la proyección de Schüller se visualiza:

a. Celdas mastoideas, apófisis odontoides y silla turca
b. Conducto auditivo interno y agujero rasgado posterior
c. Celdas mastoideas y canal óptico
d. Canal óptico y hendidura esfenoidal

2189. Con el fin de evitar la radiación blanda (inferior a 70 Kv) que absorbe el paciente, los tubos de rayos X van dotados de:

a. Diafragmas
b. Potter-Bucky
c. Filtros de aluminio
d. Temporizador

2190. Al usar los colimadores y diafragmas logramos:

a. Poder hacer varios disparos en una placa
b. Reducir el tiempo de exposición
c. No se utilizan hoy en día
d. Reducir la superficie de tejido irradiado a la vez que también reducimos la radiación difusa

2191. La vejiga urinaria se localiza a nivel de:

a. Epigastrio
b. Región umbilical
c. Hipogastrio
d. Hipocondrio derecho

2192. Para la realización de una histerosalpingografía, el contraste nos permitirá visualizar:

a. Fisuras en la cápsula articular de la rodilla
b. El conducto de Wirsüng
c. No se utiliza contraste en esta prueba
d. El útero y las trompas de Falopio

2193. Puede una pantalla intensificadora variar su sensibilidad y a la vez su rapidez:

a. Sí, dependiendo de los disparos que efectuemos con ella
b. Sí, con el paso del tiempo
c. No
d. Sólo si se dejan abiertas a la luz

2194. El velado cromático es causa de:

a. Revelador agotado
b. Fijador demasiado caliente
c. Interacción del revelador y fijador como consecuencia de un aclarado insuficiente
d. Secado con temperatura baja

2195. En una radiografía de tórax AP la diferencia que existe entre una persona con un hábito corporal hiperesténico y uno asténico radica en que en el primero:

a. utilizamos una placa de 35 x 43 apaisada y en el segundo una placa de 35 x 43 vertical
b. utilizamos una placa de 35 x 43 vertical y en el segundo una placa de 35 x 43 apaisada
c. tenemos que reducir la cantidad de Kv
d. tenemos que reducir la cantidad de mAs

2196. Qué es un equipo de luz de día:

a. Un tipo de chasis
b. Un tipo de pantalla de refuerzo
c. Un conjunto modular que permite manipular y tratar totalmente la película radiográfica sin necesidad del cuarto oscuro
d. Una de las características que deben de tener los negatoscopios

2197. Para lograr una buena calidad radiográfica durante el procesado de la película, entre otras cosas es importante que:

a. Los líquidos de revelador estén a temperatura ambiente
b. La temperatura de los líquidos se mantenga a temperatura constante durante todo el proceso de revelado
c. La temperatura no oscile más de 4º C entre ellos (los líquidos)
d. La temperatura de los líquidos carece de importancia

2198. Una indicación de técnica de bajo Kv. es:

a. Para ver partes blandas
b. Para el estudio del aparato digestivo
c. Para la telemetría
d. En el D.I.V.A.S

2199. Trébol amarillo con puntas radiales y fondo punteado:

a. Zona de acceso prohibido, riesgo de contaminación externa
b. Zona de acceso prohibido, riesgo de contaminación externa y radiación
c. Zona de permanencia limitada, riesgo de contaminación e irradiación externa
d. Zona vigilada, riesgo de contaminación e irradiación externa

2200. La densidad óptica de la película radiográfica aumenta cuando:

a. aumenta la distancia foco-paciente
b. enfriamos el revelador
c. utilizamos parrilla antidifusora
d. aumentamos los Kv

2201 B	2226 C	2251 D	2276 C
2202 C	2227 B	2252 B	2277 D
2203 D	2228 D	2253 C	2278 B
2204 A	2229 B	2254 D	2279 A
2205 B	2230 B	2255 A	2280 C
2206 D	2231 C	2256 A	2281 A
2207 D	2232 D	2257 A	2282 A
2208 B	2233 A	2258 A	2283 A
2209 C	2234 C	2259 C	2284 C
2210 A	2235 A	2260 C	2285 D
2211 C	2236 B	2261 D	2286 C
2212 A	2237 A	2262 D	2287 C
2213 A	2238 C	2263 B	2288 C
2214 B	2239 D	2264 C	2289 A
2215 D	2240 D	2265 A	2290 B
2216 A	2241 B	2266 D	2291 C
2217 D	2242 A	2267 D	2292 C
2218 C	2243 D	2268 C	2293 A
2219 C	2244 B	2269 C	2294 C
2220 C	2245 B	2270 D	2295 A
2221 A	2246 A	2271 C	2296 B
2222 A	2247 B	2272 A	2297 A
2223 D	2248 A	2273 B	2298 A
2224 C	2249 C	2274 B	2299 C
2225 D	2250 A	2275 D	2300 D

FALLOS:

2201. El sistema de calentamiento de los baños de una procesadora automática es mediante:

a. Conexión a red de agua caliente mediante serpentines en las cubas
b. Termostato sumergido en las cubas
c. Calor desprendido por el proceso de sacado
d. Los líquidos no deben calentarse

2202. Qué determina el punto focal:

a. La magnificación de las estructuras
b. La intensidad de la radiación
c. La definición de las estructuras
d. La refrigeración del sistema

2203. Una mesa de control de un generador de rayos X no tiene selector de:

a. mA
b. foco
c. tiempo
d. TAC

2204. Técnica radiográfica empleada para demostrar la existencia de reflujo vesicoureteral:

a. Cistouretrografía Miccional Seriada
b. Urografía intravenosa
c. Cistografía retrógrada y miccional
d. Urografía minutada

2205. Qué exploración está indicada si tenemos sospecha de que hay reflujo vesical:

a. Urografía i.v.
b. Cistografía
c. Urografía minutada
d. Nefrotomografía

2206. Cómo ha de ser la alimentación de un paciente en los días previos a la realización de un enema opaco:

a. Abundante en grasas vegetales
b. Abundante ingesta de zumos
c. Nula (en ayunas)
d. Pobre en residuos

2207. Está contraindicado absolutamente realizar un estudio por RM a un paciente:

a. Hemipléjico
b. Portador de VIH
c. Con empastes dentales
d. Con marcapasos

2208. Para restringir la borrosidad por movimiento:

a. Se usarán tiempos de exposición largos
b. Se utilizarán tiempos de exposición cortos
c. El tiempo de exposición no influye en la borrosidad por movimientos
d. Todas las respuestas son falsas

2209. En cuál de las siguientes exploraciones NO es precisa la preparación previa del paciente:

a. Tránsito intestinal
b. Urografía Intravenosa
c. Uretrografía retrógrada
d. TC Abdominal con contraste

2210. En las imágenes de TC de un cráneo por traumatismo cráneo-encefálico es imprescindible:

a. Ventana ósea y parenquimatosa
b. Sólo ventana ósea
c. Sólo ventana parenquimatosa
d. Realizar los cortes en plano coronal

2211. En Protección Radiológica a qué denominamos 'Valor ALARA':

a. A que la instalación esté correctamente protegida
b. A que debemos limitar siempre el número de estudios radiográficos
c. A que las exposiciones a las radiaciones deben ser mantenidas tan bajas como sea posible
d. A que el beneficio de una radiografía sea siempre mayor que el daño

2212. La hialografía es la técnica radiográfica que se utiliza en el estudio de:

a. Las glándulas salivares
b. Las trompas de Falopio
c. Los conductos galactóforos mamarios
d. La uretra masculina

2213. Para realizar una ecografía de vesícula biliar, el paciente debe:

a. estar en ayunas
b. ponerse enemas de limpieza
c. seguir una dieta sin residuos
d. estar en la primera fase del ciclo menstrual

2214. Función del agente alcalino que se añade al revelador:

a. Mitigar la oxidación del líquido revelador
b. Proporcionar el ph básico para activar al revelador
c. Endurecer la gelatina
d. Impedir que se revelen los granos no expuestos

2215. Como criterio general a aplicar cuando se practica un examen radiográfico, conviene:

a. Repetir las radiografías más críticas para prevenir que alguna salga mal
b. Hacer cada radiografía al menos desde dos o tres ángulos
c. Aumentar siempre el kilovoltaje en torno a un 20% por encima del valor recomendado, para mejora el contraste
d. Tomar sólo las radiografías estrictamente necesarias, eliminando las no esenciales

2216. Ante la sospecha de fractura occipital en un traumatismo cráneo-encefálico, la proyección indicada es:

a. Towne   b. Waters
c. Schuller   d. Montgomery

2217. Cuando se realiza un estudio programado con contraste iodado intravenoso:

a. El paciente deberá acudir a la cita en ayunas
b. Se cumplimentará el documento de consentimiento informado
c. Deberán valorarse antecedentes de alergia
d. Todas las afirmaciones son ciertas

2218. Los efectos deterministas o no estocásticos:

a. Son aleatorios
b. No dependen de la dosis
c. Dependen de la dosis
d. Son los de la radiación cósmica

2219. La denominada silueta del 'perro escocés' o de La Chapelle se visualiza cuando realizamos una radiografía:

a. Oblicua de columna cervical
b. Oblicua de columna dorsal
c. Oblicua de columna lumbar
d. Lateral de sacro

2220. En cuál de estas exploraciones radiológicas la dosis de radiación es menor:

a. Radiografía simple de abdomen en decúbito
b. Radiografía de columna lumbar AP y L
c. Radiografía de tórax
d. Tránsito esófago-gastro-duodenal

2221. Un trébol de color Verde sobre fondo blanco nos indica que estamos en una zona:

a. Controlada
b. Vigilada
c. De libre acceso
d. Acceso prohibido

2222. Dentro del espectro electromagnético, qué posición ocupa la radiación X de radiodiagnóstico:

a. Por encima de la luz ultravioleta
b. Por encima de los rayos gamma
c. Al mismo nivel de las zonas de radiodifusión
d. Al mismo nivel que la luz visible

2223. En resonancia magnética puede usarse como medio de contraste:

a. Yodo
b. Tecnecio
c. Xenón
d. Sustancias paramagnéticas

2224. Radiación primaria es:

a. Radiación ionizante emitida por la materia que es irradiada
b. Radiación ionizante que ha pasado a través de un blindaje de protección de una fuente de radiación
c. Radiación ionizante emitida directamente por el ánodo en el caso de RX o por cualquier fuente radiactiva
d. Aquella parte del haz de irradiación que queda después de haber pasado el plano de la superficie receptora de la imagen

2225. Para obtener una imagen de resonancia magnética son necesarios estos elementos, EXCEPTO:

a. Un imán
b. Un emisor de radiofrecuencia
c. Una antena receptora
d. Un colimador de radiación

2226. Los medios de contraste endovenosos no iónicos se caracteriza por:

a. No llevar yodo
b. Ser más baratos que los convencionales
c. Producen menos efectos secundarios
d. Estar compuesto de bario diluido

2227. Los rayos X son:

a. Electrones acelerados
b. Ondas electromagnéticas
c. Partículas con carga negativa
d. Fotones con carga positiva

2228. Cuando se hace una gammagrafía:

a. Entre que se inyecta el isótopo y se detecta la gammacámara no hay emisión radioactiva
b. El isótopo se convierte en radioactivo cuando se inyecta al enfermo
c. El radiofármaco emite radiación nada más cuando se hace la imagen
d. El radioisótopo emite radiación gamma en todas direcciones

2229. La incidencia radiológica del cráneo 'Schuller II' se realiza:

a. En sedestación
b. En AP
c. En PA con una angulación del haz de 45° respecto al plano orbitomeático del paciente
d. En PA y nula la angulación

2230. El ángulo de la posición oblicua lateral se toma:

a. De forma fija a 75°
b. Según el ángulo del pectoral del paciente
c. Es indiferente
d. La máquina de mamografía se coloca automáticamente

2231. Las pantallas de refuerzo:

a. Atenúan los efectos fotográficos de la radiación
b. No modifican los efectos fotográficos de la radiación
c. Intensifican los efectos fotográficos de la radiación
d. Aumentan la dosis de radiación

2232. El cristal piezoeléctrico que llevan los transductores del ecógrafo:

a. Traduce los ecos en impulsos eléctricos
b. Transforma impulsos eléctricos en ondas elásticas
c. Actúa como emisor y receptor
d. Todas las anteriores son ciertas

2233. Para realizar una histerosalpingografía en la preparación del paciente es necesario:

a. una prueba de embarazo negativa
b. una analítica general normal
c. sedimento de orina
d. determinaciones hormonales normales

2234. La técnica de alto kilovoltaje se utiliza:

a. Cuando el paciente es muy delgado
b. Cuando el paciente es muy grueso
c. Para recoger una amplia gama de densidades hísticas
d. Cuando el paciente se mueve

2235. La proporción de energía cinética de los electrones a gran velocidad que se convierte en rayos X al chocar contra el ánodo es de aproximadamente:

a. 1%
b. 5%
c. 10%
d. 20%

2236. En la mamografía habitualmente NO se utiliza:

a. Un tubo de Rx especial de molibdeno
b. Técnica de alto kilovoltaje (más de 100 Kv)
c. Película especial de grano fino
d. Una ventana de salida de material poco absorbente

2237. La cantidad global de radiación va emitida en:

a. mAs
b. mA
c. Segundos
d. Kv

2238. Porción del tubo digestivo más radiosensible:

a. El esófago
b. El estómago
c. El intestino delgado
d. El colon

2239. Tiene mayor densidad radiológica:

a. La grasa
b. El músculo
c. El agua
d. El hueso

2240. Línea que pasa por la comisura palpebral externa hasta el centro de C.A.E. en las proyecciones:

a. Interorbitaria
b. Infraorbitaria
c. Auricular
d. Orbitomeatal

2241. Imagen que se produce por la interacción de los RX con la emulsión de una película radiográfica, antes del revelado:

a. Negativa
b. Latente
c. Radiográfica
d. Positiva

2242. El almacenamiento prolongado o en malas condiciones de una película radiográfica:

a. Aumenta la densidad del velo
b. Disminuye la densidad del velo
c. No afecta
d. No afecta al contraste

2243. Los ultrasonidos:

a. Se propagan en el vacío
b. Son radiaciones ionizantes
c. Tienen carga eléctrica
d. Son ondas de presión

2244. En la búsqueda de adenopatías en una mamografía, proyección más adecuada:

a. Medio lateral
b. Axilar
c. Cráneo-caudal
d. Lateral

2245. Qué componente químico del revelador controla su pH:

a. El ácido cítrico
b. El carbonato sódico
c. El glutaraldehído
d. La hidroquinona

2246. Para visualizar las porciones interarticulares (pedículo) en la espondilolisis efectuaremos proyecciones:

a. Oblicuas
b. Axiales
c. PA
d. AP

2247. El uso de pantallas de refuerzo:

a. No tiene relación con la dosis de radiación necesaria para la exposición
b. Permite reducir la exposición y por tanto la dosis al paciente
c. Obliga a aumentar la exposición y la dosis de radiación al paciente
d. Permitie reducir la dosis de radiación al aumentar la exposición

2248. El embrión es más sensible a la radiación:

a. En las 12 primeras semanas del embarazo
b. Entre el primer y segundo trimestre
c. Entre el segundo y tercer trimestre
d. En la última semana de embarazo

2249. Aumentar el filtrado en el tubo de RX manteniendo todas las otras características implica:

a. Un haz de RX con más cantidad de fotones
b. Eliminar la parte más energética del haz
c. Reducir la radiación menos penetrante
d. Disminuir la calidad del haz

2250. La utilización de cualquier exposición a radiaciones ionizantes en un acto médico exigirá:

a. Que se lleve a término bajo la responsabilidad de médicos
b. Que se lleve a término bajo la responsabilidad de personal técnico
c. Que se administre bajo responsabilidad del gerente del centro
d. Que nada mas podrá llevarse a término bajo la responsabilidad medica

2251. Es contraindicación absoluta efectuar un estudio por resonancia:

a. Tener hemiplejía
b. Ser portador del virus VIH
c. Empastes dentarios
d. Marcapasos

2252. La resonancia magnética utiliza:

a. Rx
b. Ondas electromagnéticas
c. Radiaciones ionizantes
d. Radiación gamma

2253. El contraste con la imagen radiográfica:

a. Aumenta con el Kv del tubo
b. Aumenta al aumentar la radiación difusa
c. Aumenta con las técnicas antidifusoras
d. Son ciertas A y C

2254. La distancia foco película en una placa de tórax para disminuir la ampliación ha de ser como mínimo de:

a. 100 cm
b. 120 cm
c. 130 cm
d. 150 cm

2255. En un paciente que presenta hallux valgus el estudio mas indicado será:

a. Dorso plantar en carga
b. Fotopodograma
c. Lateral
d. Axial básica

2256. Para efectuar una ecografía de vesícula biliar, el paciente debe:

a. Estar en ayunas
b. Ponerse enemas de limpieza
c. Seguir una dieta sin residuos dos días antes
d. Estar en la primera fase del ciclo menstrual

2257. En la proyección cráneo-caudal de la mamografía:

a. Se ha de procurar que el pezón quede centrado
b. Se ha de colocar según quede puesta la mama en la pletina
c. No es importante la posición del pezón
d. Hay que desplazar el pezón del centro de la placa

2258. El intensificador de imagen:

a. Convierte el haz de RX en luz visible
b. Se coloca antes de que el haz de rayos actúe sobre el enfermo
c. Aumenta la irradiación de la placa
d. Ninguna de las tres

2259. Las ondas de ultrasonidos se miden en:

a. Kv
b. mAs
c. MHz
d. Gauss

2260. La técnica del eco-Doppler es debida a:

a. El cambio de intensidad del eco si la interfase es móvil
b. El cambio de potencia del ultrasonido si la interfase es móvil
c. El cambio de frecuencia si la interfase es móvil
d. Una diferencia de impedancias acústica muy baja

2261. A los pacientes alérgicos al yodo se les puede efectuar:

a. Una pielografía descendente
b. Un porto-scan
c. Una flebografía
d. Una resonancia magnética

2262. La dosis que recibe un paciente a 100 cm en la piel es de 100 mrads. Si se coloca a 50 cm conservando los mismos parámetros técnicos la dosis será de:

a. 50 mrads
b. 100 mrads
c. 200 mrads
d. 400 mrads

2263. Las proyecciones radiográficas para la histerosalpingografía han de incluir:

a. Todo el abdomen
b. Nada más la pelvis menor
c. Toda la pelvis ósea
d. Es indiferente

2264. La velocidad de propagación de los ultrasonidos depende de:

a. La frecuencia de los ultrasonidos
b. La potencia de los ultrasonidos
c. La densidad del medio
d. Las tres cosas

2265. El factor de refuerzo para una combinación de pantalla y película determinada es:

a. El cociente entre el tiempo de exposición sin pantalla y con pantalla para obtener la misma densidad
b. El cociente entre las densidades sin y con pantalla
c. No se puede medir
d. Varía a lo largo del tiempo

2266. Para preparar una solución de enema de bario utilizará:

a. Alcohol al 96 %
b. Ácido acético al 2 %
c. Agua fría
d. Agua tibia

2267. La detección de las radiaciones del radiofármaco de una gammagrafía se realiza mediante:

a. Un ecógrafo
b. Una placa radiográfica
c. Un contador Geirger
d. Detector de centelleo

2268. El estudio torácico de alta resolución en TAC consiste en:

a. Utilizar dosis de radiación más altas
b. Aumentar el tiempo del corte
c. Utilizar cortes de sección de 1-2 mm
d. Utilizar desplazamientos de mesa de 20 mm

2269. Para efectuar una gammagrafía ósea se utilizan radiofármacos marcados con:

a. Yodo
b. Bario
c. Tecnecio
d. Xenón

2270. En un estudio de la novena vértebra dorsal centraremos el paciente sobre el punto de referencia externo del:

a. Cartílago cricoides
b. Escotadura esternal
c. Cresta iliaca
d. Articulación xifoesternal

2271. 'Las dosis consecuentes de una práctica radiológica serán tan bajas como sea razonablemente posible, teniendo en cuenta factores sociales y económicos':

a. Efecto anódico
b. Efecto catódico
c. Principio ALARA
d. Ley de Murphy

2272. Proyección para que las imágenes del corazón, aorta y columna vertebral, queden separadas entre s:

a. Oblicua anterior derecha
b. Perfil derecho
c. Perfil izquierdo
d. PA

2273. Ante la sospecha de un neumotórax en una radiografía PA de tórax efectuaremos una nueva radiografía en:

a. Decúbito lateral derecho
b. PA en espiración profunda
c. PA en inspiración profunda
d. Perfil izquierdo

2274. Organismo español que tiene competencia única en materia de seguridad nuclear y protección radiológica:

a. Ministerio de sanidad
b. Consejo de seguridad nuclear
c. Ministerio del Interior
d. INSALUD

2275. Proyección de elección para la visualización del túnel carpiano:

a. Oblicua anterior
b. PA
c. Perfil
d. Axial

2276. La galactografía se utiliza para:

a. Estudiar la extensión del cáncer de mama
b. Evaluar los conductos galactóforos en las pacientes lactantes
c. Evaluar los conductos galactóforos en los pacientes con secreción mamaria patológica
d. Es una técnica en desuso

2277. Las unidades Hounsfield miden:

a. Las dosis de radiación ionizante
b. La radiación difusa
c. El velo de la placa
d. Coeficientes de atenuación relativos al agua

2278. Proyección ideal para visualizar los vértices pulmonares:

a. Decúbito lateral y rayo horizontal
b. Hiperlordótica
c. Oblicua anterior derecha
d. Oblicua anterior izquierda

2279. Función de las pantallas intensificadoras u hojas de refuerzo:

a. Transformar la radiación X en luz que actúa sobre la emulsión sensible de la película radiográfica
b. Proteger la película radiográfica de agentes externos
c. Procurar la adecuada compresión de la película radiográfica
d. Disminuir la dosis de radiación al personal técnico

2280. Si en una única radiografía hemos de incluir las vértebras dorsales superiores y las cervicales, como colocaríamos al paciente con respecto al tubo de RX:

a. La porción catódica del tubo se dirigirá hacia las cervicales
b. La porción anódica del tubo se dirigirá hacia las dorsales
c. La porción catódica del tubo se dirigirá hacia las dorsales
d. Es indiferente la posición de las porciones anódica y catódica del tubo en relación con las vértebras cervicales o dorsales

2281. En una gammacámara, el tubo fotomultiplicador sirve para:

a. Trasformar radiación gamma en luz
b. Injertar el isótopo
c. Detectar la radiación alfa
d. Colimar el haz

2282. Qué criterios anatómicos hemos de seguir para saber si una radiografía PA de tórax está rotada:

a. La relación de las articulaciones esternoclaviculares con las apófisis espinosas
b. La alineación de las apófisis transversas de las vértebras dorsales
c. La colocación de las escápulas
d. El número de arcos costales por encima del diafragma

2283. Un cambio en el kilovoltaje afecta:

a. A contraste y la densidad
b. A la nitidez
c. A la densidad de la imagen
d. A ninguna de esas tres cosas

2284. Para el estudio AP de apófisis odontoides, el paciente ha de tener la boca:

a. Cerrada
b. Semiabierta
c. Ampliamente abierta
d. Es indiferente

2285. Una de las ventajas que presenta la TC respecto de la radiografía convencional es que:

a. No hay superposición de órganos a causa de las proyecciones
b. No hay radiación difusa al hacer la exploración
c. Una sola exposición permite muchas representaciones al cambiar las ventanas
d. Son ciertas A y C

2286. Las técnicas Doppler de ultra-sonidos tienen su indicación principal en:

a. La colecistitis
b. El estudio articular
c. El estudio de vasos
d. Pacientes poco colaboradores

2287. Cuál de estas condiciones producirá artefactos por descargas estáticas en la película radiográfica:

a. Cosas extrañas en las pantallas de refuerzo
b. Una elevada temperatura
c. Un bajo nivel de humedad
d. Defecto de revelado

2288. En la placa radiográfica las zonas más negras:

a. Han recibido menos cantidad de radiación
b. Corresponden a cristales de plata no revelados por el revelador
c. Son plata metálica fijada
d. Corresponden a zonas que no han pasado por el fijador

2289. En la proyección AP el haz central de rayos incide sobre la cara:

a. anterior
b. posterior
c. lateral derecha
d. lateral izquierda

2290. Para ver los senos paranasales efectuaremos la proyección:

a. Tredelemburg
b. Occipitomentoniana
c. Lateral derecha
d. Lateral izquierda

2291. Factor técnico más importante en el control de la calidad del haz de RX:

a. mAs
b. Tiempo de exposición
c. Kv
d. mA

2292. Para la realización de una histerosalpingografía en el estudio de esterilidad, la exploración ha de programarse:

a. Independientemente del periodo menstrual
b. Coincidiendo con la ovulación
c. En los diez días siguientes a la menstruación
d. Coincidiendo con el pico de la temperatura basal

2293. La mamografía con Bucky:

a. Mejora la definición
b. Aumenta los artefactos de movimiento
c. Empeora la definición
d. No modifica la definición

2294. La galactografía consiste en:

a. Puncionar la mama mediante ecografía
b. Efectuar un estudio bioquímico de las secreciones del pezón
c. Inyectar contraste al sistema ductal de la mama
d. Efectuar una biopsia dirigida mediante estereotaxia

2295. Cuáles de estos factores influye en la exposición de una placa:

a. Distancia foco-película
b. Utilización de contrastes
c. Unidades de disipación calórica del tubo
d. Bipedestación

2296. La práctica de un enema opaco con bario contraindica la realización el mismo día de:

a. Una ecografía
b. Una T.A.C. abdominal
c. Una gammagrafía tiroidea
d. Una gammagrafía ósea

2297. Proyecciones mamográficas más habituales:

a. Cráneo-caudal y oblicua lateral
b. Caudo-craneal y localizada
c. Lateral y oblicua
d. Localizada y colimada

2298. En relación con la rejilla antidifusora:

a. Reduce una parte de la radiación dispersa aunque exige aumentar la dosis al paciente
b. Elimina la radiación dispersa pero es necesario aumentar la dosis al paciente
c. Reduce parte de la radiación dispersa y es necesario disminuir la dosis
d. Reduce parte de la radiación dispersa, y la dosis al paciente es la misma tanto si se utiliza rejilla como si no se utiliza

2299. La energía que transporta una radiación electromagnética es directamente proporcional a:

a. La longitud de onda
b. El periodo
c. La frecuencia
d. Todas las anteriores

2300. En el tubo de RX el hecho de radiación se origina en:

a. El filamento
b. El cátodo
c. El polo negativo
d. El anticátodo

2301 C	2326 B	2351 B	2376 B
2302 C	2327 B	2352 C	2377 D
2303 D	2328 D	2353 B	2378 B
2304 A	2329 C	2354 C	2379 A
2305 C	2330 C	2355 D	2380 D
2306 A	2331 C	2356 A	2381 A
2307 D	2332 B	2357 C	2382 B
2308 B	2333 C	2358 B	2383 D
2309 C	2334 D	2359 B	2384 A
2310 D	2335 C	2360 B	2385 C
2311 D	2336 B	2361 C	2386 C
2312 C	2337 C	2362 A	2387 C
2313 D	2338 C	2363 D	2388 B
2314 C	2339 C	2364 A	2389 B
2315 B	2340 B	2365 A	2390 B
2316 B	2341 C	2366 B	2391 B
2317 A	2342 A	2367 B	2392 A
2318 D	2343 D	2368 A	2393 C
2319 C	2344 D	2369 A	2394 C
2320 C	2345 C	2370 C	2395 B
2321 A	2346 D	2371 B	2396 C
2322 B	2347 B	2372 B	2397 A
2323 C	2348 A	2373 A	2398 C
2324 D	2349 B	2374 B	2399 B
2325 B	2350 A	2375 D	2400 B

FALLOS:

2301. En resonancia magnética la imagen de los huesos se puede realizar por:

a. La alta densidad del calcio
b. La alta atenuación del tejido óseo
c. Los núcleos de hidrógeno
d. Ninguna de las anteriores

2302. En cuál de estas exposiciones hay menos dosis:

a. 1000 mA x 0,02 s x 40 Kv
b. 500 mA x 0,450 s x 60 Kv
c. 500 mA x 0,02 s x 80 Kv
d. 1000 mA x 0,02 s x 20 Kv

2303. En qué lugar de una sala de Rx se puede colocar normalmente un soporte vertical portachasis para efectuar radiografías:

a. En la pared protectora del lugar de control
b. En la pared que da a la cámara oscura de revelar
c. En la pared de la puerta de acceso a la sala
d. En la pared restante, que da a otra sala de Rx

2304. Para efectuar una ecografía de vejiga urinaria:

a. La vejiga ha de estar a máxima repleción
b. La vejiga ha de estar vacía antes de la exploración
c. Ha de efectuarse previamente una radiografía simple
d. Ha de tomar un laxante doce horas antes

2305. La fuente de obtención de datos de una tomografía computerizada está producida por:

a. Ultrasonidos
b. Electroimanes
c. Tubos de rayos X
d. Isótopos

2306. Se llama contraste radiológico:

a. La diferenciación entre estructuras contiguas a la radiología
b. El grado de ennegrecimiento de la radiografía
c. La claridad de la radiografía
d. Ninguna de las anteriores

2307. La radiación difusa:

a. Se produce nada más al hacer la placa
b. Depende directamente del espesor del enfermo
c. Contribuye al ennegrecimiento de la placa
d. Todas son válidas

2308. En el estudio de los pacientes con síntomas mamarios:

a. Se ha de radiografiar nada mas la mama sintomática
b. Se ha de hacer un estudio bilateral completo
c. Nada más se ha de hacer una proyección de la mama sintomática
d. Se hace una sola proyección bilateral

2309. La proyección de Stenver es un estudio suplementario de:

a. Escafoides
b. Rótula
c. Peñasco
d. Astrágalo

2310. Sobre la ecografía es FALSO:

a. Es un método barato, seguro y rápido para el diagnóstico de la patología abdominal
b. Permite valorar maniobras intervensionistas (drenajes, punciones...)
c. No utiliza radiaciones ionizantes
d. Está contraindicado en pacientes jóvenes y niños

2311. Ante la sospecha de una fractura de cadera, es FALSO:

a. Si se confirma la fractura antes de que el paciente abandone el servicio de radiodiagnóstico, se le efectuará una radiografía de tórax pre-operatoria
b. Siempre se efectúan dos proyecciones AP y axial
c. Se tratará de movilizar lo menos posible la extremidad del paciente presuntamente rota
d. Intentaremos poner al paciente en bipedestación

2312. 'Infección hospitalaria' o también:

a. anaerobia
b. aerobia
c. nosocomial
d. mixta

2313. Qué físico y premio Nóbel descubrió los rayos X:

a. Xoigtlander
b. Pierre Curie
c. Worgen
d. Roentgen

2314. Para el estudio de un tumor cerebral con resonancia magnética, plano NO indicado:

a. Plano axial
b. Plano coronal
c. Plano oblicuo
d. Plano sagital

2315. En la sala de espera Urgencias radiológicas se encuentra un paciente traumatizado con mucho dolor:

a. Le efectuaremos el estudio cuando le toque el turno por orden de llegada
b. Se le efectuará el estudio en primer lugar para mandarlo inmediatamente a urgencias
c. Si el resto de los pacientes que esperan se quejan, se les explicará de forma correcta que en los servicios de urgencias existen prioridades
d. No consideraremos que un paciente con dolor importante sea prioritario a otros pacientes del servicio de urgencias

2316. Tipo de fractura más frecuente en un niño:

a. Fractura conminuta
b. Fractura en tallo verde
c. Fractura por avulsión
d. Son correctas A y B

2317. Un 'artefacto radiológico' es:

a. Cualquier imagen que aparezca en una radiografía y que no sea representativa de la estructura del paciente
b. La zona más oscura del cuarto oscuro
c. Un tipo especial de película radiográfica
d. Una pantalla de refuerzo

2318. Para efectuar una radiografía lateral del codo:

a. El codo debe de estar flexionado en un ángulo aproximado de 90º
b. El codo debe de estar gentilmente extendido sobre la placa
c. El brazo y el antebrazo se colocan en posición lateral
d. Son correctas A y C

2319. En la realización de una radiografía, el foco fino mejora:

a. El contraste de la imagen
b. La densidad radiográfica
c. La percepción del detalle
d. Son correctas B y C

2320. La esterilización:

a. Destruye los gérmenes patógenos
b. Atenúa los gérmenes comunes
c. Destruye todos los gérmenes
d. Se denomina también pasteurización

2321. Para confirmar la existencia de un derrame pleural derecho sospechado en una radiografía de tórax PA y lateral debemos realizar:

a. Radiografía de tórax en decúbito lateral derecho
b. Radiografía de tórax en decúbito lateral izquierdo
c. TAC torácico
d. Resonancia magnética torácica

2322. En un tubo de rayos X, qué dirección llevan los electrones:

a. De positivo a negativo
b. De negativo a positivo
c. De positivo a positivo
d. De negativo a negativo

2323. En un TAC, la unidad de superficie se denomina:

a. Nivel
b. Matriz
c. Píxel
d. Voxel

2324. Con cual de los siguientes valores de exposición el paciente recibe menos dosis:

a. 58 Kv 100 mA 0.12 s
b. 64 Kv 100 mA 0.12 s
c. 64 Kv 200 mA 0.06 s
d. 64 Kv 100 mA 0.06 s

2325. La ingesta oral de contrastes baritados se utiliza en:

a. TAC abdominal
b. Estudio radiológico de la vía digestiva superior
c. Urografía intravenosa
d. Estudios ecográficos abdominales

2326. Para el estudio de una fístula anal con varios puntos de drenaje, qué contraste utilizaremos:

a. Ninguno
b. No-iónico
c. Baritado
d. Liposoluble

2327. Qué medio de contraste intravenoso produce menos reacciones adversas:

a. Iónicos
b. No-iónicos
c. Baritados
d. Ninguno las produce

2328. El servicio de admisión realiza habitualmente:

a. El control de los ingresos y las altas de hospitalización de agudos
b. La gestión de citas de consultas externas
c. La gestión de las colas de programación
d. Todas las anteriores

2329. Trabajando con exposímetro automático, para una radiografía de columna lumbar lateral usaremos:

a. Foco fino
b. La cámara de ionización lateral
c. Foco grueso
d. Las tres son correctas

2330. Técnica de elección para el adecuado estudio de la médula espinal:

a. TAC
b. Mielografía
c. Resonancia magnética
d. Ecografía

2331. En una posible fractura de huesos propios de la nariz:

a. Es importante el estudio radiológico de la lámina cribosa del etmoides
b. El rayo central se angulará 15º dependiendo de la forma de la nariz
c. Realizaremos una radiografía lateral de los huesos nasales diafragmando al máximo
d. Todas las respuestas son correctas

2332. Cuando tengamos que realizar un estudio radiológico a un paciente con demencia senil, que se niega a colaborar:

a. Si el paciente se niega a colaborar no se le efectuará el estudio radiológico
b. Trataremos de colocar al paciente adecuadamente con suavidad, sin ser bruscos en ningún momento, y efectuaremos el estudio lo más rápidamente posible, utilizando tiempos de exposición muy cortos para que la radiografía no salga movida
c. Le hablaremos muy alto para que nos oiga y le explicaremos la técnica que vamos a efectuar. En caso necesario le amenazaremos con sujetarlo para efectuar las radiografías
d. No haremos nada sin consultar el caso previamente con el médico que nos remite al paciente

2333. Para el diagnóstico de una torsión aguada del cordón espermático:

a. Radiografía de abdomen simple
b. TAC
c. Ecografía Doppler color
d. Mamografía

2334. Cuándo debe de utilizarse un aparato de rayos X portátil:

a. Cuando sean solicitados estudios radiológicos en quirófanos
b. Para efectuar estudios radiológicos en la UCI
c. En estudios radiológicos que se realicen en la unidad de quemados
d. Todas las respuestas son correctas

2335. Señalar la FALSA:

a. El imán es un componente básico del dispositivo de RM
b. Todas las intensidades de los campos magnéticos de los imanes se miden en unidades Tesla o Gauss
c. Deben ingerirse grandes cantidades de contraste baritado para la realización de un estudio con RM
d. Cada sistema de RM tiene un mínimo de dos ordenadores

2336. Con una intensidad de corriente de cien miliamperios, qué tiempo debemos aplicar para conseguir una exposición de 4 mAs:

a. 0,45 segundos
b. 0.04 segundos
c. 0,4 segundos
d. 0,004 segundos

2337. Qué formato de chasis utilizaremos habitualmente para la realización de una radiografía de tobillo:

a. 35 x 43 cm
b. 30 x 40 cm
c. 24 x 30 cm
d. Es indiferente

2338. Primer método de imagen a utilizar en el estudio de la disfagia esofágica:

a. Ecografía abdominal
b. TAC torácico
c. Esofagograma baritado
d. Enema opaco

2339. Son elementos de una película radiográfica:

a. El chasis
b. Las pantallas de refuerzo
c. La emulsión
d. Todas

2340. En una radiografía simple de abdomen visualizar vemos:

a. Desde silueta hepática a zona renal
b. Desde cúpulas diafragmáticas hasta la sínfisis púbica
c. Desde la sínfisis púbica a L1
d. Ninguna de las tres

2341. En una proyección oblicua de mano, cuál es el punto de centraje correcto:

a. Los dedos juntos y estirados
b. La mano reposa sobre el borde y su plano forma un ángulo de 90º con el plano de la placa
c. La cabeza del tercer metacarpiano
d. El pulgar

2342. En qué posición se realiza normalmente la placa de tórax en un lactante:

a. En AP
b. En PA
c. En cualquier posición incluidos los decúbitos
d. Todas son correctas

2343. Es una medida contra la radiación externa:

a. La disminución del campo de radiación
b. La reducción del tiempo de exposición
c. El uso de prendas y material de protección
d. Las tres

2344. En el almacenamiento de las cajas de placas radiográficas debemos tomar precauciones, como:

a. Almacenar una encima de la otra
b. Usar un lugar cálido
c. Las cajas abiertas siguen protegiendo a la película de la humedad
d. Usar un lugar fresco, pues el frío favorece la conservación

2345. En una mamografía, el momento ideal para realizar el disparo es:

a. En el momento de inspiración profunda
b. Expiración
c. Respiración suspendida en la fase espiratoria
d. Cuando la paciente este con el brazo levantado

2346. Para efectuar una proyección axial del calcáneo:

a. El paciente debe de estar sentado o acostado
b. Las piernas deben de estar extendidas en posición AP
c. Se centra en el aspecto plantar de los talones con el tubo angulado 40º
d. Todas las respuestas son correctas

2347. Reducción total del número de rayos remanentes en un haz de rayos X, después de penetrar a través de un grosor determinado de materia:

a. Dispersión diferencial de contraste radiológico
b. Atenuación
c. Capa hemirreductora
d. Coeficiente másico de interacción

2348. La realización de una radiografía en proyección lateral de tórax normalmente se hará:

a. En inspiración profunda y con los brazos levantados
b. Elevando los brazos hasta la cabeza y en espiración
c. Inclinándose hacia delante hasta 60º
d. Son correctas A y B

2349. La urografía intravenosa, es FALSO:

a. Se utiliza para el estudio de los riñones, uréteres y vejiga
b. Se realiza para el correcto estudio de los ovarios y del útero
c. Requiere la inyección de contraste intravenoso
d. El paciente debe estar en ayunas

2350. NO es una fuente radioactiva:

a. Ecógrafo
b. Rayos X
c. Material de radioinmunología
d. Bomba de cobalto

2351. Sobre el miliamperaje:

a. Cuanto más corto es el tiempo de exposición menor es el miliamperaje
b. El miliamperaje requerido para una exposición dada es inversamente proporcional al tiempo de exposición
c. A tiempo de exposición mas largo, mayor el miliamperaje
d. El miliamperio segundo puede ser considerado como el factor único que controla la cantidad de exposición si se varía el kilovoltaje

2352. Área del blanco sobre la que inciden los electrones y desde la que se emiten los rayos X:

a. Rotor
b. Estator
c. Punto focal
d. Diafragma

2353. El intestino delgado esta compuesto por:

a. Colon ascendente, transverso y descendente
b. Duodeno, yeyuno e ileon
c. Ciego y sigma
d. Ampolla rectal y colon izquierdo

2354. Factores más comunes que el técnico puede controlar al realizar una exposición radiográfica:

a. Miliamperaje y tiempo de exposición
b. Distancia foco-película y kilovoltaje
c. Ambas son correctas
d. Ninguna lo es

2355. El efecto de las radiaciones ionizantes sobre los tejidos depende de:

a. La energía de la radiación
b. La naturaleza de la radiación
c. El tiempo de exposición
d. Todas las anteriores son correctas

2356. Las proyecciones oblicuas de tórax deben de ser efectuadas:

a. Como exploración complementaria para confirmar o descartar patología visualizada o sospecha en una radiografía de tórax
b. Para confirmar la existencia de derrames pleurales
c. Para estudiar la patología esofágica
d. Como primer método de imagen en el estudio preoperatorio de tórax

2357. Al realizar radiografías en quirófano hay que tener la especial precaución de:

a. Entrar siempre por la puerta más grande
b. Colocarnos al lado derecho
c. No tocar las áreas estériles
d. Colocarnos al lado izquierdo

2358. Los dispositivos limitadores del haz de rayos X, de apertura variable, son conocidos habitualmente como:

a. Parrillas antidifusoras
b. Colimadores
c. Conos
d. Parrillas móviles

2359. Función del dosímetro:

a. Mide el daño que produce la radiación
b. Medir las dosis de radiación
c. Protege de las radiaciones
d. Medir los disparos que se han realizado

2360. Qué es un sistema 'luz día':

a. Un sistema de revelado que se efectúa al aire libre
b. Un sistema de revelado que no requiere cuarto oscuro para cargar y descargar la película
c. Una sala de informes que utiliza luz natural
d. Ninguna respuesta es correcta

2361. La energía intrínseca de la radiación es:

a. Directamente proporcional a la frecuencia y a la longitud de onda
b. Inversamente proporcional y directamente proporcional a longitud de onda
c. Directamente proporcional a la frecuencia e inversamente proporcional a la longitud de onda
d. Ninguna de las anteriores es correcta

2362. Ante la sospecha de una neoplasia pulmonar en un estudio radiológico convencional de tórax:

a. TAC torácico
b. Arteriografía aórtica
c. Gammagrafía de ventilación-percusión
d. Ecografía torácica

2363. La resonancia magnética ha demostrado ser una técnica efectiva para la evaluación de la disección aórtica torácica. Entre sus ventajas:

a. Una gran ventaja es que no requiere contraste para el estudio de la disección aórtica
b. Permite obtener imágenes multiplanares
c. Es una técnica no invasiva
d. Las tres cosas

2364. En el rango de interés diagnostico, la mayoría de los rayos X se originan como:

a. Radiación de frenado
b. Rayos X característicos
c. Radiación de formación de pares
d. Todas son falsas

2365. Qué tipo de estudio radiológico con contraste debe de efectuarse en una paciente que se estudia por infertilidad y con sospecha de obstrucción tubárica:

a. Histerosalpingografía
b. Urografía intravenosa
c. Cistografía
d. TAC pélvico

2366. Para evitar la perdida de definición debida al movimiento manteniendo la misma dosis:

a. Disminuiremos el kilovoltaje
b. Disminuiremos el tiempo de exposición y aumentaremos la intensidad
c. Disminuiremos el tiempo de exposición y aumentaremos el kilovoltaje
d. Ninguna de las anteriores es cierta

2367. La aortagrafía es una técnica:

a. de valoración de la aorta por RM
b. de radiología vascular que se utiliza para valorar la aorta, tras la inyección de contraste intravenoso en la arteria femoral
c. de valoración de la aorta por ecografía Doppler color
d. de radiología vascular que no necesita la utilización de contrastes intravenosos

2368. En qué proyección del cráneo se irradia menos el cristalino:

a. PA
b. Lateral derecho
c. Lateral izquierdo
d. AP

2369. Qué kilovoltaje se debe utilizar en la realización de un estudio baritado de colon (enema opaco):

a. Por encima de 100
b. Por debajo de 60
c. Por debajo de 80 y foco fino
d. No emplearemos kilovoltaje

2370. Qué proyección de las articulaciones sacroilíacas se realiza con angulación cefálica (30-35°):

a. Anteroposterior
b. Oblicua
c. de Ferguson
d. Ninguna de las tres

2371. La ecografía endovaginal está indicada para los siguientes estudios, EXCEPTO:

a. La cavidad endometrial
b. Asas intestinales
c. Los ovarios
d. Útero grávido (primer trimestre del embarazo)

2372. El TAC torácico de alta resolución está indicado para:

a. El estudio del tromboembolismo pulmonar
b. Estudio de la enfermedad pulmonar infiltrativa difusa
c. Estudio de los aneurismas de la aorta torácica
d. Estadiaje de carcinoma pulmonar

2373. Los ultrasonidos son ondas:

a. sonoras de alta frecuencia
b. electromagnéticas de lata intensidad
c. sonoras con alta longitud de onda
d. electromagnéticas no audibles

2374. La definición de enfermedad:

a. Es totalmente objetiva y cuantificable
b. Puede incorporar elementos subjetivos
c. Requiere cierto grado de incapacidad laboral
d. Ninguna de las anteriores es correcta

2375. La proyección AP de rodillas en carga se realizará:

a. Con el paciente colocado en bipedestación delante de la rejilla vertical y la espalda apoyada en ella
b. Con las rodillas extendidas y el peso distribuido por igual entre ambos pies
c. Con el rayo central horizontal y centrado en el punto medio entre las rodillas a nivel de los vértices de las rótulas
d. Todas las respuestas son correctas

2376. En una proyección PA de cráneo:

a. La radiación al cristalino es la misma que en una realizada en AP
b. Los peñascos se proyectan en el centro de las orbitas
c. Hay superposición de los contornos de la fosa anterior del cráneo
d. Los peñascos se proyectan en el borde inferior de las órbitas

2377. En el manejo del paciente politraumatizado, es FALSO:

a. El paciente deberá moverse en bloque
b. Entre las primeras radiografías a realizar está la lateral de columna cervical
c. Si está agitado, avisaremos al radiólogo supervisor para valorar la sedación del paciente antes de efectuar las radiografías
d. El primer paso será un TAC craneal

2378. Cuando los electrones impactan con el ánodo, la energía cinética que poseen se transforma en:

a. Eléctrica y radiante
b. Calorífica y radiante
c. Calorífica y eléctrica
d. Radiante únicamente

2379. Exposición es igual a:

a. Tasa de exposición x tiempo
b. Tasa de exposición x distancia
c. Tiempo de exposición x carga
d. Tiempo de exposición x distancia

2380. El miliamperaje es una medida de:

a. Dosis de radiación
b. Penetración de la radiación
c. Cantidad de radiación
d. Intensidad de radiación

2381. Ante la sospecha de un cuerpo extraño metálico en el tracto digestivo interno:

a. Radiografía simple de abdomen
b. Estudio esófago-gastro-duodenal
c. Enema opaco
d. Transito intestinal baritado

2382. Para la correcta realización de un estudio esófago-gastro-duodenal, con bario el paciente debe:

a. Seguir dieta y aplicar enemas de limpieza
b. Estar en ayuno de ocho horas
c. No necesita ayuno
d. Todas son falsas

2383. El estudio gastroduodenal se efectúa (señale la FALSA):

a. Con el paciente en ayunas
b. Tras la ingestión oral de contraste baritado
c. En una sala telecomandada
d. Su principal indicación es la valoración de patología hepática, esplénica o pancreática

2384. Contrastes intravenosos que se utilizan para la realización de flebografías y arteriografías:

a. Contrastes no iónicos
b. Contrastes baritados
c. Suero fisiológico
d. Ninguno

2385. En la proyección AP de antebrazo cómo se colocará la mano para que el cúbito y el radio no se superpongan:

a. En lateral
b. En prono
c. En supino
d. Medio oblicua

2386. Enfermedad accidental transitoria, generalmente infecciosa que ataca al mismo tiempo y en la misma región a gran número de personas:

a. Pandemia
b. Endemia
c. Epidemia
d. Ninguna de las tres

2387. Señalar la FALSA:

a. Al paciente traumatizado sólo hay que moverlo si es imprescindible
b. Los estudios radiológicos cuando exista sospecha de fractura vertebral deberán ser realizados con el paciente en supino, con el tubo y la placa apropiadamente colocados, para efectuar proyecciones laterales de la columna
c. Con mucho cuidado se pueden movilizar al paciente y ponerlo en decúbito lateral para efectuarle radiografías laterales de la columna para descartara fracturas vertebrales
d. El paciente debe de ser movilizado cuando es absolutamente imprescindible 'en bloque'

2388. La resonancia magnética cerebral es útil para estudiar lo siguiente, EXCEPTO:

a. Aneurismas cerebrales no rotos
b. Hemorragia cerebral aguda
c. Malformaciones arteriovenosas
d. Oclusiones arteriales

2389. Interacción con la capa externa de los átomos, que dispersa el fotón, reduce su energía e ioniza el átomo:

a. Efecto fotoeléctrico
b. Efecto Compton
c. Radiación dispersa
d. Formación de pares

2390. La colangiopancreatografía retrograda endoscópica (E.R.C.P.) es la técnica empleada para visualizar:

a. Venas y arterias hepáticas
b. Vía pancreática y biliar
c. Estómago e intestino delgado
d. Sistema excretor renal

2391. La indicación de 'zona vigilada' es un trébol:

a. verde sobre fondo blanco
b. gris azulado sobre fondo blanco
c. amarillo sobre fondo blanco
d. rojo sobre fondo blanco

2392. La realización de un enema opaco está indicada para estudiar:

a. El tracto digestivo inferior
b. El tracto digestivo superior
c. La vesícula biliar
d. El páncreas y el duodeno

2393. NO es una propiedad de los rayos X:

a. Son eléctricamente neutros
b. Su velocidad de propagación es igual a la de la luz
c. Aumentan de intensidad al aumentar la distancia
d. No son reflectados por lentes o espejos

2394. Para la realización de la pielografía retrógrada es necesario:

a. Inyección intravenosa de contraste
b. Sondaje vesical
c. Catéter desde uretra a uréter
d. Sondaje uretral

2395. Proyección adecuada para la visualización del hueso occipital:

a. Occipitofrontal con angulación de 20°
b. Frontooccipital con angulación de 30° (Towne)
c. Occipitomentoniana con angulación de 30°
d. Ninguna de las anteriores

2396. Para la proyección AP de columna cervical hay que angular el rayo en dirección cefálica de:

a. 30°-40°
b. 2°-8°
c. 15°-20°
d. Ninguna de las tres

2397. Ley del inverso de los cuadrados:

a. A una distancia cinco veces superior se obtiene una radiación veinticinco veces menor
b. A una distancia doble se obtiene una radiación dos veces mayor
c. A una distancia triple, se obtiene una radiación seis veces menor
d. Todas son incorrectas

2398. Factor de exposición más importante en el control de la calidad del haz de rayos X:

a. El miliamperio segundo
b. El tiempo de exposición
c. El kilovoltaje
d. La filtración

2399. En una resonancia magnética la frecuencia es:

a. El número de imanes que lleva
b. El número de veces que se repite un determinado proceso por unidad de tiempo
c. La reducción de la energía o intensidad de un haz de radiación
d. Ninguna de las tres

2400. Qué entendemos por 'estudio dinámico de la columna cervical':

a. El estudio radiológico básico de la columna cervical en proyección AP y lateral
b. El estudio radiológico de la columna cervical en proyección lateral en flexión y en proyección lateral en extensión
c. El estudio radiológico de la columna cervical en proyección oblicua con la finalidad de visualizar los agujeros de conjunción
d. El estudio de la columna cervical en proyección AP flexión y extensión

2401 A	2426 A	2451 D	2476 B
2402 B	2427 B	2452 B	2477 A
2403 C	2428 A	2453 C	2478 D
2404 D	2429 C	2454 C	2479 B
2405 D	2430 A	2455 D	2480 B
2406 C	2431 B	2456 C	2481 D
2407 D	2432 A	2457 D	2482 D
2408 C	2433 C	2458 C	2483 B
2409 A	2434 C	2459 B	2484 D
2410 D	2435 D	2460 C	2485 C
2411 D	2436 B	2461 C	2486 A
2412 C	2437 B	2462 B	2487 B
2413 D	2438 B	2463 C	2488 C
2414 B	2439 B	2464 D	2489 A
2415 D	2440 B	2465 D	2490 C
2416 C	2441 C	2466 D	2491 C
2417 C	2442 B	2467 B	2492 B
2418 C	2443 C	2468 C	2493 A
2419 D	2444 B	2469 B	2494 B
2420 C	2445 B	2470 C	2495 A
2421 C	2446 C	2471 B	2496 B
2422 A	2447 D	2472 A	2497 A
2423 D	2448 D	2473 A	2498 C
2424 B	2449 B	2474 B	2499 B
2425 D	2450 D	2475 B	2500 B

FALLOS:

2401. La ecografía:

a. Genera las imágenes a partir del rebote de las ondas en los tejidos
b. Genera las imágenes de forma similar a las radiografías, al disminuir la intensidad de las ondas al atravesar los tejidos
c. Produce lesiones en los tejidos sensibles por disminución de la temperatura
d. Ninguna de las anteriores es correcta

2402. Técnica que NO se realiza normalmente en el servicio de radiología:

a. Radiología simple   b. Electromiografía
c. TAC   d. Mamografía

2403. NO es una función propia de la unidad de documentación clínica:

a. La codificación de las altas hospitalarias
b. La custodia de las historias clínicas
c. La elaboración de los informes de alta
d. La ordenación de las historias clínicas

2404. La finalidad de la protección radiológica es proteger de los riesgos que conlleva la utilización de equipos o materiales que produzcan radiaciones ionizantes:

a. A la población en general
b. Al individuo y a su descendencia
c. Tan sólo al profesional expuesto
d. Son correctas A y B

2405. Son agentes antiinfecciosos:

a. Antisépticos   b. Antibióticos
c. Antifúngicos   d. Todos los anteriores

2406. Qué órgano excreta más del 90 % de contraste intravenoso administrado:

a. Sudor y lágrimas   b. Hígado
c. Riñón   d. Intestino

2407. El TAC torácico está indicado para:

a. Estudio de una masa pulmonar
b. Estudio de patología mediastínica
c. Estudio de sospecha de aneurisma de la aorta torácica
d. Los tres

2408. Qué tipo de tejido biológico tiene la menor radiosensibilidad:

a. Tejido linfático
b. Médula ósea y gónadas
c. El músculo y las neuronas
d. Cornea y hueso en crecimiento

2409. La proyección de Waters o naso-mento-placa:

a. Es el estudio básico para la valoración de los senos paranasales frontales, etmoidales y maxilares
b. Proporciona una visión magnifica de las articulaciones temporo-mandibulares
c. Valora de forma muy adecuada los senos esfenoidales
d. Actualmente no la realizamos porque se ha quedado obsoleta

2410. Para la realización de placas en lactantes:

a. Debemos darles órdenes claras
b. Debemos hacerles llorar
c. Procuraremos que la placa esté rotada
d. Procuraremos una inmovilización eficaz y protección gonadal

2411. Para realizar una uretrocistografía retrógrada colocaremos la sonda o catéter en:

a. Localización suprapúbica
b. Vejiga
c. Uréter
d. Uretra

2412. Primer método de imagen para la valoración de patología hepática, esplénica o pancreática:

a. Estudio gastroduodenal
b. RM
c. Ecografía abdominal
d. Enema opaco

2413. El trébol verde nos indica:

a. Una zona con intensidad de radiación media
b. Que se pueden superar los 15 mSv
c. Que es necesario utilizar dosímetro
d. Todas son correctas

2414. Posición correcta en la proyección AP de hombro con rotación neutra del húmero:

a. La mano colocada en supinación
b. La palma de la mano apoyada en el muslo
c. El codo flexionado rotando el brazo internamente
d. La posición del brazo es indiferente

2415. La atresia de coanas es:

a. Una malformación congénita de la cavidad nasal
b. Una malformación que no permite el paso de una sonda entérica por la nariz
c. Una deformidad de las caderas
d. Son correctas A y B

2416. Método de imagen para la valoración de patología en la vesícula biliar:

a. TAC abdominal
b. Colecistografía oral
c. Ecografía vesicular
d. Colangiopancreatografía retrógrada

2417. Las densidades en el TAC se miden en:

a. Gauss   b. Cm3
c. Unidades Hounsfield   d. Milirems

2418. A qué se deben los artefactos por electricidad estática advertidos en las radiografías veladas:

a. A veladuras de luz
b. Radiación dispersa
c. Acumulación de electrones
d. Humedad y mal almacenamiento de películas

2419. La angiografía cerebral por resonancia:

a. Proporciona la visualización del flujo normal y laminar de la sangre dentro del sistema vascular

b. Es muy útil en la valoración de la patencia o permeabilidad de los vasos

c. En circunstancias normales no requiere el uso de medios de contraste como la angiografía convencional

d. Todas las respuestas son correctas

2420. Ante la sospecha de aspiración de un cuerpo extraño endobronquial:

a. Placa de abdomen

b. Placa de cráneo

c. Placa de tórax en inspiración y espiración

d. Todas son ciertas

2421. Es una contraindicación absoluta para realizar RM:

a. La falta de colaboración del paciente

b. La corta edad del paciente

c. Pacientes portadores de clips quirúrgicos ferromagnéticos

d. Pacientes gestantes

2422. Para la realización de una placa de tórax en proyección PA en un chasis convencional con Bucky a un adulto de 75 Kg y una distancia foco-placa de 180 cm, técnica más adecuada:

a. 110 Kv – 5 mAs   b. 40 Kv – 2 mAs

c. 30 Kv – 3 mAs   d. 125 Kv – 50 mAs

2423. Los procedimientos intervensionistas guiados por imagen, pueden efectuarse bajo control:

a. Ecográfico   b. Fluoroscópico

c. TAC   d. Las tres

2424. En la sala telecomandada, se está realizando una U.I.V. a un paciente ingresado. En caso de cálculos radiolucentes, cómo se comportan en la fase excretora:

a. Isodensos con respecto al contraste

b. Hipodensos con respecto al contraste

c. Hiperdensos con respecto al contraste

d. Todas son falsas

2425. Debemos realizar una TC a un niño, minimizaremos la dosis de radiación. Respecto de los protectores de bismuto, es FALSO:

a. La utilización de los protectores de bismuto ha dado lugar a artefactos de rayas que afectan moderadamente a las imágenes

b. En los exámenes de tórax y cuello, la reducción de mAs se ha mostrado más eficiente que los protectores de bismuto

c. El uso de piezas protectoras de bismuto, para proteger ciertos órganos del paciente en exámenes de TC, ha sido recomendada recientemente

d. Los órganos cercanos al protector (cristalino, tiroides…) tendrán menor disminución de dosis que los órganos más profundos

2426. Un recién nacido vomita desde el primer biberón, se sospecha que tiene una atresia de esófago, cómo realizaremos la técnica diagnóstica:

a. Radiografiando al niño con una sonda radiopaca

b. Realizando una radiografía simple de abdomen

c. Realizando una ecografía

d. Ninguna es correcta

2427. El rango de corte para el estudio de cavum mediante TC va desde:

a. Desde base de cráneo a la C6

b. Desde la línea infraorbitomeatal hasta pasada la mandíbula

c. Con hiperextensión de cuello desde la línea supraorbitomeatal hasta la mandíbula

d. Desde la pared posterior del seno esfenoidal hasta terminar el seno frontal

2428. Qué radiografía debemos realizar a un paciente cuando el traumatólogo quiere confirmar una lesión de Hill-Sachs:

a. De hombro en rotación interna y axilar

b. AP y axial de cadera

c. Tangencial de rótula

d. Anteroposterior (estrés) y lateral (estrés) de tobillo

2429. Un paciente con lumbociatalgia por posible hernia discal acude a nuestro servicio para que le realicemos un estudio de TC lumbar. Con respecto a un examen de rutina, es FALSO:

a. La angulación será lo más paralela posible a cada espacio intervertebral

b. El primer corte deberá pasar inmediatamente caudal al reborde inferior del pedículo

c. El último corte de cada espacio siempre debe de realizarse en el borde superior del pedículo inferior

d. Haremos tres paquetes de cortes en los tres últimos espacios lumbares

2430. Cómo se verá un meningioma calcificado en RM en T1 y en T2:

a. Con baja señal

b. Con alta señal

c. Hipointenso en T1 e hiperintenso en T2

d. Hipointenso en T2 e hiperintenso en T1

2431. En un estudio TC-AR de tórax, cómo realizaríamos el estudio:

a. Una hélice de 10 mm de espesor de corte, con un incremento de mesa de 10 mm

b. Cortes axiales de 1 mm de espesor de corte, con un incremento de mesa de 10 mm

c. Una hélice de 1 mm de espesor de corte, con un incremento de mesa de 10 mm

d. Cortes de 10 mm de espesor, con incremento de mesa de 10 y reconstrucción a 1 mm

2432. El servicio de traumatología nos solicita una radiografía de cadera en AP con rotación interna de la extremidad. Esta proyección nos muestra:

a. El cuello femoral en toda su extensión

b. El trocánter menor claramente visible

c. El cuello femoral acortado

d. Son correctas A y B

2433. En la misma sala de radiología general, a un paciente con una espondilolistesis lumbar, qué proyección debemos realizar para demostrar espondilolisis:

a. Lateral de columna lumbar en bipedestación, flexión-extensión

b. AP de columna lumbar

c. Oblicuas de columna lumbar

d. Ninguna de las anteriores

2434. Tenemos un paciente citado para hacer una angio-TC para descartar un T.E.P. y el radiólogo nos dice que hagamos la medición para calcular el retraso y de esta manera hacer el estudio lo más adecuado al paciente. Dónde haríamos el Bolus-Time:

a. En aorta ascendente

b. En aorta descendente

c. A la salida de la arteria pulmonar

d. En la arteria pulmonar derecha

2435. Con qué ventana filmaríamos las imágenes de este estudio:

a. Con una ventana de abdomen aproximada de 350/40

b. Con una ventana de mediastino aproximada de 300/20

c. Con una ventana de hueso y con realce de bordes

d. Con una ventana de aproximadamente 700/100

2436. Durante la realización de una ecografía ginecológica se visualizan imágenes cálcicas de un probable tumor uterino miomatoso, que son:

a. Peritoneales

b. Retroperitoneales

c. Parietales

d. Ninguna es correcta

2437. En radiología general cuando realizamos proyecciones oblicuas de tórax:

a. Las estructuras posteriores, como los lóbulos inferiores, se visualizan por medio de las proyecciones oblicuas anteriores

b. Las estructuras pertenecientes a las regiones anteriores, como el lóbulo medio, se ponen de manifiesto mediante las proyecciones oblicuas anteriores

c. Las proyecciones oblicuas de tórax, se realizan siempre en posteroanterior

d. Ninguna es correcta

2438. Si nos solicitan un estudio de TC urgente, cuál será el primer procedimiento que debemos realizar tras encender el escáner:

a. Calibración con 'phantoma' de agua
b. Calentamiento del filamento y calibración de aire
c. Ser realizará la exploración bajando los parámetros Kv, mAs
d. Son correctas A y B

2439. En un paciente traumatizado queremos valorar una diástasis del pubis, Qué proyección debemos realizar:

a. Proyección de Rhese
b. AP de pelvis
c. Proyección alar
d. Proyección obturatriz

2440. Respecto de la realización de una Aortografía, es FALSO:

a. Es una técnica de imagen para el estudio de la aorta
b. Es una exploración no invasiva
c. El paciente debe estar monitorizado
d. Generalmente se punciona la arteria femoral común

2441. Es FALSO que:

a. Usando un TR largo y un TE corto se obtienen imágenes potenciadas en densidad protónica
b. La médula y el LCR se pueden distinguir en T1 y T2
c. En general en las imágenes potenciadas en T1 el líquido aparece blanco
d. El uso de secuencias rápidas permite acortar el tiempo de adquisición

2442. Realizamos una TC cerebral a un paciente que presenta un hematoma subdural hipodenso, qué significa:

a. El hematoma es agudo
b. El hematoma es crónico
c. Que tiene aire en su interior
d. Que tiene grasa en su interior

2443. Realizamos una TC cerebral a otro paciente que presenta una hemorragia subaracnoidea con hiperdensidad, dónde está localizada:

a. Espacio subdural
b. Intraparenquimatosa
c. Cisternas de la base, surcos y ventrículos
d. Ninguna es correcta

2444. En la realización de una TC de cuello en un paciente post-operado de una neoplasia ORL, es FALSO:

a. Es necesaria la ausencia de deglución
b. Nunca debe de retirarse la cánula de traqueotomía
c. Se puede realizar en apnea
d. Se administrará contraste intravenoso

2445. Una niña de 2 meses con sospecha de luxación de cadera, En qué postura se debe realizar un corte frontal con el ecógrafo:

a. La pierna debe estar extendida
b. La pierna flexionada sobre el muslo y este sobre la pelvis, en abducción
c. La pierna flexionada sobre el muslo y este sobre la pelvis, en aducción
d. No se realiza corte frontal

2446. En una supuesta perforación de víscera hueca abdominal y ante la imposibilidad de realizar radiografías en bipedestación, qué proyección debemos realizar para descartar un neumoperitoneo:

a. Decúbito supino
b. Decúbito prono
c. Decúbito lateral Izq. con rayo horizontal
d. Decúbito lateral Der. con rayo horizontal

2447. Qué hallazgo marca el límite entre la fase arterial y la portal en una TC con contraste intravenoso:

a. La repleción de la arteria hepática
b. La repleción de la vena porta
c. La repleción de la arteria hepática y la vena porta
d. La repleción de las venas suprahepáticas

2448. Si decimos que a un paciente se le ha realizado una nefrostomía percutánea:

a. Es que se le ha realizado una biopsia de riñón a través de la piel y guiado por ecografía o TC
b. Se le ha colocado un catéter en la vía biliar principal que se conecta a bolsa de drenaje
c. Se ha realizado termoablación con radiofrecuencia a un tumor renal
d. Se ha colocado un catéter en la pelvis renal que se conecta a bolsa de drenaje

2449. En un joven que ha sufrido una caída de bicicleta sospechamos una fractura de Smith. Qué proyecciones debemos realizar:

a. De codo en AP y lateral
b. De muñeca en PA y lateral
c. De tobillo en AP y lateral
d. De pie en dorsoplantar y dorsoplantar oblicua

2450. Con la realización de una ecografía Doppler renal se obtendrá información acerca de...

a. Características de los quistes parapléjicos
b. La excreción de un contraste yodado
c. Los defectos de repleción del tracto urinario
d. Presencia de flujos vasculares

2451. Qué secuencia muestra el tejido adiposo hipointenso:

a. Eco de gradiente
b. SE potenciado en T2
c. SE potenciado en T1
d. Inversión recuperación (STIR)

2452. Tenemos un paciente de 15 años de edad, diagnosticado de una neumonía y nos solicitan una radiografía lateral de tórax para confirmar localización. En la PA de tórax se 'borra' (signo de la silueta) el borde cardíaco derecho. Cuál sería la localización más probable de la misma:

a. El lóbulo inferior derecho
b. El lóbulo medio
c. En língula
d. En lóbulo inferior izquierdo porque está en PA

2453. Los tejidos con tiempos de relajación T1 corto:

a. Aparecen brillantes
b. Un ejemplo son los tejidos grasos
c. Ambas son correctas
d. Ninguna lo es

2454. Recibimos un paciente con un traumatismo craneal grave, qué exploración diagnóstica se realizará en primer lugar:

a. Radiografía simple de cráneo
b. Arteriografía cerebral
c. Una tomografía computerizada
d. RM

2455. De la consulta de neumología nos solicitan una placa de tórax a un paciente con un E.P.O.C. Cuáles de estos signos son característicos de dicha enfermedad:

a. Horizontalización de las costillas
b. Disminución de los espacios intercostales
c. Aplanamiento del diafragma
d. Son correctas A y C

2456. La sangre presentará características cambiantes según la edad del hematoma. Con respecto a la RM, qué hematoma presentará una señal hiperintensa tanto en T1 como en T2:

a. El agudo (24 a 72 h.)
b. El subagudo precoz (días 4 a 7)
c. El subagudo tardío (días 8 a 14)
d. El crónico (más de 14 días)

2457. Si a un paciente le tenemos que preparar un enema para visualizar la porción de colon descendente, sigma y recto, Cuál sería la proporción estimada:

a. 250 cc de suero y 250 cc de gastrografin
b. 500 cc de suero y 125 cc de gastrografin
c. Gastrografin directo sin diluir
d. 250 cc de suero 7,5 cc de gastrografin

2458. En la sala telecomandada el radiólogo hace el diagnóstico de divertículo de Zenker. Qué prueba se está realizando:

a. Un enema opaco
b. Una uretrocistografía permiccional seriada (C.U.M.S.)
c. Un faringoesofagograma
d. Tránsito intestinal por enteroclisis

2459. Si nos facilitan una angio-TC de mesentéricas mediante bolus, dónde colocaríamos el cursor para realizar la medición:

a. En la aorta abdominal justo debajo del diafragma
b. En el plano inferior del tronco celiaco si no evidenciamos la salida de la mesentérica
c. En el plano superior del tronco celiaco si no evidenciamos la salida de la mesentérica
d. En el plano anterior a la visualización de los polos superiores renales

2460. En RM cuál es la intensidad de la señal de los tendones:

a. Hipointenso en T1 e hiperintenso en T2
b. Hipointenso en T2 e hiperintenso en T1
c. Hipointenso en ambas secuencias
d. Hiperintenso en ambas secuencias

2461. La colangiografía Trans-Kher se realiza para valorar:

a. Conducto de Warton
b. Vesícula biliar
c. Colédoco y árbol biliar post-cirugía
d. Ninguna es correcta

2462. Un paciente ingresa en urgencias con hemorragia digestiva por sangrado a través de varices esofágicas. Su especialista solicita al radiólogo intervencionista que valore la realización de un T.I.P.S.S., que consiste en:

a. Realizar un cierre de las varices esofágicas a través de un tubo de endoscopia
b. A través de la vena yugular, llegar a una vena suprahepática y colocar una prótesis hasta la vena porta para descomprimir el sistema venoso del esófago y del estómago
c. A través de la arteria femoral, cateterizar selectivamente la arteria hepática y ocluirla
d. Realizar una biopsia para descartar cirrosis hepática

2463. En la sala telecomandada, tenemos un paciente con sospecha de litiasis en la glándula submaxilar qué conducto debemos canalizar para realizar una hialografía:

a. Wirsung   b. Stenon
c. Warton   d. Monro

2464. Nos llega a la sala de radiología de urgencias un niño que se ha caído en el patio del colegio. El médico sospecha una fractura de Galeazzi, Qué radiografía debemos realizar:

a. Proyección de Waters
b. Proyección de huesos propios de la nariz
c. Lateral y axial de calcáneo
d. AP y lateral de antebrazo

2465. Cuál NO será una indicación de flebografía de MMII:

a. Trombosis venosa profunda
b. Enfermedad varicosa
c. Aplasia valvular
d. Atropamiento de la arteria Poplítea

2466. Los tejidos con tiempo de relajación T1 largo:

a. Aparecen con señal baja
b. Un ejemplo de estos tejidos son zonas tipo agua como el LCR
c. Son imágenes potenciadas en T1
d. Todas son correctas

2467. La sustracción en angiografía digital, se realiza:

a. Mediante un sistema de conversión analógico-digital
b. En tiempo real
c. Invirtiendo la imagen en negativo por manipulación postproceso
d. Para visualizar el árbol vascular y su entorno anatómico

2468. En un estudio de TC torácico para visualización del parénquima pulmonar, el ancho y el nivel de ventana estarían en torno a:

a. 3000 de ancho y 700 de nivel
b. 300 de ancho y 70 de nivel
c. 1650 de ancho y -500 de nivel
d. 3000 de ancho y -700 de nivel

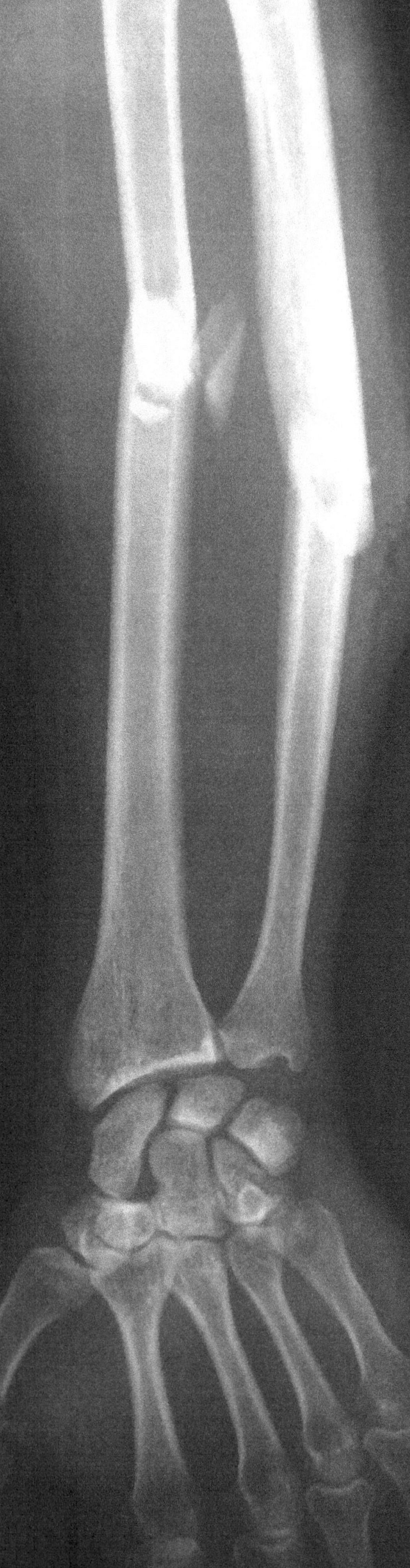

Se encuentra en el servicio de radiodiagnóstico en el turno de noche (desde las 22:00 horas hasta las 08:00 horas de la mañana) en un hospital de aproximadamente 1.000 camas, trabajan 3 técnicos, 1 ATS, 1 radiólogo de plantilla y 1 MIR de radiodiagnóstico. No disponemos de celadores en el servicio de radiodiagnóstico, pero estos acuden cuando se les llama y transportan a los pacientes a urgencia o a las plantas donde están ingresados. Le llaman de urgencias porque le van a mandar a un paciente varón de 30 años de edad politraumatizado, de 1,74 metros de estatura y 70 kilos de peso, en estado grave, para que le efectúe unos estudios radiológicos:

2469. Se le solicitan al paciente unas radiografías de la columna cervical, dorsal y lumbar, cuál efectuará en primer lugar:

a. La radiografía de la columna que se le pide en antero posterior, con el rayo vertical sobre la mesa, y se las enseñará al radiólogo

b. Las radiografías de la columna que se le piden con el paciente en decúbito supino en la camilla en que es trasladado desde urgencias, con el rayo cruzado para obtener una visualización de la columna solicitada en lateral, se las enseñara al radiólogo

c. Las radiografías de la columna que se nos solicita en decúbito lateral

d. Las radiografías de la columna según el método usual: primero AP y luego colocaremos al paciente en decúbito lateral y le efectuará las radiografías laterales de la columna solicitada

2470. Ha efectuado las primeras radiografías de la columna y el radiólogo supervisor del caso nos comenta que podemos efectuar el resto de las radiografías movilizando al paciente con cuidado:

a. Movilizará al paciente cuidadosamente y efectuará las radiografías de la columna en lateral

b. Movilizará al paciente como hace habitualmente, invitándole a que se ponga de lado

c. Movilizará al paciente cuidadosamente y efectuará las radiografías de la columna en AP

d. Seguirá sin movilizar al paciente ya que aunque el radiólogo diga que lo podemos mover con cuidado, en la cama pone 'mover en bloque'

2471. Cuál de estas técnicas es la adecuada para efectuar una radiografía de columna cervical lateral con rayo cruzado y Bucky mural:

a. 100 mAs y 65 Kv

b. 25 mAs y 65 Kv

c. 65 mAs y 65 Kv

d. 65 mAs y 25 Kv

2472. Si nos piden una radiografía AP oblicua de la columna cervical en posición erecta:

a. Los agujeros mostrados son los del lado más próximo al tubo de rayos X

b. Los agujeros mostrados son los del lado más alejado al tubo de rayos X

c. Se muestran simultáneamente los de ambos lados

d. Nunca se realizaran en AP siempre en PA

2473. Para efectuar una radiografía de tórax con portátil:

a. 2,5 mAs y 70 Kv   b. 25 mAs y 70 Kv

c. 70 mAs y 65 Kv   d. 50 mAs y 70 Kv

2474. En las radiografías de tórax efectuadas con aparatos portátiles:

a. Es mejor hacer las radiografías con los diafragmas abiertos, así no habrá problema de que no salga completa la radiografía y por tanto no habrá que repetirla

b. Centrará adecuadamente y colimará lo necesario para que salga todo el tórax en la radiografía

c. Centrará donde le duela al paciente, que es lo más importante

d. Centrará en la porción inferior del tórax, porque así de paso se le podrá ver algo de abdomen para valorar la situación de la sonda nasogástrica

2475. Nos piden descartar una fractura de la epitróclea. Realizaremos una radiografía AP y lateral de:

a. la muñeca   b. el codo

c. el tobillo   d. la rodilla

2476. Nos piden que le efectuemos una radiografía de la muñeca izquierda, para descartar su fractura:

a. No se le puede efectuar, ya que el paciente no colabora

b. Le efectuaremos una radiografía en AP y otra en lateral

c. Con una radiografía en AP basta para visualizar una fractura en pacientes graves

d. Con una radiografía lateral es suficiente para visualizar una fractura en pacientes graves

2477. Ante la sospecha de fractura de escafoides nos piden la realización de una oblicua PA cuál seria el centrado correcto:

a. Sobre apófisis estiloides del radio

b. Sobre apófisis estiloides del cúbito

c. Sobre el extremo distal del primer metacarpiano

d. Sobre el tercer metacarpiano

2478. Cómo efectuará la proyección lateral del codo:

a. El brazo y el antebrazo se colocan en posición lateral

b. El codo se flexiona 90º

c. Se centra en epicóndilo del húmero

d. Todas las respuestas son correctas

2479. El radiólogo después de valorar el estudio del codo nos pide proyecciones oblicuas del mismo:

a. No se pueden efectuar en un paciente grave proyecciones complementarias

b. Para efectuar las radiografías en proyección oblicua hay que aumentar los Kv, con respecto a la proyección AP

c. Para efectuar las radiografías en proyección oblicua hay que disminuir los kilovoltios con respecto a la proyección AP

d. La técnica permanece igual, sólo se moviliza el codo

2480. Las proyecciones oblicuas del codo se realizan para valorar:

a. fracturas del acromion

b. fracturas de la cabeza del radio

c. fracturas de la diáfisis del radio

d. Ninguna de las tres

2481. El radiólogo le pide que efectúe una proyección comparativa del codo contralateral:

a. Se solicitan para descartar que algo que parece anormal, sea una variante de la normalidad

b. Es una práctica habitual en niños, se efectúa para descartar cuales de las líneas que parecen fracturas, corresponden a cartílagos de crecimiento

c. Efectuará el estudio del codo contralateral en la proyección que le sea solicitada

d. Todas las respuestas son correctas

2482. El paciente es diagnosticado de una luxación de codo y es remitido de nuevo al servicio de urgencias, para reducir dicha luxación:

a. Posteriormente se debe realizar un nuevo estudio radiológico para valorar la reducción de la luxación
b. No se debe realizar nuevo estudio ya que la reducción se ve clínicamente
c. La realización de un nuevo estudio permitirá además valorar fracturas que pudieran pasar desapercibidas
d. Son correctas A y C

2483. La técnica es la misma cuando se efectúa una radiografía de control de una fractura con un yeso, si el yeso está húmedo, fraguado o semi seco:

a. Si el yeso está húmedo habrá que disminuir la técnica empleada, con respecto al yeso seco
b. Si el yeso está húmedo habrá que aumentar la técnica empleada con respecto al yeso seco
c. Si el yeso está húmedo no variará la técnica empleada con respecto al yeso seco
d. No se efectúan radiografías con yesos húmedos

2484. Qué radiografía efectuaremos para estudiar la osteodistrofia renal:

a. Serie ósea metastásica
b. Radiografía de abdomen y pelvis, radiografía lateral de columna dorsal y lumbar, carpos y lateral de mano
c. Serie ósea articular
d. Todas son falsas

2485. Ante la sospecha de que el paciente pudiera tener esquirlas metálicas en la mano, estudio a realizar:

a. Ninguno, es indicación de resonancia magnética
b. Las esquirlas metálicas no se ven en la radiología convencional de la mano
c. Se efectuará una proyección AP y lateral de la mano
d. Se efectuará un estudio lateral de la mano muy penetrado

2486. Si la sospecha es que el paciente se hubiera clavado un objeto de plástico, qué estudio realizaremos:

a. Ninguno, el plástico no es radiopaco
b. Proyección básica de la mano
c. Proyección lateral de la mano muy penetrada
d. Proyección lateral de mano muy blanda si es derivado del PVC de alta densidad

2487. Se le pide que estudiemos el proceso coronoideo. Qué radiografía hará:

a. de muñeca
b. de codo
c. de tobillo
d. de hombro

2488. Proyección de muñeca adecuada para valorar el túnel carpiano:

a. AP
b. oblicua
c. axial
d. lateral

2489. Técnica de imagen para el estudio del manguito de los rotadores:

a. Ecografía
b. TAC
c. Tomografía por emisión de positrones
d. Son correctas A y C

2490. Para realizar un estudio del hueso cuboides:

a. AP y oblicua de mano
b. AP y lateral del codo
c. AP y oblicua del pie
d. AP y lateral del tobillo

2491. Existe la sospecha que el paciente tenga rotura de ligamentos de la rodilla izquierda:

a. Se realizará un estudio radiológico completo de la rodilla
b. Se efectuará sólo una proyección axial de la rótula de la rodilla afecta
c. Las roturas de ligamentos de la rodilla se estudian con resonancia
d. Las roturas de ligamentos de la rodilla se estudian con TAC

2492. El paciente sufre claustrofobia, es contraindicación absoluta para efectuarse una RM:

a. Sí
b. No
c. A veces
d. Sólo en pacientes psiquiátricos

2493. El paciente es portador de un marcapasos, es una contraindicación absoluta para efectuarle una resonancia:

a. Sí
b. No
c. Sólo en marcapasos con pilas de litio
d. Sólo en marcapasos con dos cables

2494. Si el paciente fuera portador de un clip craneal no ferromagnético, es una contraindicación absoluta para efectuarle una resonancia:

a. Sí
b. No
c. Casi siempre
d. A veces

2495. Si el paciente necesitara un respirador, es una contraindicación absoluta para efectuarle una resonancia:

a. No, si el respirador fuera no ferromagnético
b. Sí, siempre
c. A veces
d. Casi nunca

2496. Si el paciente presenta sospecha de diástasis púbica, qué estudio realizaríamos:

a. Articulaciones sacroilíacas
b. Radiografía AP de cadera
c. Radiografía axial de caderas
d. Ninguna de las tres

2497. Si sospechamos fractura de cuello de fémur derecho en la proyección AP de cadera y el paciente no puede movilizar la pierna afecta, qué estudio de cadera realizaríamos:

a. El paciente en decúbito supino con el muslo afecto apoyado en el Bucky mural donde estaría el chasis, la pierna contralateral levantada y el rayo cruzado centrado en el tercio superior del fémur
b. Proyección lateral con rayo cruzado y las dos piernas extendidas
c. Proyección lateral con rayo vertical
d. Realizamos el estudio convencional moviendo al paciente con cuidado

2498. Proyección para una radiografía de alar derecho:

a. Oblicua izquierda centrada sobre el lado más próximo a la mesa
b. Oblicua izquierda centrada sobre el lado más alejado de la mesa
c. Oblicua derecha centrada sobre el lado más próximo a la mesa
d. Oblicua derecha centrada sobre el lado más alejado de la mesa

2499. Proyección para una radiografía de obturatriz derecha:

a. Oblicua derecha centrada sobre el lado más alejado de la placa
b. Oblicua izquierda centrada sobre el lado más alejado de la placa
c. Oblicua derecha centrada sobre el lado más próximo a la placa
d. Oblicua izquierda centrada sobre el lado más próximo a la placa

2500. Para realizar una placa en proyección lateral a un paciente que acaban de colocarle un fijador externo por fractura de tibia y con tracción en calcáneo debemos:

a. Colocar la pierna del paciente en proyección lateral sobre la placa
b. Colocar la placa paralela al eje de la pierna del paciente y el rayo cruzado
c. Realizar sólo la proyección AP
d. Todas son correctas

2501 A	2518 A	2535 C
2502 D	2519 B	2536 D
2503 C	2520 C	2537 D
2504 C	2521 D	2538 B
2505 A	2522 D	2539 A
2506 C	2523 C	2540 D
2507 C	2524 C	2541 C
2508 B	2525 B	2542 B
2509 A	2526 C	2543 C
2510 C	2527 D	2544 D
2511 B	2528 A	2545 D
2512 A	2529 D	2546 B
2513 A	2530 C	2547 B
2514 D	2531 D	2548 A
2515 A	2532 B	2549 B
2516 B	2533 B	2550 B
2517 C	2534 D	

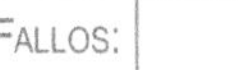

FALLOS:

2501. Efectuaremos una proyección axial de rótula:

a. ...cuando exista sospecha de rotura de la misma y en las proyecciones convencionales no este claro
b. ...siempre que se nos solicite un estudio de la rodilla
c. Las proyecciones axiales de la rótula ya no se hacen
d. Sólo se estudian por resonancia

2502. Cómo efectuaremos una proyección axial de rótula:

a. Con el paciente en decúbito prono y la pierna afecta levantada y la rodilla apoyada sobre la mesa
b. El tubo debe de angularse un mínimo de 15° en dirección a la rodilla
c. El paciente puede estar de pie
d. Son ciertas A y B

2503. Cómo debería efectuarse el adecuado estudio de los meniscos, si existiera sospecha de rotura de los mismos:

a. Con proyecciones bien penetradas de las rodillas
b. Con ecografía
c. Con RM
d. Con TAC

2504. Proyección para demostrar fracturas de los arcos cigomáticos:

a. Radiografía AP de cráneo
b. Radiografía PA de cráneo
c. Proyección occipito-mental con angulación de 30°
d. Radiografía de cráneo en proyección lateral

2505. Al realizarle una resonancia magnética abdominal, las secuencias spin-eco (S.E.) ponderadas en T2 implican:

a. TR largo; TE largo
b. TR corto; TE corto
c. TR corto; TE largo
d. TR largo; TE corto

2506. Contraste usado en resonancia magnética:

a. Ferromagnético
b. Diamagnético
c. Paramagnéticos
d. No es necesario utilizar contrastes

2507. En un estudio con TAC de columna lumbar, el Gantry debe angularse:

a. 20° cráneo caudal en todo el estudio
b. 10° cráneo caudal en todo el estudio
c. En cada espacio intervertebral se angula el haz de rayos lo más paralelo posible al eje antero-posterior del cuerpo vertebral
d. En cada espacio intervertebral el haz de rayos se angula lo más perpendicularmente posible al cuerpo vertebral

2508. Cuál de estos estudios debe efectuarse en primer lugar ante la sospecha de un sangrado agudo intracraneal:

a. TAC craneal con contraste no iónico
b. TAC craneal sin contraste
c. RM con contraste paramagnético
d. RM sin contraste

2509. La sangre reciente, en resonancia magnética se ve:

a. Hiperintensa en T1
b. Hiperintensa en T2
c. Hiperintensa en T1 e hipointensa en T2
d. Hipointensa en T1 e hipointensa en T2

Seguimos en el turno de noche del mismo hospital. Nos bajan desde el servicio de urgencias a otro paciente para efectuar unos estudios radiológicos. Se trata de una mujer, de 39 años de edad, de 1,60 metros de estatura y 55 kilos de peso, con dolor abdominal.

2510. El primer estudio que se solicita es una radiografía de abdomen. Al tratarse de una paciente en edad fértil, le debe preguntar:

a. Si tiene hijos
b. Fecha de la última regla
c. Posibilidad de que esté embarazada
d. Son correctas A y B

2511. Si tenemos dudas sobre un posible estado grávido de la paciente:

a. No importa, le efectuará las radiografías con tiempo de exposición muy rápido
b. No realizará el estudio que se nos solicita, y lo consultará
c. Le pondrá un mandil de plomo y le efectuará la radiografía de abdomen
d. Realizará la placa solicitada con un chasis pequeño y muy diafragmada

2512. Para confirmar neumoperitoneo por perforación de víscera hueca abdominal:

a. Placa de tórax en PA en bipedestación
b. Placa de abdomen en decúbito supino
c. Placa de abdomen en decúbito prono
d. Son correctas A y C

2513. Para confirmar neumoperitoneo por perforación de víscera hueca abdominal en un paciente gravemente enfermo se realizará:

a. Decúbito lateral izquierdo entre tres y cinco minutos sobre ese lado
b. Decúbito lateral derecho entre tres y cinco minutos sobre ese lado
c. Ambas son correctas
d. Ninguna lo es

2514. Una vez que el paciente abandona la sala, acude un enfermero del laboratorio y se interesa por su estado, explicando que es amigo de su familia:

a. Le contará lo que sepa, porque es personal sanitario del hospital, y como tal puede conocer las actuaciones que se realicen en el centro
b. No le informará porque no le acredita que sea realmente amigo de la paciente. Puede informarle si tiene la certeza absoluta
c. Le informará únicamente si no retrasa su trabajo
d. Nunca le informará

2515. Cuando la paciente está en la sala aparecen cuatro de sus familiares que quieren estar presentes mientras se realiza la exploración;:

a. La presencia de un familiar será permitida sólo si es estrictamente necesaria
b. Nunca se deberá permitir el paso a familiares
c. Se debe permitir el paso a todas las personas que solicite la paciente
d. Únicamente se permitirá el paso a las mujeres, para respetar el pudor de la paciente

2516. Si en la petición de la prueba no aparece consignado el número de historia clínica de la paciente:

a. Devolverá el documento a admisión y no realizará la prueba hasta que la documentación esté completa
b. Si tiene acceso al sistema informático, buscará el número de historia en el sistema central
c. Realizará la exploración sin preocuparse
d. Ninguna de las respuestas es correcta

2517. Si en la petición no aparece el nombre de la paciente y falta el número de historia clínica:

a. Realizará la exploración y anotará la anomalía
b. Realizará la exploración y cubrirá el nombre
c. No realizará la exploración sin confirmar la solicitud, puesto que la petición puede corresponder a otra persona
d. Ninguna de las respuestas es correcta

2518. Después de salir la paciente, encuentra una pulsera:

a. Debe siempre entregarla a seguridad o a la unidad que el hospital designe para estos casos
b. Debe guardarla hasta que la paciente o alguno de sus familiares la solicite
c. Puede quedársela únicamente si se desconoce su propietario, el valor no supera 900 € y no la reclaman en 15 días hábiles
d. Son correctas B y C

2519. Qué tipo de transductor utilizará para efectuar una ecografía abdominal:

a. 7,5 megaherzios   b. 3,5 megaherzios
c. 5,5 megaherzios   d. 10 megaherzios

2520. Qué tipo de transductor utilizará para efectuar una ecografía Doppler color de carótidas en esta paciente:

a. 3,5 megaherzios   b. 5,5 megaherzios
c. 7,5 megaherzios   d. 15 megaherzios

2521. Ante la sospecha de que la paciente tenga una torsión de ovario, se le realiza una ecografía pélvica Doppler color:

a. Puede demostrarnos la ausencia de flujo en el ovario
b. Nos indica la velocidad de flujo sanguíneo
c. La exploración debe efectuarse con la vejiga llena, aunque a veces es útil vaciar parcialmente la vejiga
d. Las tres son correctas

2522. El gel que utilizamos en la ecografía abdominal sirve para:

a. Reducir la temperatura de la sonda
b. Suavizar la piel y que la sonda se deslice fácilmente
c. Limpiar la parte a estudiar
d. Facilitar la transmisión de los ultrasonidos

2523. Para la realización de una ecografía pélvica en una mujer o vesicoprostática en un varón, es FALSO:

a. Es necesaria la aplicación de un gel transmisor en la piel
b. Se efectúa con un transductor de 3,5 megaherzios
c. Es necesario que la paciente se encuentre en ayunas
d. Es necesario beber grandes cantidades de agua para la correcta visualización de la vejiga, útero y ovarios

2524. Para efectuar una ecografía abdominal, es FALSO:

a. Es necesaria la aplicación de un gel en la piel
b. Es deseable que la paciente se encuentre en ayunas
c. Es necesario beber grandes cantidades de agua para la correcta visualización de la vesícula
d. Es deseable que el paciente colabore con las inspiraciones adecuadas, cuando lo solicitemos

2525. En un estudio ecográfico, un cálculo en el interior de la vesícula biliar ser vería como lesión...

a. anecoica con sombra acústica posterior
b. hipercogénica con sombra acústica posterior
c. anecoica sin sombra acústica posterior
d. hipercogénica sin sombra acústica posterior

2526. Cómo se vería un tumor sólido hepático ecográficamente:

a. Lesión hipoecoica
b. Lesión anecoica
c. Lesión ecogénica
d. Son correctas A y C

2527. Una vez realizada la ecografía pélvica se comprueba que no tiene patología ovárica, pero persiste el dolor abdominal. Hay sospecha de que pueda tener un aneurisma de aorta abdominal qué estudio o estudios podríamos realizar para descartarla:

a. Arteriografía aórtica   b. TAC abdominal
c. RM   d. Todas

2528. La aorta abdominal:

a. Desciende por delante de la columna
b. Es la vena de más caudal del organismo
c. La cava está a la izquierda de la aorta
d. Son correctas A y B

2529. Qué preparación sería necesaria para la realización de un TAC urgente en una paciente son sospecha de aneurisma disecante de aorta abdominal:

a. Administración de contraste oral
b. Enema de limpieza
c. Ayuno de 6 horas aproximadamente
d. Ninguna de las tres

2530. En un TAC, para determinar el diagnostico de aneurisma aórtico abdominal es suficiente con que el estudio se realice desde:

a. Cayado aórtico hasta sínfisis púbica
b. Cayado aórtico hasta cúpulas diafragmáticas
c. Cúpulas diafragmáticas hasta bifurcación de las iliacas
d. Ninguna de las tres

2531. En el TAC, mediante inyección de contraste endovenoso conseguimos:

a. Opacificar el estómago e intestino
b. Realzar los órganos abdominales más vascularizados
c. Una buena opacificación de los vasos
d. Son correctas B y C

2532. Para la realización de un TAC ante la sospecha de posible rotura aneurismática:

a. Se le administra un contraste oral previo
b. Se realizará primero un estudio sin contraste endovenoso y un segundo estudio con contraste endovenoso
c. Se administrará contraste oral y endovenoso
d. Debido a la urgencia de la exploración, no se le administrará contraste alguno

2533. Si una lesión tiene valores negativos en unidades Hounsfield tiene densidad:

a. líquido   b. grasa
c. sangre   d. hueso

2534. La obstrucción de la carótida interna se investigará con:

a. ecografía Power Doppler color
b. arteriografía de troncos supraaórticos
c. angioresonancia
d. Las tres son correctas

2535. Al realizar un TAC qué entendemos por una lesión que experimenta un realce periférico:

a. Que se trata de una lesión muy agresiva
b. Que se trata de una lesión poco agresiva
c. Que se trata de una lesión que capta contraste periféricamente
d. Que se trata de una lesión que no capta contraste periféricamente

2536. Qué tipo de contraste radiológico se utiliza para la realización de un enema opaco:

a. Contraste no iónico por vía rectal
b. Contraste liposoluble por vía rectal
c. Contraste baritado por vía oral
d. Ninguno de las tres

2537. Sobre el contraste radiológico para efectuar un enema opaco, es FALSO:

a. Se introduce por vía rectal
b. Una cánula rectal será conectada a un tubo de goma y este a la bolsa que contiene el contraste
c. El contraste debe de mezclarse con agua y debe ser batido enérgicamente, para que no existan grumos en su interior
d. La bolsa con el contraste radiológico debe de ser colocada a dos metros de distancia con respecto a la mesa

2538. Un potenciador de señal es:

a. Un amplificador de ondas electromagnéticas
b. Un tipo de contraste ecográfico
c. Un mecanismo sofisticado para aumentar la resolución de la imagen en un telemando digital
d. Un sistema que potencia el miliamperaje en las nuevas salas digitales

2539. Qué tamaño de placa debe de utilizarse para efectuar una radiografía de la válvula ileocecal:

a. 24 x 30
b. 35 x 43
c. 30 x 30
d. Ninguno de los tres

2540. Qué tipo de preparación debe efectuarse para la realización de un estudio de doble contraste de colon urgente:

a. Ayuno de más de 8 horas
b. Enemas de limpieza
c. Dieta exenta de residuos
d. Los estudios de doble contraste no son nunca estudios urgentes

2541. Última proyección que se efectuará al realizar un enema opaco:

a. estudio del marco cólico pre-evaluación en decúbito supino
b. estudio del marco cólico pre-evaluación en decúbito prono
c. estudio de todo el marco cólico y ampolla rectal post-evaluación, en decúbito supino o en decúbito prono
d. proyección lateral de todo el marco del colon con rayo cruzado

2542. En resonancia magnética la grasa se ve como:

a. Imagen hiperintensa en T1 y sin señal en T2
b. Imagen hiperintensa en T1
c. Imagen hipointensa en T1
d. La grasa no produce señal en resonancia magnética

2543. En resonancia magnética, el líquido se ve:

a. Hiperintenso en T1 e hipointenso en T2
b. Hipointenso en T1 e hipointenso en T2
c. Hipointenso en T1 e hiperintenso en T2
d. Hiperintenso en T1 e hiperintenso en T2

2544. En resonancia magnética, cuándo estaría indicado realizar una secuencia de eco de gradiente:

a. Para el estudio de los tumores grasos
b. Para el estudio de la patología cortical ósea
c. Para el estudio rápido de los pacientes portadores de clips ferromagnéticos
d. Para el estudio de los vasos sanguíneos

2545. Indicación para efectuar estudios de resonancia con la técnica de supresión grasa:

a. Estudio de esteatosis hepática
b. Estudio de enfermedades infiltrativas hepáticas
c. Estudio de tumores hepáticos
d. Los tres

2546. En radiología digital, un 'PACS' es un 'Sistema...

a. para efectuar imágenes en radiología digital
b. para archivo y comunicación de imágenes
c. de procesado y manipulado de imágenes
d. Ninguna de las tres

2547. En radiología, con respecto a las impresoras láser:

a. Todas las impresoras láser utilizan interpolación, que es un proceso que aumenta el número de pixels, para captar imágenes digitales
b. La impresora imprime las imágenes digitales electrónicas y las transfiere a la película
c. Para captar imágenes digitales, las impresoras láser no proporcionan una calidad de imagen estable
d. Todas las respuestas son correctas

2548. En el Doppler Power el PRF es:

a. Frecuencia de repetición de pulsos
b. Diferencia de frecuencia que resulta debido al efecto Doppler
c. Es la medida de las turbulencias de los flujos sanguíneos
d. Proceso de repetición de frecuencias

2549. Qué tipo de imagen radiológica utiliza pantallas fosforescentes:

a. La radiología analógica
b. La radiología digital
c. La radiología convencional
d. Las tres son correctas

2550. Para efectuar una radiografía de columna lumbar lateral con rayo cruzado y Bucky mural:

a. 25 mAs y 25 Kv
b. 160 mAs y 75 Kv
c. 125 mAs y 25 Kv
d. 10 mAs y 100 Kv

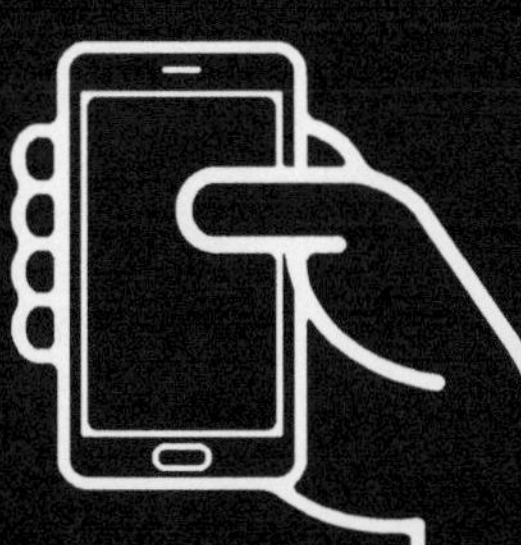

www.ingramcontent.com/pod-product-compliance
Lightning Source LLC
LaVergne TN
LVHW072116180726
843512LV00015B/1193

9 788412 207514